全国高职高专医药院校课程改革规划教材

供高职高专临床医学、护理、助产等医学相关专业使用

案例版™

# 预防医学

（第二版）

主　编　汪　鑫　范文燕

副主编　江育萍　徐　刚

编　者　（按姓氏汉语拼音排序）

陈　维　嘉应学院医学院

范文燕　九江学院医学院

黄　萍　潍坊护理职业学院

江育萍　广西中医药大学护理学院

李伟娟　广西医科大学护理学院

上官致阳　南昌大学抚州医学院

汪　鑫　九江学院医学院

徐　刚　江西中医药大学

赵玉霞　信阳职业技术学院

科学出版社

北　京

## 内 容 简 介

本书主要介绍预防医学的基本知识、基本方法和基本技能,阐述了生活环境、社会环境、医院环境和生产环境对人群健康的影响,传染病、慢性非传染性疾病和地方病的预防与控制、预防服务、人群健康状况的统计学方法和流行病学方法。在编写过程中,涉及政策和相关统计数据均采用目前国家权威部门发布的最新资料。在内容安排上增加了知识链接、案例分析、重点提示和目标测试题等,从而增加了教学过程中的实用性。通过学习,可使学生树立正确的健康观和预防为主的观念,并将三级预防和整体健康观应用于临床和护理中。

本教材是科学出版社组织编写的全国高职高专医药院校课程改革规划教材之一,供高职高专临床医学、护理、助产等医学相关专业使用。

**图书在版编目(CIP)数据**

预防医学 / 汪鑫,范文燕主编 . —2 版 . —北京:科学出版社,2014. 12
全国高职高专医药院校课程改革规划教材
ISBN 978-7-03-042474-7

Ⅰ. 预… Ⅱ. ①汪… ②范… Ⅲ. 预防医学-高等职业教育-教材 Ⅳ. R1
中国版本图书馆 CIP 数据核字(2014)第 263067 号

责任编辑:秦致中　格桑罗布 / 责任校对:胡小洁
责任印制:赵　博/ 封面设计:范璧合



科学出版社 出版
北京东黄城根北街 16 号
邮政编码:100717
http://www.sciencep.com
新科印刷有限公司　印刷
科学出版社发行　各地新华书店经销
*
2010 年 6 月第　一　版　　开本:787×1092　1/16
2014 年12月第　二　版　　印张:15
2018 年12月第十五次印刷　　字数:343 000
**定价: 39. 00 元**
(如有印装质量问题,我社负责调换)

# 前　言

进入 21 世纪,卫生工作者面临着更多的挑战,不仅需要了解更加丰富的医学理论并掌握更加扎实的护理操作技能,更需要学习预防和保健相关知识。随着社会的发展和科学技术的进步,人们对卫生服务的需求不断提高,从有病治病、无病防病,向健康长寿、提高生命质量的方向发展。现代医学已从以疾病为中心、治病为目的发展为以健康为中心、保护和促进健康为目的;从以患者为服务对象,被动接受治疗为手段发展为以人群为服务对象,积极参与提高自我保健意识为手段;在这个发展的大趋势中,预防医学肩负着重要的使命。随着我国卫生事业改革进程的不断加快,预防保健服务作为整个卫生事业的基础,将在我国医疗卫生体制改革中起到关键性作用。发展预防医学又是全面实现“人人享有卫生保健”的全球卫生战略目标和我国卫生事业发展战略目标的重要组成部分。随着医学模式转变为生物—心理—社会模式,预防医学作为医学的重要组成部分之一,与其他医学学科进一步融合。掌握必要的预防保健知识、预防医学基本方法和基本技能,已经成为医学和护理专业的学生今后在临床和社区实践、卫生管理和科研中必备的业务素质。

本书在第一版基础上,根据“新医改”的要求和社区卫生服务发展的需要,对教材内容进行了重新整合,其内容主要介绍预防医学的基本知识、基本方法和基本技能,阐述了生活环境、社会环境、医院环境和生产环境对人群健康的影响,传染病、慢性非传染性疾病和地方病的预防与控制、预防服务、人群健康状况的统计学方法和流行病学方法。在编写过程中,所涉及的政策和相关统计数据均采用目前国家权威部门发布的最新资料。在内容安排上增加了知识链接、案例分析、重点提示和目标测试题等,从而增加了教学内容的实用性。通过学习,可使学生树立正确的健康观和预防为主的观念,并将三级预防和整体健康观应用于临床和护理中。

本教材是科学出版社组织编写的全国高职高专医药院校课程改革规划教材之一,供全国医药院校临床、口腔、医学检验、影像、护理和助产等专业使用。

在教材编写过程中,得到了各编者所在院校的大力支持和帮助,在内容和案例上采用了相关教材和专著的资料,在此一并表示衷心感谢。

由于编者水平有限,加上编写和审稿时间仓促,错误在所难免,真诚希望广大师生给予批评指正。

汪　鑫

2014 年 9 月

# 目　录

## 下篇 人群健康状况的研究方法

# 绪　论

随着社会的发展和科学技术的进步,人们对卫生服务的需求不断提高,从有病治病、无病防病,向健康长寿、提高生命质量的方向发展。因此,医学已从以疾病为中心、治病为目的发展为以健康为中心、保护和促进健康为目的;从以患者为服务对象,被动接受治疗为手段发展为以人群为服务对象,积极参与提高自我保健意识为手段。随着我国卫生事业改革进程的不断加快,预防保健服务作为整个卫生事业的基础,将在我国医疗卫生体制改革中起到关键性作用。21 世纪我国卫生服务将从属于卫生保健体制,突出以预防为主和群众性自我保健;发展预防医学同时又是全面实现"人人享有卫生保健"的全球卫生战略目标和我国卫生事业发展战略目标的重要组成部分。

**链接**

医学是人类为求生存和发展,在与危害健康的各种因素斗争的过程中产生和发展起来的。随着人类社会的进步和科学的发展,医学日渐具有更为丰富的内涵,从治疗疾病发展到预防疾病;从保护人群的健康进入到更主动地促进健康、延年益寿。现代医学按其研究对象和任务不同,可分为基础医学、临床医学和预防医学三个部分,它们在整个医学科学的发展中,既有分工,又有联系和相互渗透,都是医学科学中不可分割的部分。

## 一、预防医学的定义、内容与特点

预防医学(preventive medicine)是一门独立的、综合性的应用学科。它通过研究环境因素对人群健康和疾病的作用规律,分析和评价环境中致病因素对人群健康的影响,通过实施公共卫生措施达到预防疾病、增进健康的一门科学。预防医学的内容包括环境医学、社会医学、行为科学与健康促进、卫生管理学、医学统计学、流行病学,及在临床医学和护理学运用三级预防措施。作为医学的重要分支学科,它要求临床医务人员树立预防为主的思想,学会运用基础医学、临床医学和环境医学的理论和方法,分析环境因素、人的行为生活方式及生物遗传因素对人群健康和疾病的作用规律;学会应用医学统计学和流行病学的原理和方法,了解健康和疾病在人群中的分布情况,探求病因和分析致病因素的作用规律,并给予定量评价,通过临床和社区的预防服务,达到促进个体和群体健康、预防疾病、防制伤残和早逝的目的。

预防医学不同于临床医学和护理学,其主要特点为:①预防医学的工作对象包括个体及确定的群体,主要着眼于健康人和无症状患者;②研究方法注重微观和宏观相结合,研究重点为人群健康与环境(自然环境、社会环境和心理环境)的关系;③采取的对策更具积极的预防作用,具有更大的人群健康效益。

预防医学常与公共卫生联系在一起。公共卫生(public health)是以预防医学的观念、理论和技能为基础,针对疾病预防、健康促进而采取的社会性实践的总称,这些社会性实践又称为公共卫生措施。

## 二、健康及其影响因素

### （一）健康观

考点：预防医学的概念、特点

随着人类文明的进步，人们对健康和疾病的认识逐步深化，于是形成了整体的、现代的健康观。1948年，世界卫生组织提出了现代健康观："健康（health）是躯体、心理和社会适应的完好状态，而不仅仅是没有疾病和虚弱"。躯体健康是指机体结构完好、功能正常；心理健康的含义包括正确认识自我、正确认识环境和适应环境；社会适应能力的内涵包括三个方面，即个人能有效地扮演与其身份相适应的角色，个人的能力在社会系统内得到充分发挥，个人的行为和社会规范一致。

### （二）健康决定因素

健康决定因素（determinants of health）是指决定个体和人群健康状态的因素。1974年，加拿大卫生与福利部前部长 Marc Lalonde 发表了一篇题为 *A New Perspective on the Health of Canadians* 的著名报告，把影响健康的众多因素归纳为4大类12项。

1. 环境因素　包括自然环境因素、社会环境因素、心理环境因素。
2. 生活方式　包括消费类型、生活危害、职业危害。
3. 卫生服务　包括疾病的预防、治疗、康复。
4. 人类生物学因素　包括遗传、成熟老化、复合内因。

## 三、三级预防策略

### （一）疾病自然史与预防机会

我们将疾病从发生到结局（死亡或痊愈等）的全过程称为疾病自然史（natural history of disease），按照时间顺序、有无临床症状和体征分为4个阶段：①病理发生期：机体在致病因素的作用下，已发生病理改变，但还没有发展到可以检出的阶段；②临床前期：疾病的病理改变已经到可以检出的阶段，但还没有出现临床症状；③临床期：机体出现形态或功能上的明显异常，从而出现典型的临床表现；④结局：疾病可以发展为痊愈、缓解、伤残或死亡等不同结局。一个人从健康→疾病→健康（或死亡）可以认为是一个连续的过程，称为健康疾病连续带。

基于疾病自然史和健康疾病连续带的理论，危险因素作用于机体到疾病临床症状的出现有一个时间过程，这个过程根据危险因素的性质和接触量的多少，其导致疾病发生的时间有长有短，这样就为疾病的预防提供了机会，称为预防的机会窗（window of opportunity for prevention）。

### （二）三级预防

预防为主是一切卫生工作都必须认真贯彻的指导方针。三级预防（three levels of prevention）是卫生工作贯彻预防为主方针的重要体现和具体措施，也是预防医学工作的基本原则和核心策略。三级预防是针对疾病过程的三个阶段，即发病前期、发病期和发病后期所采取的不同预防措施。

1. 第一级预防（primary prevention）　又称病因预防或根本性预防，即采取各种有效措施，消除和控制致病因素，防止疾病的发生。第一级预防包括保障全人群健康的社会和环境措施和针对健康个体的措施。

（1）保障全人群健康的社会和环境措施：①制定和执行各种与健康相关的法律及规章制度，把预防融入到政策中，使所有的公共政策都有益于健康；②保护大气、水源、土壤的环境措施；③采取有效的工程技术措施，改革生产工艺，消除或减少生产环境中职业有害因素的危害；④改善居住条件和生活卫生设施，提供安全饮用水，公共场所禁止吸烟；⑤利用各种媒体开展公共健康教育，提高公众健康意识和自控能力，自觉采取有益于健康的行为和生活方式。

（2）针对个体的措施：①个人的健康教育，提倡合理营养饮食和锻炼，培养良好的生活方式和行为；②有组织地进行预防接种，提高人群免疫水平；③做好婚前检查、禁止近亲结婚，预防遗传性疾病；④做好妇女保健、儿童保健、老年保健；⑤做好化学预防，即某些疾病的高危个体通过服药预防疾病的发生。

2. 第二级预防（secondary prevention）　也称临床前期预防，即在疾病的临床前期做好早期发现、早期诊断、早期治疗的"三早"预防工作。慢性病多是致病因素经过长期作用引起的，而且疾病的发展过程较长，因此早期发现和及早治疗是第二级预防的重要一环。早期发现的具体办法有普查、筛检、定期健康检查，高危人群重点项目检查以及设立专科门诊等。实现"三早"预防的最根本办法是宣传教育，提高医务人员诊断水平和发展微量和敏感的诊断方法和技术。对某些有可能逆转、停止或延缓其发展的疾病，则早期检测和预防性体格检查更为重要。对于传染病，在做好"三早"的基础上，还应做到早隔离和早上报工作，以防止疾病的蔓延和扩散。

对于不良的生活环境（特别是空气、土壤、水和食物的化学性、物理性和生物性污染）和职业环境中存在的有害因素，则更须通过环境监测，掌握这些环境因素对人体健康影响的规律，为改善环境的卫生要求提供理论依据。

3. 第三级预防（tertiary prevention）　即临床期预防。对已患某些病者，及时治疗，防止恶化，防止并发症、伤残和死亡，促进康复，从而提高生存质量，延长寿命。对慢性病患者通过医学监护，减少疾病的不良作用，预防并发症和伤残；对已丧失劳动力或残疾者通过康复医疗，使其能参加社会活动并延长寿命。

要实现"人人健康"，还需要个体医学和群体医学的同时发展，以及临床医疗水平的不断提高。每一个个体的治疗，无不包含着预防的成分。所以把三级预防的观念作为卫生工作的策略，才能符合以健康为目标的医学。在这种观念的指导下，尽管近代医学的分科越来越细，每个分科中存在的预防成分不但不会改变或削弱，而且会越来越互相渗透、融合和加强。

**案例**

上海市某县一皮鞋厂女工俞某，女，21岁，因月经过多，于1985年4月17日至卫生院门诊就诊，诊治无效。4月19日到县中心医院就诊，遵医生嘱咐于4月21日又去该院血液病门诊就医，因出血不止，收入院治疗。骨髓检查诊断为再生障碍性贫血。5月8日因大出血死亡。住院期间，曾有一位医师怀疑该患者的疾病与职业病有关，但未进一步确诊。随后1个月内，该院连收同一厂3人诊断为再生障碍性贫血。乡党委和工厂领导重视此事，组织全体工人去乡卫生院体检，发现周围血白细胞数减少者较多。乡卫生院即向县卫生防疫站报告。

**问题**：（1）试述职工卫生工作中三级预防的范畴。

（2）乡党委和厂领导组织工人体检属哪一级预防？

对不同类型的疾病，有不同的三级预防策略。预防接种作为控制一些传染病的措施，已成为第一级预防的典范。实际上，任何疾病或多数疾病，不管其病因是否明确，都应强调第一级预防。如大骨节病、克山病等，虽然病因尚未肯定，但综合性的第一级预防还是有效的。此外，肿瘤更需要第一级和第二级预防。有些疾病，病因明确而且是人为的，如职业因素所致职业病、医源性疾病，则控制其发生更具主动性，只要措施落实，较易见效。有些疾病的病因是多因素的，则要按其特点，通过筛检及早诊断和治疗使预后较好，如心、脑血管病、代谢性疾病，除了解其危险因素，致力于第一级预防外，还应兼顾第二和第三级预防。

**考点**：举例说明三级预防的内容

## 四、学习预防医学的意义

随着医学模式转变为生物-心理-社会模式，预防医学作为整个医学的重要组成部分，与其他医学学科得到了进一步的融合。掌握必要的预防保健知识、预防医学基本方法和基本技能，已经成为医学生今后在临床和社区开展卫生服务必备的业务素质。世界卫生组织提出了“五星级医生”(five star doctor)的要求，指出未来的医生应具备5个方面的能力：①卫生保健提供者：即能根据患者预防、治疗和康复的总体需要，提供卫生服务；②医疗决策者：即能从伦理、费用与患者等方面综合考虑和合理选择各种诊疗新技术；③健康教育者：即医生能承担健康教育的任务，有效地促进个体和群体的健康；④社区卫生领导者：即能参与社区卫生决策，根据个人、社区和社会对卫生保健的需求做出合适的反应；⑤服务管理者：即能协同卫生部门及其他社会机构开展卫生服务管理。

为此，要求医学生通过本课程的学习，能树立预防为主的观念，学习预防医学的思维方法，具备预防医学的基本理论和技能，应用“三级预防”的原则，做好医疗卫生保健服务工作，在临床工作场所能敏锐地察觉和报告公共卫生问题，能提供个体化的健康维护计划，能参与促进社区人群健康的工作，与公共卫生人员一起提高个体和人群的健康水平。

（汪　鑫）

# 上篇　环境卫生与疾病防制

## 第一章　环境与健康

在漫长的生物发展史上，人类与空气、水、土壤等环境因素之间一直保持着密切的联系。随着人类社会的发展，特别是大规模的工农业生产、交通运输及人口激增，对环境造成了巨大的影响，生态恶化、环境污染、自然资源耗竭等全球性的环境问题已严重影响了人类的生活质量，甚至威胁着人类的健康。

### 第一节　环　　境

环境创造了人类，人类改造了环境，人类和环境共同构成了以人类为中心的一个生态系统。

#### 一、环境的概念

环境（environment）是指环绕于地球上的人类空间以及其中直接或间接影响人类生活和发展的各种物质因素和社会因素的总体。

#### 二、环境的分类

按环境要素的属性及特征，可将环境分为自然环境和社会环境，且自然环境是社会环境的基础，而社会环境又是自然环境的发展。

1. 自然环境（natural environment）　是围绕着人类周围的客观物质条件，如阳光、空气、陆地、海洋、河流、食物、动植物、微生物、太阳辐射等，故自然环境是人类赖以生存和繁衍的物质基础。

2. 社会环境（social environment）　是指人类在生活、生产和社会交往活动中所形成的关系与条件，如社会政治、经济、文化、教育、人口、风俗习惯、卫生服务等。社会环境不仅可以直接影响人体健康，而且还可以通过影响自然环境和人们的心理环境，间接地影响人体健康，因此社会环境对人类健康的影响愈发突显。

此外，按人类对环境的影响程度可分为原生环境和次生环境；亦可按环境构成要素的属性进一步分类，如自然环境可分为大气环境、水体环境、土壤环境；如按环境各级大小不同的结构单元又可分为生活环境、工作环境、区域环境、全球环境等等。

（1）原生环境（primary environment）：是指天然形成的、未受或少受人为因素影响的环境。严格地说，只见于人迹罕至的原始森林、荒漠、冻土和海洋深处。原生环境中存在对机体健康有利的因素，如清洁的空气、水、充足的阳光、适度的微小气候、食物及绿化植被等。但也存在着一些对健康不利的因素,如原始森林里的森林脑炎病毒,可致人类感染森林脑炎。

(2) 次生环境(secondary environment):是指在人为因素影响下形成的和人工改造了的环境,如城镇、乡村、厂矿、农田、机场、车站、铁路、公路、风景区等。次生环境往往与人类活动造成的环境污染相联系。随着人类开发利用自然资源的能力和规模的不断扩大,工农业生产在给人类带来现代物质文明和丰富的物质条件的同时,对自然界也进行了破坏性开发,使环境质量急剧恶化,严重地威胁着人类健康。

## 三、环境的要素

环境是由不同的要素构成的。按其形态与组成划分,环境要素包括空气、水、土壤和食物等要素;按属性划分环境要素又包括化学、物理、生物和社会心理要素。

### (一) 按存在形态与组成划分环境的要素

1. 空气　空气的性状包括太阳辐射、空气离子、气温、气湿、气压、气流等。

(1) 太阳辐射中,波长小于 290nm 的射线都已被臭氧层吸收而不能到达地面,避免了对地球上动物的杀伤作用。波长在 200 ~ 275nm 的紫外线具有极强的杀菌作用,但其对细胞的损伤也是极严重的。275 ~ 320nm 的紫外线对机体具有抗佝偻病作用和红斑作用。波长在 320 ~ 400nm 的紫外线生理学意义较小,主要是产生色素沉着作用。长期照射强烈紫外线可引起光照性皮炎、眼炎和皮肤癌等。

空气中的气体分子在一般状况下呈中性,当其受到外界某些理化因子的强烈作用,失去电子形成正离子成得到电子气体分子变成负离子。空气中带有负电荷的负离子越多,空气也就越清洁,空气负离子对机体有镇静、催眠、镇痛、镇咳、止痒、利尿、降低血压、增强注意力、提高工作效率等良好作用。而正离子却对机体产生许多不良作用。天然环境中的海滨、森林、瀑布、喷泉、风景区等富含负离子,有利于机体健康。

(2) 气温、气湿、气流和气压对机体的冷热感觉、体温调节、神经系统功能、心血管系统功能、免疫系统功能等多种生理活动起着综合调节作用。适宜的气象条件,有利于机体健康。当气象条件的变化超过人体调节能力的范围,例如酷暑、严寒等均能引起机体生理代偿能力下降,而引起疾病。

2. 水　水与人类的生产、生活密切相关。除饮用外,工农业生产、人们日常生活及保持公共卫生都需要大量的水。除此以外水体还可以提供文化娱乐、体育锻炼和疗养的场所,并具有美化环境、调节气候的功能。水在地球上占总面积约 70%,但大部分为海水,淡水只占 2.35%,其中可利用的仅占 0.2%。我国淡水资源严重缺乏,人均水量仅占世界人均水量的 1/4,被联合国划定为全球范围内 13 个“贫水国家”之一。

3. 土壤　土壤是陆地表面能生长植物的疏松表层。土壤是由固态、液态和气态三相共存而形成的结构。其化学组成包括:矿物质、有机质、微生物、空气和水。

土壤为植物生长提供各种养分和支持。土壤具有较强的净化能力,土壤和植物还可以富集大量的化学物质。在合理利用和把握限度的条件下,土壤可作为一些有害废弃物的处理和容纳场所,但如果超出其自净能力,则可造成土壤污染。

土壤污染对健康的危害有以下几个方面。

(1) 生物性污染的危害:①引起肠道传染病和寄生虫病,如伤寒、痢疾、寄生虫病等;②引起钩端螺旋体病和炭疽病;③引起破伤风。

(2) 重金属污染危害:受重金属或类金属毒物污染后,常常通过农作物和水进入人体,造成种种毒害。其中以重金属镉污染土壤引起的痛痛病最为典型。

(3) 农药污染的危害:农药种类很多,常见的有:有机磷农药、有机氯农药、氨基甲酸酯类、拟除虫菊酯类。引起的危害有:①农药中毒:有机磷农药、氨基甲酸酯类导致的慢性损害主要为胆碱酯酶活性降低;②对酶系统的影响:农药进入人体可影响多种酶的活性,如肝微粒体氧化酶、谷丙转氨酶、酸性磷酸酶和三磷酸腺苷酶(ATP 酶)等;③对内分泌系统的影响:动物实验表明,滴滴涕(DDT)有类似雌激素的作用;④对免疫功能的影响:动物实验表明有机氯农药可降低人体免疫功能;⑤致畸、致突变、致癌作用:实验表明 DDT 有致突变和致畸作用,有机磷农药有致突变的作用,六六六有致肝癌的作用。

土壤和空气、水一样,是人类赖以生存的重要环境因素。土壤是联系有机界和无机界的中心环节;是陆地生态系统的核心及食物链的首端;也是许多有害废弃物的处理场所和容纳所。土壤和空气、水、农作物息息相关。因此,符合卫生条件的土壤是卫生的水源、空气和食物的必要条件。

4. 食物　人类为维持生命与健康,每天须摄入一定数量的食物。食物主要来源于动物和植物。在自然界中,生物群落中的动、植物由于食物关系而形成的一种链状关系,称为食物链。而人类处于食物链的最顶端。

### (二) 按属性划分环境要素

1. 物理因素　包括生活环境中的气温、气湿、气压、振动、电离辐射和非电离辐射等,这些因素影响机体的正常生理功能,对人们正常的工作、学习和睡眠产生影响。

2. 化学因素　环境中的化学因素成分复杂、种类繁多,可分为天然无机化学物质、人工合成的化学物质以及生物体内的化学成分。

3. 生物因素　细菌、病毒和寄生虫等生物因素在一定条件下可以对人体造成直接、间接或潜在的危害。

4. 社会心理因素　社会因素包括社会制度、社会文化、经济水平、年龄、性别、风俗习惯、宗教信仰、职业和婚姻状况等,它影响人们的收支、营养状况、居住条件、接受科学知识和受教育的机会等。心理因素是指在特定的社会环境条件下,导致人们在社会行为方面乃至身体、器官功能状态产生变化的因素。

## 四、人与环境的关系

人类是自然的产物,人类与环境之间具有相互依存、相互制约的辩证统一关系。

### (一) 人类对环境的影响

1. 人类对环境的依赖性　人与环境之间最本质的联系是物质和能量交换。人类通过新陈代谢与周围环境不断地进行物质与能量交换和信息传递,以求自身的生存和发展。人体血液中的 60 多种化学元素含量与地壳中的丰度呈明显的相关关系(图 1-1),说明人类不但是环境发展到一定阶段的产物,而且人类与环境的物质组成保持着一定的平衡关系。

2. 人类对环境的适应性　机体对环境有较强的适应能力,这是生物与自然双向选择的结果。生物通过不断改变自己以适应环境的变化,并保留生物生存的各种特性和在稳定条件下利用资源的能力。但是,生物对环境的这种适应性有一定限度的。

### (二) 环境对人类的影响

1. 资源环境锐减危及人类生存　人类不合理地开发和利用自然资源,如滥伐森林、滥垦草原、滥采矿藏资源等导致人类资源环境紧缺。人类在生产和生活活动中不适当地向环境排放大量污染物也加剧了人类生存环境质量的恶化。

2. 有害环境对人类健康的影响　客观环境的复杂性和多样性以及人类对环境利用和改造的主观能动性决定了人类与环境之间的平衡。当有害环境的影响超出机体对环境的适应能力时,将损害机体的健康,甚至危及生命。机体对环境污染物的反应取决于污染物自身的

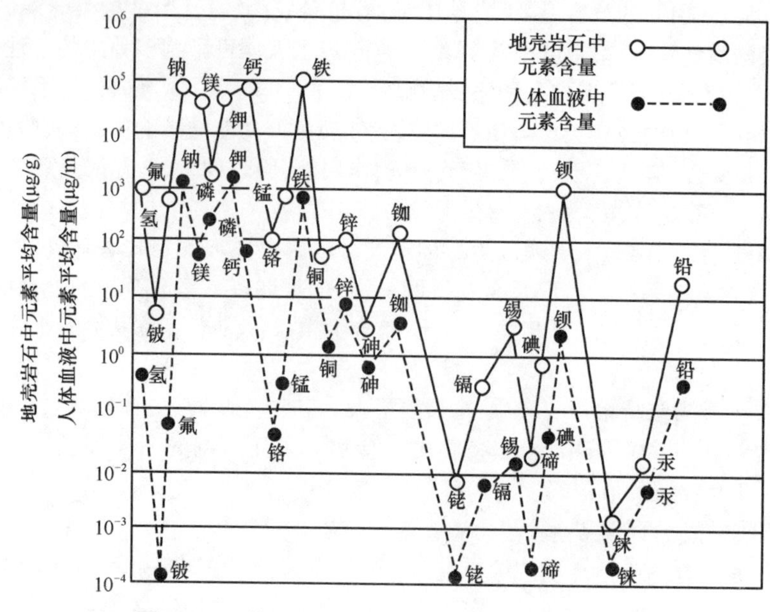


图1-1　人体血液和地壳岩石中元素含量的相关性

理化性质、进入人体的剂量、持续作用的时间和个体的敏感性等因素。

### (三) 剂量-反应关系

环境有害因素的暴露剂量与个体内生物学效应之间的相关关系称为剂量-反应关系(dose-effect relationship)。剂量-反应关系是环境有害因素的暴露剂量与群体中出现某种效应并达到一定程度的比率。在有害环境因素作用下，人类受影响的程度取决于机体自身的调节能力和环境因素的强度之间的相关关系。

# 第二节　环境污染的危害与控制

## 一、环境污染

### (一) 环境污染与公害

环境污染(environmental pollution)是指由于自然或人为的原因，进入环境的污染物的量或浓度超过了环境的自净能力，导致环境质量下降，扰乱了生态平衡，直接或间接危害人体健康或破坏生态与环境的现象。

严重的环境污染对公众的健康以及生态平衡造成严重影响的情况，称为公害(public nuisance)。由环境污染性致病因素引起的疾病称为环境污染性疾病。由环境污染引起，并由政府认定的地区性环境污染性疾病，称为公害病(public nuisance disease)。

### (二) 环境污染物及其分类

环境污染物(environmental pollutant)是指进入环境并可引起环境污染或环境破坏的物质。

1. 按性质分类

(1) 物理性污染物：包括噪声、振动、电磁辐射、电离辐射与非电离辐射和热污染等，可产生视觉污染、听觉污染和触觉污染，甚至导致远期危害。

(2) 化学性污染物：包括有害气体($SO_2$、$NO_2$、CO等)、无机物(铅、汞、镉、铬、砷、氰化物、氟化物等)、有机化合物(有机磷、有机氯、多氯联苯、酚、多环芳烃等)。这些污染物可通过食物链的累积,对人类健康造成直接或间接的危害。

(3) 生物性污染物:包括病原微生物(微生物和寄生虫)和变应原(如花粉、动物的毛发与皮屑、尘螨与真菌等)。生物性污染的特点是难预测、潜伏期长和破坏性大。

2. 按形成过程分类

(1) 一次污染物:是指由污染源直接排入环境的,其理化性质未发生变化的污染物,如二氧化硫、一氧化碳等。

(2) 二次污染物:是指进入环境中的一次污染物在各种理化因素或生物因素作用下形成的理化性状与一次污染污染物不同的新污染物,如酸雨、光化学烟雾等。二次污染物往往比一次污染物的毒性更强、危害更大。

### (三) 环境污染物的来源

1. 生产性污染　工业生产过程中可向环境排放大量的环境污染物,主要是工业"三废"(废水、废气、废渣),如未经处理或处理不当,就可造成空气、水、土壤和食物的污染。农业生产中长期使用农药和化肥,会使自然生态系统和土壤结构破坏,同时污染空气、水等,还可造成农作物、畜禽产品、水产品及野生生物中的农药残留。

2. 生活性污染　生活垃圾、粪便、污水等,若处理不当也可造成环境污染,目前城市人口剧增,产生的生活垃圾数量庞大,加之塑料、玻璃、金属等成分增加,垃圾无害化难度加大。生活污水、人畜粪尿、含磷洗涤剂等进入水体,不仅会使水体富营养化,而且还会传播疾病;千家万户日常生活使用的炉灶、燃煤或生物材料(包括木材、木炭、农作物秸秆、动物粪便),使用现代建筑装饰材料、化妆品等都可引起室内空气污染。

3. 其他污染　汽车、火车、飞机等交通工具所产生的噪声、振动和排出的废气,电子通信设备所产生的微波和其他电磁波,原子能和放射性核素机构所排放的放射性废气物,自然灾害如地震、森林大火均可释放出大量的污染物,可使环境遭受不同程度的污染。

### (四) 环境污染物在环境中的转归

污染物在环境中的转归是指污染物在环境的空间位移和存在形态的变化。

1. 污染物的迁移　指污染物从一处转移到另一处,从一种介质转移到另一种介质的过程。环境污染物的迁移过程取决于环境污染物的性质和环境因素的影响。迁移方式包括:

(1) 物理性迁移:是污染物在环境中的机械运动,如水体流动、气流运动和扩散,在其重力作用下的沉降等。

(2) 化学性迁移:包括溶解、解离、氧化还原、水解、络合、螯合、化学沉淀和生物降解等。

(3) 生物性迁移:是污染物通过机体的吸收、新陈代谢、生育和死亡等生理过程实现的迁移。污染物经生物体吸收后可在其体内蓄积,并通过食物链进一步富集,使得生物体内该污染物的含量明显高于环境中该物质的含量,并在生物体内逐级提高的这种现象称为生物富集(biological enrichment)。例如,当湖水中的滴滴涕(DDT)浓度为0.00005mg/L时,通过湖水中的藻类—鱼类—水鸟这一食物链的传递,水鸟体内DDT含量达77.5mg/L,是湖水中含量的155万倍。人如果食用鱼类和水鸟,就会直接摄入大量的DDT,而引起中毒。

2. 环境的自净作用　进入环境中少量的污染物,在物理、化学或生物因素的作用下,污染物的浓度或总量下降,甚至消失,环境又恢复到污染前的状态,这一过程称为环境自净(self purification)。

(1) 物理净化:是指通过稀释、扩散、沉降和挥发等作用降低污染物的浓度及其危害程度的过程。物理净化能力主要取决于地理环境的物理条件,如气温高有利于污染物的蒸发;风速大有利于污染物的扩散。

(2) 化学净化:是指在地理环境中通过氧化、还原、化合和分解以及吸附、凝聚、交换和络合等化学反应,使污染物的危害程度减轻或转化为无害物质。影响环境化学净化的环境因素主要有气温、pH、氧化还原反应等。气温升高可加速化学反应。酸性环境有利于金属离子的分离与迁移,对人体和生物界危害大;碱性环境中的金属离子易形成氧化物沉淀而有利于净化。

(3) 生物净化:是指通过生物的吸收、降解作用使环境中的污染物浓度降低或消失。生物净化能力与生物的种类和环境的水热条件及供氧状况有关,在温暖、湿润、养料充足和供氧良好的环境中,植物的吸收净化能力和嗜氧微生物的降解净化能力强。

3. 环境转化作用　环境污染物经污染源排放进入环境后,不仅可通过环境的自净作用毒性降低或达到无害化;而且在物理、化学和生物作用下其形态或分子结构发生变化,形成二次污染物,毒性增强,危害加重。污染物进入生物体内,在体内酶系统的作用下发生生物代谢过程,称生物转化作用(biotransformation)。

## 二、环境污染的健康效应

人体对环境组成成分和状态的任何异常改变都会产生不同程度的反应。但由健康到疾病的发展过程一般要经历正常调节、代偿状态、失代偿状态三个连续的过程。少量的环境污染物作用于人体,人体可通过生理调节来适应。如果环境的异常变化超出人体正常生理调节范围,就可引起某些功能和结构的改变,但尚未出现疾病的症状和体征,这一过程称为代偿状态。如果环境因素作用继续加强,超出人体的代偿能力,则人体的反应将进入失代偿状态(图 1-2),出现疾病特有的临床症状和体征。从预防医学的角度讲,人体处于代偿状态不能认为是健康,而应视为疾病的早期,这也是疾病预防的关键时期。

由于个体差异的存在,人体对环境异常变化的反应是不一致的,而是呈"金字塔"式的分布(图 1-3)。在这一反应谱中,仅有少数人出现代偿失调而患病,死亡的更少,大多数人仅处于生理负荷增加或正常调节状态。这些结果主要是与人群的敏感性不同有关,人群中对环境的异常变化敏感的人群也称为高危人群,保护高危人群是预防医学的工作重点。

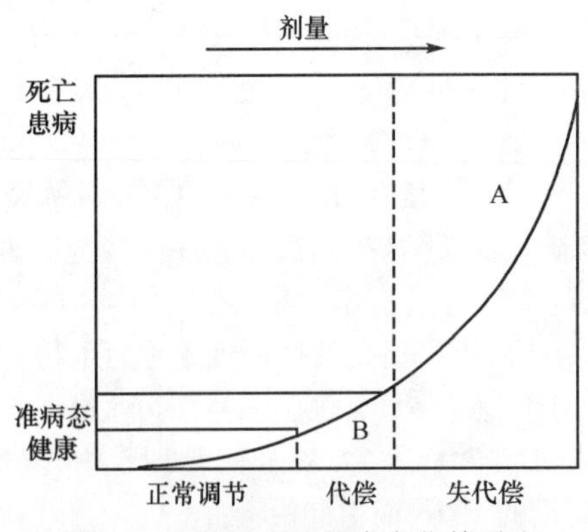


图 1-2　人体对环境异常变化的反应

A. 持久性损害;B. 可逆性变化

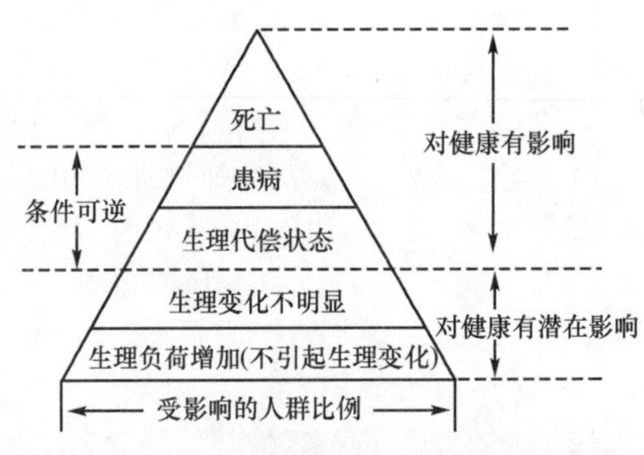


图 1-3　对环境异常变化的人群健康反应谱

## 三、影响环境污染物健康效应的因素

环境污染对人体健康能否造成危害以及危害的程度,不仅与环境污染物本身的理化性质、浓度与剂量、作用时间和环境条件有关,而且与机体的状态,如年龄、性别、遗传因素、营养条件等也有密切的关系。

### （一）污染物的理化特性

环境污染物的毒性大小和毒作用强弱，主要取决于污染物的化学结构及理化特性。例如在烃类化合物中，随着碳原子数量的增加，其毒性增强。醇类中丁醇、戊醇的毒性大于乙醇和丙醇；在氯代烃化合物中，氯原子取代氢原子愈多引起肝脏毒性愈大，如 $CCl_4$ > $CHCl_3$ > $CH_2Cl_2$ > $CH_3$ > $CH_4$。

污染物的物理性状如溶解性、分散度、挥发性等也影响其毒性大小。如氯气、二氧化硫溶于水，就易引起眼结膜和上呼吸道黏膜的损害，光气、氮氧化物较难溶于水，则常常引起下呼吸道的损伤。又如污染物颗粒大小可直接影响其在环境中的稳定性、进入呼吸道的深度及毒作用性质。

### （二）暴露剂量

各种环境污染物或因素对人体的危害程度主要取决于其作用于人体的剂量或水平。剂量是指污染物进入人体的数量，一般以每千克体重进入的有害物质的数[mg/(kg·BW)]表示。一定的剂量污染物能引起一定程度的效应。作用剂量或强度与健康损害程度的关系可以从两个方面加以评价，即剂量-反应关系和剂量-效应关系。

1. 剂量-反应关系(dose-response-relationship)　表示一定剂量的化学物与被其作用的群体中产生某一生物学效应并达到一定强度的个体数在群体中所占的比例。

不同的化学物有着不同类型的剂量-反应关系，通常可以分为以下两种情况：①有毒有害化学物、非必需元素或体内尚未证实存在的化学物，过多可以对人体产生有害反应，即超出一定限值可引起异常反应，其剂量反应关系多呈 S 型曲线(图 1-4)；②对人体有益的、必需的元素或化合物，其进入人体的剂量过多、过少都可产生有害作用，其剂量反应关系较复杂，呈 U 型曲线(图 1-4)。

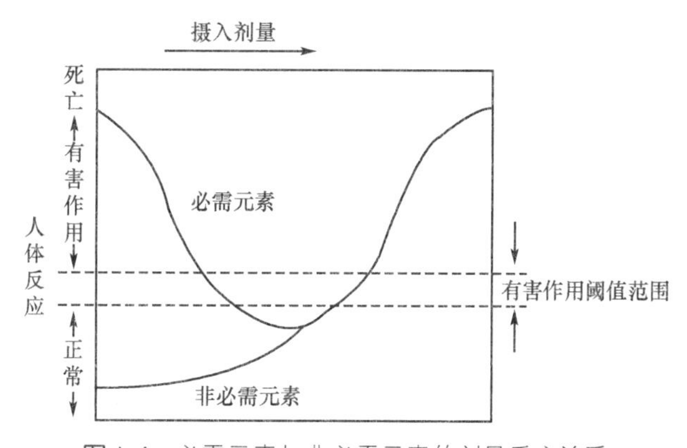


图 1-4　必需元素与非必需元素的剂量反应关系

2. 剂量-效应关系(dose-effect-relationship)　表示化学物的摄入量与机体产生某种生物效应强度之间的关系。

随着作用剂量或暴露水平的增加，其产生的生物学效应的程度也相应增高。剂量-反应关系是对群体而言，而剂量-效应关系是对个体而言。

### （三）暴露时间

在一定剂量或暴露水平下，机体与污染物接触的时间长短是影响污染物对健康危害的重要因素。大部分环境污染物进入人体后具有蓄积性，这些物质只有与其接触一定的时间，使其在体内的蓄积达到一定的剂量才能产生相应的损害作用。污染物在体内的蓄积量与摄入剂量、生物半减期和作用时间三个因素有关。摄入量主要取决于环境中污染物的浓度；生物半减期(biological half-life)是污染物在生物体内减少一半所需要的时间。在摄入量一定的情况下，经过一个生物半减期，体内蓄积量可达最大蓄积量的50%；经过两个生物半减期，体内蓄积量可达最大蓄积量的75%；经过三个生物半减期，体内蓄积量达到最大蓄积量的87.5%，经过6个生物半减期时，体内污染物的蓄积量将达到最大蓄积量的98.44%。

### (四) 个体感受性

1. 年龄　婴幼儿各系统发育尚未成熟，如幼儿肝微粒体酶系的解毒功能弱、生物膜通透性高和肾脏廓清功能差等，使得婴幼儿对环境因素的敏感性高；随着年龄的递增，老年人各系统的功能逐渐衰退，抵抗力也随之降低，如老人对高温的耐受性比年轻人差。

2. 生理状况　女性在经期、孕期和哺乳期体内激素水平发生了变化，如妊娠期的孕酮水平增高可刺激肝微粒体酶活性的增加，从而影响毒物的生物转化及其毒性。

3. 健康状况　如慢性肺部疾患及心脏病患者对CO、$CO_2$等刺激性气体更敏感；游离$SiO_2$粉尘微粒引起的肺纤维化，削弱其防御功能，机体因抵抗力降低而易发生细菌感染。

4. 营养状况　营养不良的机体更易受到铅和多环芳烃等环境污染物的损害。

5. 遗传因素　由于个体差异的存在，即使在相同的环境暴露条件下，不同的个体对环境有害因素作用的反应仍有明显差异，如遗传性红细胞(6-磷酸葡萄糖脱氢酶)缺乏症患者接触氧化性化合物(臭氧、萘、CO)及辐射因素时易发生溶血。

### (五) 联合作用

环境中的污染物，可多种同时存在并共同作用于人体。两种或两种以上的化学物质同时或先后进入机体并相互影响所产生的综合毒性效应称为化学物的联合作用。可分为以下5类。

1. 相加作用(additive joint action)　是指两种或两种以上的污染物或化学因素同时作用于机体产生的毒作用强度是各自单独作用的总和。多见于化学结构相近或同系的化合物，或对机体毒作用机制相近、靶器官部位相同的化学物质。例如大多数碳氢化物的麻醉作用、大部分刺激性气体的刺激作用都是相加作用。

2. 协同作用(synergistic action)　是指两种或两种以上的化学物质或化学因素共同作用于机体所产生的毒作用强度大于各自单独作用的总和。例如同时接触乙醇和四氯化碳产生的肝脏毒性明显大于接触其中一种产生的肝损害。

3. 加强作用(potentiation joint action)　指一种化学物对机体无毒作用，但与另一种化学物同时作用时，可使其毒作用增强。例如异丙醇无肝脏毒性，但如果与四氯化碳同时作用于机体时，可使四氯化碳的肝脏毒性增强。

4. 拮抗作用(antagonistic joint action)　两种或两种以上的化学物质或化学因素同时作用于机体产生的毒作用效应小于各自单独作用所产生的效应的总和。例如三氯苯等卤代苯类化合物能明显地诱导某些有机磷化合物的代谢，减弱其毒性；阿托品可对抗有机磷化合物引起的毒蕈碱样症状。

5. 独立作用(independent action)　由于各个化学毒物的毒作用机制不同或毒作用靶不同或其毒效应终点不同，所引发的毒效应也互不干扰，表现为各自的毒效应，此种联合作用为独立作用。如反应停与放线菌素C的联合作用，反应停是致畸作用(胚胎毒性)，放线菌素C是血液毒性，使白细胞和血小板减少，两者的毒作用是一种独立作用。

## 四、环境污染物在体内的处置过程

污染物最终对机体造成危害的程度与性质主要取决于受影响器官内污染物的浓度，而体内污染物的浓度不仅与接触剂量有关，还与人体对污染物的吸收及污染物在体内的分布、代谢和排泄过程，即污染物在体内的处置(disposition)有密切关系。

### （一）环境污染物进入机体的途径

环境污染物进入机体的途径主要有呼吸道、消化道和皮肤。

1. 呼吸道　污染物如呈气体、气溶胶(烟、尘、雾等颗粒物)、蒸汽形态的化学物都可以经呼吸道进入人体，没有经过肝脏的转化和解毒作用，就可通过肺泡直接吸收进入体循环。由于肺泡壁较薄、有巨大的表面积及周围有丰富的毛细血管，故呼吸道对毒物的吸收既迅速又完全。

2. 消化道　消化道是污染物进入人体的主要途径。大部分环境污染物可以随摄食和饮水进入消化道。此外，由呼吸道清除或吸入后黏附于鼻咽部的粉末状污染物也可随吞咽进入消化道。消化道的任何部位都具有吸收功能，但主要是小肠和胃，特别是小肠具有的绒毛结构使其吸收表面积增大，接触时间较长，能进一步促进其吸收作用。污染物吸收后或经肝脏转化或以原型的形式进入体循环。

3. 皮肤　能通过皮肤吸收的化学物是同时具有脂溶性和一定水溶性的物质，如有机磷农药、苯胺、硝基苯等能穿透角质层的表皮屏障到达真皮层而被吸收。砷、汞等无机盐可经毛囊、皮脂腺和汗腺吸收。经皮肤吸收的速度还与接触部位、面积和是否有皮肤破损以及外界气温和气湿等因素有关。经皮肤吸收的污染物也不经肝脏的转化即可直接进入体循环。

### （二）环境污染物在体内的分布与蓄积

环境污染物经过不同的途径吸收进入体循环后，随血液循环分配到全身各组织器官的过程称为分布。污染物对各组织器官的细胞膜亲和力、穿透力不同以及各器官血液量分布的差异使污染物在体内各器官的分布是不均匀的。如苯、二硫化碳等脂溶性化学物主要分布在骨髓等富含脂肪的组织，且可以通过血-脑屏障作用于神经系统；铅进入人体后首先分布于肝、肾，最后被运送到骨骼。

如果长期接触某种环境污染物，其吸收的量超过排出的量，逐渐积累增多，可使该污染物在生物体的量逐渐增多，这种现象称为蓄积(accumulation)。污染物进入体内后相对集中于某些器官，通过蓄积作用达到一定剂量后可产生有害作用导致疾病状态，即引起中毒。有些化学物对蓄积器官相对无害，而对其他部位产生有害作用，此时蓄积部位称为储存库。储存库相对缓解了污染物对毒作用部位的急性作用，然而在一定条件下污染物又可以从储存库里释放出来，引起慢性中毒的急性发作。蓄积现象是导致慢性中毒的基础。

### （三）环境污染物在体内的转化

环境污染物进入人体后在体内酶的作用下发生一系列化学结构的变化，即生物转化。生物转化主要在肝脏内进行，是因为肝脏含有多种能代谢环境污染物的酶。有害物质在体内的生物转化可概括为氧化、还原、水解、和结合四类反应。生物转化将亲脂物质最终变为极性较大和水溶性的物质，使之更快地随尿或胆汁排出体外；同时也使其透过生物膜进入细胞的能力以及与组织成分的亲和力减弱，从而消除或降低其毒性，这一过程称为解毒(detoxication)。解毒作用是机体的一种防御功能，这种功能是有限的，且受年龄、性别、营养状况及遗传因素的影响。但是，也有不少有害物质在生物转化过程后毒性反而增强，或有原来无毒成为有毒，这种现象称为活化(activation)。许多致癌物如苯并(a)芘(BaP)，是经过代谢转化而活化的。

### （四）环境污染物的排泄

污染物的排泄途径主要是肾脏，其次是消化道和呼吸道。肾脏是排除污染物及其代谢产物最有效的器官，决定化合物排出与否的关键过程是肾小管的重吸收作用。只有极性、解离或水溶性的化合物不能被重吸收而随尿液排出体外，其他的如金属、类金属、芳香烃、卤代烃等许多化合物都可经肾脏随尿液排出。尿中污染物或其代谢产物的测定能间接衡量一定时期内,人体接触和吸收该污染物的情况。通过肠道排泄的污染物是经肝脏代谢随胆汁进入粪便的污染物,如铅、锰等金属或有机酸可经此途径排出。体内不易分解的气体或易挥发的污染物,主要经肺随呼吸排出,如CO、汽油、苯等。铅、汞、砷等化学物质还可经毛发、唾液、乳汁和月经排出。化学物在排出过程中可引起排泄器官的损害,如汞随唾液排出时可引起口腔炎,砷经汗腺排出可引起皮炎等。

## 五、环境污染对人群健康的影响

### (一)环境污染对人群健康影响的特点

1. 广泛性　是指环境污染影响地区和人群的广泛性。环境污染可以影响到整个城镇、区域,乃至全球,危及不同年龄、不同性别的人群,甚至可能影响到未出生的胎儿。

2. 长期性　环境污染物一般是低浓度、小剂量长时间作用于人体,对健康的损害多为慢性或潜在性,短期内不宜察觉。另外,有些污染物的性质相当稳定,一旦污染环境则需要数年或数十年才能消除。

3. 复杂性　多种环境污染物可同时存在,并且可由空气、土壤、水和食物等多种途径进入机体,对机体产生复杂的综合作用或联合作用。

4. 多样性　环境中的污染物对人体健康的影响是多种多样的,可表现为局部或全身、急性或慢性、近期或远期等损害作用。

### (二)环境污染对健康的损害

环境污染对人体健康造成的危害是复杂多样的,其危害程度又受多种因素的影响。通常按损害的性质分急性危害、慢性危害、远期危害及间接危害。

1. 急性危害　环境污染物在短时间内,高浓度、大剂量的作用于机体所引起的急性损害,甚至死亡。如2003年12月23日22时许,重庆市开县高桥镇,发生特大井喷事故,富含硫化氢的气体从钻井喷出达30m高度,失控的有毒气体随空气迅速扩散,造成高桥镇、麻柳乡、正坝镇和天和乡4个乡镇243人遇难、4000多人受伤,疏散转移6.5万多人,9.3万多人受灾。

2. 慢性危害　环境污染物长时间、低浓度的反复作用于机体所造成的慢性损害,包括慢性中毒和慢性非特异性危害。慢性危害最为常见,且影响广泛。发生在日本的水俣病、痛痛病是慢性中毒的经典例证。

(1) 水俣病:因20世纪50年代最早发生在日本熊本县的水俣湾而得名。1956年,水俣湾附近发现了一种奇怪的病。这种病症最初出现在猫身上,被称为“猫舞蹈症”。病猫步态不稳,抽搐、麻痹,甚至跳海死去,被称为“自杀猫”。随后不久,当地也发现了患这种病症的人,轻者口齿不清、步履蹒跚、面部痴呆、手足麻痹、感觉障碍、运动障碍、视觉丧失、听力下降、共济性运动失调,震颤、手足变形,重者精神失常,或酣睡,或兴奋,身体弯弓高叫,甚至全身瘫痪、直至死亡。当时这种病由于病因不明而被叫做“怪病”。这种“怪病”就是日后轰动世界的“水俣病”,是最早出现的由于工业废水排放污染造成的公害病。水俣湾由于常年受到含汞工业废水的排放而被严重污染,工业废水中的无机汞经水底淤泥中微生物的转化作用形成甲基汞,甲基汞经食物链的生物富集作用在鱼体内的浓度逐级放大,通过食物链进入了动物和人类的体内,甲基汞进入人体后,主要侵害大脑中枢神经和末梢神经,导致脑萎缩和掌握身体平衡的小脑和知觉系统遭破坏。甲基汞还可通过胎盘屏障,导致胎儿畸形。

(2) 痛痛病:是1955～1972年,发生在日本富山县神通川流域的公害事件。1955年,在神通川流域河岸出现了一种怪病,症状初始是腰、背、手、脚等各关节疼痛,随后遍及全身,有针刺般痛感,数年后骨骼严重畸形,骨脆易折,甚至轻微活动或咳嗽,都能引起多发性病理骨折,最后衰弱疼痛而死。经调查分析,痛痛病是河岸的锌、铅冶炼厂等排放的含镉废水污染了水体,使稻米含镉。当地居民长期饮用受镉污染的河水及食用含镉的稻米,致使镉在体内蓄积而中毒致病,以肾脏受损、骨质疏松及全身痛痛为主要特点。

(3) 慢性非特异性损害:在环境污染物的长期作用下,人体的免疫功能和对环境有害因素的抵抗力减弱,健康状况下降,主要表现为人群中某些常见病、多发病的发病率与死亡率增高。如在大气污染严重地区,慢性呼吸道炎症,如鼻炎、咽炎、气管炎,特别是慢性支气管炎、支气管哮喘和肺气肿等慢性阻塞性肺部疾病高发。

3. 远期危害 包括致癌、致畸和致突变的作用。

(1) 致癌作用(carcinogenesis):环境因素引起的正常细胞的恶性转化,异常增殖,并发展成肿瘤的过程称致癌作用。2002 年 WHO 国际癌症研究机构(IARC)把已有资料报告的 885 种化学物质根据其对人类的致癌危险分成四类:① Ⅰ类,既确认致癌物,88 种。已确认的一类化学致癌物有苯并(a)芘、煤焦油、沥青、联苯胺、氯乙烯、砷化物、苯、石棉、黄曲霉毒素 $B_1$、紫外线等。②Ⅱ类,分为 A 组和 B 组。A 组对人很可能致癌。此类致癌物对人的致癌证据有限,但实验动物致癌性证据充分。B 组,对人可能致癌,此类致癌物对人类致癌性证据有限,且对实验动物的致癌性证据也不充分。③Ⅲ类,可疑致癌物,现有证据不足以将其划入其他各类。④Ⅳ类,对人类可能不致癌(仅己内酰胺一种),已有证据表明该物质只对动物致癌。应当指出,随着科学的发展和研究资料的积累,那些目前认为可疑或潜在的化学致癌物最终可能进入致癌者的行列。因此,应加强对化学物质的监测和致癌作用的研究,以提高人类生存的安全性。

(2) 致畸作用(teratogenesis):致畸作用是指环境因素作用于子宫内的胚胎引起胎儿外观或体内器官的结构异常。已经证实许多药物和环境化学物对人类有致畸作用,如甲基汞、环磷酰胺、已烯雌酚、促雄性激素、多氯联苯、沙利度胺(反应停)、碘化物、甲苯以及风疹病毒等,致畸的敏感时期为妊娠的第 3 ~ 8 周,此时胚胎各个器官组织正在分化形成。

(3) 致突变作用(mutagenesis):致突变作用是指环境因素诱发细胞遗传物质发生改变而导致机体可遗传的变异,主要表现为基因突变、染色体结构和数目的异常改变。可诱发突变的物质称为诱变原,如苯并(a)芘、甲醛、砷化物、亚硝酸盐、N-亚硝基化合物、甲基汞等。突变若发生在体细胞,可导致体细胞的异常增殖形成肿瘤;若发生在生殖细胞,可引起不育、早产、流产、死胎或胎儿畸形等。

4. 间接危害 环境污染物在积累和迁移的转化过程中,对生态系统和人类社会造成间接的恶化。其中温室效应、臭氧层破坏和酸雨被称为当今世界面临的主要环境问题。

(1) 温室效应(greenhouse effect):大气层中的温室气体能吸收地表发射的热辐射,使大气增温,地球温度上升,称为温室效应。温室气体主要包括 $CO_2$、甲烷($CH_4$)、氧化亚氮($N_2O$)和含氯氟烃(氟利昂,CFCs)等。人类的生产、生活活动向大气排放大量 $CO_2$ 及其他温室气体,由此带来全球性气候变暖。气温上升,不仅可使冰川融化、全球海平面上升、气候异常和海洋风暴增多,同时可促使病原体及虫媒的大量繁殖生长,引起各种传染病、寄生虫病、生物性地方病、食物中毒等疾病的流行程度和范围的扩大,加重对人群健康的危害;气候变暖还可导致与暑热相关疾病的发病率和死亡率增加;气候变暖还会使空气中的一些有害物质如真菌孢子、花粉等浓度增高,导致人群中过敏性疾患的发病率增加。

(2) 臭氧层破坏:臭氧层位于距地球表面 15 ~ 50km 的大气层中的平流层。臭氧层可吸收来自太阳光中的短波紫外线,使人类和其他生物免受紫外线辐射的危害。由于人类活动产生大量的化学物质,如三氯氟甲烷(CFC-11)和二氯二氟甲烷(CFC-12)、四氯化碳以及氮氧化物等对臭氧层的破坏,导致臭氧层稀薄和空洞的形成,减弱了臭氧层遮挡吸收短波紫外线的功能。人类接触过多的短波紫外线可引起皮肤癌和白内障等疾病的发生。

(3) 酸雨:酸雨是指 pH 值小于 5.6 的降水(雨、雪、雹、雾等)。大气中的一次污染物如二氧化硫、氮氧化物等在大气中遇水氧化凝结形成酸雨。酸雨可使土壤中的化学元素溶出,土壤的 pH 值降低,造成农作物减产,破坏植被,腐蚀材料;促使土壤中重金属水溶性增加,加速向农作物、水产品中的转移和污染;还可使湖泊水体酸化,影响水生生物正常的生存,甚至使鱼类绝迹。

## 六、环境污染防制对策

保护环境、维持生态平衡、防止环境污染、提高人们健康水平,是全人类需要共同努力来解决的一项重大课题。

### (一) 减少工业"三废"的污染

1. 工业企业合理布局　结合城镇规划,全面考虑工业布局。将工业区配置在当地最小频率风向的上风侧和水源的下游,并与居民区保持一定的防护距离;居民区内不准设立污染环境的工厂,已设立的要改造,少数危害严重的要迁移;新建、扩建、改建的企业要将防治"三废"污染的工程项目和主体工程同时设计、同时施工、同时投产。

2. 改革工艺,综合利用　改进生产工艺,推行"清洁生产",采用无毒或低毒物质代替毒性大的原料;将生产过程中排放的"三废"回收利用、化害为利,如可从造纸厂排出的废水中回收烧碱、脂肪酸和木质素等;采用密闭化、自动化的设施消除生产过程中的跑、冒、滴、漏和无组织排放,对高消耗、高污染、效益低的企业采取关、停、并、转、迁等措施。

3. 净化处理　对于暂时还没有适当方法进行综合利用的"三废",应当采取经济、有效的方法处理后方能排出。

### (二) 控制生活性污染

改善能源结构与节约能耗,发展气态能源,开发清洁能源,实行集中供热;对垃圾、粪便、生活污水进行无害化处理和综合利用。医院污水和医疗垃圾中含有大量细菌、病毒、寄生虫以及放射性废弃物,应经过专门的氯化消毒等特殊处理,达到《医疗机构水污染物排放标准》才能排放。采用汽车尾气的净化技术和噪声的控制技术,减少交通污染。

### (三) 预防农业污染

推广高效、低毒、低残留的农药;严格按照国家规定,控制农药使用范围和用量,执行一定间隔期,以减少农药残留;综合防治病虫害。使用工业废水或生活污水灌溉农田前,必须对污水进行预处理,使其达到灌溉标准后才能使用。

### (四) 加强环境立法,强化环境管理和监督

我国于 1989 年正式颁布了《中华人民共和国环境保护法》,近年来相继制定了一系列有关的法律法规,如《水污染防治法》、《食品安全法》、《传染病防治法》等,为遏止环境恶化提供了有力保证。卫生部门还制定了与防治水污染及其健康危害直接相关的一系列卫生标准,如《工业企业设计卫生标准》、《生活饮用水卫生规范》、《食品卫生标准》、《城市区域噪声标准》等。为更好地贯彻执行环境法规,还制定了相应的政策和制度如"三同时制度"、环境影响评价制度等。形成了由环境保护专门法律、国家法规和地方法规相结合的环境保护体系,使我国的环境保护事业进入了有法可依的时代。

### (五) 开展环境教育,提高全民环保意识

环境教育是保护环境、维护生态平衡、实现可持续发展的根本措施之一。通过环境教育,提高全民的环保意识,增强保护环境的社会责任感和道德水准,使人们的行为与环境相协调,积极地参与保护环境的行动,自觉地执行环保法规、政策、方针、条例,共同创造和维护舒适、

安静、优美的生活和工作环境。

# 第三节　大气卫生

## 一、大气的特征及其卫生学意义

大气是一切生命活动的必要条件，清新、洁净的大气环境有益于人体健康，污浊的空气则可危害人体健康。

### （一）大气的结构与组成

1. 大气的结构　大气层是围绕地球表面的空气层，按垂直方向分为五层。

（1）对流层：是大气中最低的一层。云、雾、雨、雪等主要大气现象，大气污染均发生在此层，对人类生产、生活和生态平衡影响最大。

（2）平流层：是对流层顶上直至约50km高度之间。该层的臭氧能阻挡强紫外线的辐射，保护地面生物免受紫外线伤害。

（3）中间层：是距地面50～85km的区间。该层有较强的垂直对流作用。

（4）热层：是上界达800km以上的大气层。该层的电离层能反射无线电波。

（5）逸散层：是大气圈的最外层。

2. 大气的组成　自然状态下的大气是无色、无味、无臭的混合气体，主要包括氮（78.00%）、氧（20.95%）、二氧化碳（0.03%）和微量惰性气体（0.94%）及其他杂质（0.03%）等。当空气中氧含量低于12%人们感到呼吸困难；当氧含量低于7%可导致缺氧而窒息。

### （二）大气的理化性状与卫生学意义

1. 太阳辐射　是指太阳向宇宙发射的电磁波和粒子流，其能量主要集中在短于4000nm波长范围内的辐射。可见光（波长400～760nm）可引起视觉并改善机体的新陈代谢。320～400nm波长的紫外线可促进维生素D的合成和色素沉着作用；275～320nm波长的紫外线有抗维生素D缺乏症和红斑作用，提高机体免疫功能；200～275nm波长的紫外线有极强的杀菌作用。波长在760～1000nm的红外线，具有消炎和镇静作用；过强的红外线照射可引起皮肤烧伤、中暑、红外线白内障等疾病。

2. 气象因素　包括气压、气流、气湿、气温和太阳辐射等综合因素影响机体。相对湿度为30%～70%、气流速度为0.5～1.0m/s、垂直温差和水平温差较小时，18～21℃的气温为生理舒适区。30℃以下时，机体以传导、对流及热辐射为主散热；30℃以上时，机体主要靠汗液蒸发散热。

3. 空气离子化　是空气中产生轻离子的过程。雷电、瀑布、海浪冲击及人工电场可使空气离子化，减少大气中的灰尘和微生物。空气中的阴（轻）、阳（重）离子对人体健康的影响存在极大的差异，新鲜的清洁空气中轻离子浓度比较高，而污染的空气中轻离子浓度低。空气中重离子数与轻离子数之比<50时，则空气较为清洁。空气中一定浓度的轻离子对健康有着良好作用，可使机体镇静镇痛、止痒止汗、利尿、降低血压、增进食欲、注意力集中、提高工作效率等。阳离子则相反，可致失眠、头痛、烦躁、血压升高等，对机体产生不良的作用。所以，海滨、森林、瀑布附近等大气中的阴离子含量较多，有利于机体健康。

4. 气体　室内外空气中的氧含量基本稳定。特殊环境中如深矿井、潜艇内、高原地区的低氧含量可致作业人员缺氧，导致呼吸困难、恶心、呕吐和智力活动减退，甚至死亡。大气中$CO_2$含量相对恒定，当$CO_2$浓度等于或大于8%时可引起机体功能障碍或因呼吸麻痹而死亡。大气中氮含量稳定且对人体无直接作用。雷电和紫外线等可使大气产生臭氧和过氧化氢，臭氧能吸收波长小于290nm的紫外线,保护地面食物不受其危害;空气中过氧化氢能净化和清洁空气。空气中的氦、氖、氪等惰性气体对人体无直接卫生学意义。

## 二、大气污染及其危害

**案例1-1**

1952年12月5日开始,逆温层笼罩着伦敦,城市处于高气压的中心位置,垂直和水平的空气流动均停止,连续数日空气寂静无风。当时伦敦冬季多使用燃煤采暖,市区内还分布有许多以煤为主要能源的火力发电站。由于逆温层的作用,煤炭燃烧产生的二氧化碳、一氧化碳、二氧化硫、粉尘等气体与污染物在城市上空蓄积,引发了连续数日的大雾天气。当时,伦敦正在举办一场牛展览会,参展的牛首先对烟雾产生了反应,350头牛有52头严重中毒,14头奄奄一息,1头当场死亡。不久伦敦市民也对毒雾产生了反应,许多人感到呼吸困难、眼睛刺痛,发生哮喘、咳嗽等呼吸道症状的患者明显增多,进而死亡率陡增,据史料记载从12月5日到12月8日的4天里,伦敦市死亡人数达4000人。根据事后统计,在发生烟雾事件的1周中,48岁以上人群死亡率为平时的3倍;1岁以下人群的死亡率为平时的2倍,在这1周内,伦敦市因支气管炎死亡704人,冠心病死亡281人,心脏衰竭死亡244人,结核病死亡77人,分别为前一周的9.5、2.4、2.8和5.5倍,此外肺炎、肺癌、流行性感冒等呼吸系统疾病的发病率也有显著性增加。

12月9日之后,由于天气变化,毒雾逐渐消散,但在此之后2个月内,又有近8000人因为烟雾事件而死于呼吸系统疾病。这是20世纪世界上最大的由燃煤引发的城市大气污染事件。

**问题:**(1) 引起此次大气污染的原因是什么?

(2) 此次大气污染对人群健康产生了哪些危害?

(3) 如何避免此类事件的发生?

大气污染是指由于自然或人为因素使某些物质排入大气中,超过了大气的自净能力,导致大气成分发生变化,对人体健康产生直接或间接的危害。

### (一) 大气污染物的来源

1. 工农业生产　是大气污染的主要来源,也是大气卫生防护工作的重点。工业企业如电力、冶金、化工、轻工、机械、建材等生产以及农业生产均可排放出有害物质污染大气。

(1) 燃料燃烧:是造成大气污染的最主要来源,煤炭和石油是我国企业的主要燃料。燃料燃烧完全的产物主要是 $CO_2$、$SO_2$、$NO_2$、灰分和烟尘;燃烧不完全常含有CO、硫氧化物($SO_x$)、氮氧化物($NO_x$)、醛类、炭粒和多环芳香烃等。$SO_2$ 和烟尘是我国煤烟型大气污染的典型特征。每燃烧1吨煤约有11kg的粉尘、60kg的二氧化硫产生,故重工业城市污染严重。农业生产中化肥的施用、农药的喷洒以及秸秆的焚烧也会造成大气污染。

(2) 生产过程中排放:工业生产过程中,由原料到成品,各生产环节都可能排出污染物。污染物的种类与生产性质、规模、工艺和产品有关。

2. 交通运输　主要指汽车、飞机、火车、拖拉机、摩托车等机动交通工具。这些交通运输工具主要是使用汽油、柴油等液体燃料,燃烧后能产生大量的颗粒物、$NO_x$、CO、多环芳烃和醛类。随着机动车数量的增加,汽车尾气排放已经成为我国许多大城市中大气污染的主要来源之一。

3. 生活炉灶和采暖锅炉　生活炉灶主要使用煤,其次是煤气、液化石油气和天然气。采暖锅炉一般也用煤作燃料。燃料燃烧后产生的主要污染物有烟尘、$SO_2$、多环芳烃等。大量炉灶和锅炉集中在居住区,由于燃点分散、含硫量高、燃烧设备效率低、燃烧不完全、烟囱低矮或无烟囱,大量燃烧产物低空排放,尤其采暖季节,用煤量成倍增加,使其成为居住区的大气污染源。

### (二) 大气污染对健康的危害

1. 急性危害　机体在短时间内吸入大剂量高浓度的大气污染物引起的急性中毒。按其形成的原因分为烟雾事件和生产事故，烟雾事件是大气污染引起急性中毒的主要类型，主要有煤烟型烟雾事件和光化学型烟雾事件。

(1) 煤烟型烟雾事件：主要是由于大量使用煤炭，其燃烧后产生的 $SO_2$ 和飘尘进入大气环境，遇到大雾、逆温等不利气象条件，使烟尘和 $SO_2$ 浓度急剧增加，不易扩散。受害者最早出现呼吸道刺激症状，如咳嗽、呼吸困难、胸痛，并伴有头疼、呕吐、发绀等，对老年人、婴幼儿及患有慢性呼吸道疾病和心血管疾病等的人群，影响尤为严重，主要死亡原因是气管炎、支气管炎和心脏病。从 19 世纪末开始，就发生过 20 多起烟雾事件，比较严重的有比利时马斯河谷烟雾事件、美国多诺拉烟雾事件、英国伦敦烟雾事件等。尤其是 1952 年 12 月 5 ~9 日发生在英国的"伦敦烟雾事件"最为严重。

(2) 光化学烟雾事件：主要是由于汽油燃烧排出的汽车尾气中 $NO_x$ 和烃类化合物等在太阳光紫外线的照射下，发生光化学反应，生成具有强烈刺激作用的淡蓝色烟雾(主要成分是臭氧、过氧酰基硝酸酯和醛类等)，受害者症状主要有：眼睛红肿、流泪、咽喉痛、喘息、咳嗽、呼吸困难、头疼、胸闷、皮肤潮红、心脏功能障碍、肺功能衰竭。尤其是患有心脏病和肺部疾患的人，受害最严重；高浓度的光化学烟雾还可引起肺水肿，患者多死于呼吸功能衰竭。1955 年，美国洛杉矶因光化学烟雾引起的呼吸系统衰竭死亡的人数达到 400 多人，是最早出现的由汽车尾气造成的大气污染事件。

(3) 印度博帕尔毒气泄漏事件：是历史上最严重的工业化学意外，影响巨大。1984 年 12 月 3 日凌晨，印度中央邦的博帕尔市的美国联合碳化物属下的联合碳化物(印度)有限公司，设于贫民区附近的一所农药厂一夜之间泄漏了 45 万吨氰化物(异氰酸甲酯)，引发了严重的后果。这次意外造成了 2.5 万人直接致死，55 万人间接致死，另外有 20 多万人永久残废的人间惨剧。至今当地居民的患癌率及儿童夭折率，仍然因这次灾难远比其他印度城市为高。

(4) 切尔诺贝利核电站爆炸事件：是 1986 年 4 月 26 日凌晨 1 时许，发生在前苏联的乌克兰境内切尔诺贝利核电站的核子反应堆事故，该事故被认为是历史上最严重的核电事故。切尔诺贝利核电厂的连续爆炸引发了大火并散发出大量高能辐射物质到大气层中，这些放射性尘埃涵盖了大面积区域。这次灾难所释放出的辐射线剂量是二战时期爆炸于广岛的原子弹的 400 倍以上，周围环境中的放射剂量为人体允许剂量的 2 万倍，辐射危害严重，导致事故后前 3 个月内有 31 人死亡，之后 15 年内有 6 万 ~8 万人死亡，13.4 万人遭受各种程度的辐射疾病折磨，方圆 30km 地区的 11.5 万多民众被迫疏散。3 年后调查发现，距核电站 80km 的地区皮肤癌、口腔癌等患者增多，畸形家畜也增多。

2. 慢性危害

(1) 对呼吸系统的影响：大气中的 $SO_2$、$NO_2$、硫酸雾、硝酸雾及颗粒物不仅能产生急性刺激作用，还可长期反复刺激机体引起慢性咽喉炎、眼结膜炎和气管炎等。呼吸道炎症反复发作，造成气道狭窄，气道阻力增加，肺功能不同程度的下降，最终形成"慢性阻塞性肺部疾患"(chronic obstructive pulmonary disease，COPD)。

(2) 降低免疫力：在大气污染严重的地区，居民体内唾液溶菌酶和分泌型免疫球蛋白的含量均明显下降，说明机体的免疫力下降，非特异性疾病多发。

(3) 引起变态反应：大气中污染物中除花粉等变应原外，某些污染物如甲醛、$SO_2$ 等可通过直接或间接的作用机制引起机体的变态反应。日本四日市发生的"四日市哮喘事件"就是典型的例子。1955 年日本相继在位于东部海湾的四日市兴建了十多家石油化工厂，化工厂终日排放含 $SO_2$ 的气体和粉尘，使昔日晴朗的天空变得污浊不堪。1961 年据报道患者中慢性支气管炎占 25%，哮喘病患者占 30%，肺气肿等占 15%。1964 年这里曾经有 3 天烟雾不散，哮喘病患者中不少人因此死去。1967 年一些患者因不堪忍受折磨而自杀。1970 年患者达 500

多人。1972 年全市哮喘病患者 871 人,死亡 11 人。

(4) 致癌作用:空气中有些污染物经毒理学实验或流行病学研究已证实具有致癌作用,例如砷、苯并(a)芘等。我国的研究发现,上海、沈阳和天津等大城市居民肺癌死亡率与大气中苯并(a)芘浓度有显著的相关关系。近几十年来,国内外大量资料表明,大气污染程度与肺癌的发病率和死亡率成正比。相对于农村,城市人群的肺癌死亡率较高,提示大气污染是肺癌发生的危险因素之一。

(5) 其他:大气的颗粒物中含有多种有毒元素如铅、镉、铬、氟、砷、汞等。美国 28 个大城市的调查发现,大气中镉、锌、铅以及铬浓度的分布与这些地区的心脏病、动脉硬化、高血压、中枢神经系统疾病、慢性肾炎等疾病的分布趋势一致。含铅汽油的使用可污染公路两旁大气及土壤,对儿童的中枢神经系统等功能产生危害。

3. 间接危害　大气污染造成的温室效应、臭氧层破坏及酸雨等已成为全球严重的环境问题。(温室效应、臭氧层破坏及酸雨等在第 2 节环境污染的间接危害中已叙述,这里不再重复)

## 三、大气污染的卫生防护

大气污染受多方面因素影响,如能源的质量、结构、布局,交通工具的数量及管理,人口密度、地形、气象、植被面积等,因此大气污染控制必须采取综合性措施。

### (一) 合理规划

1. 合理安排工业布局和城市功能分区　应结合城镇规划,全面考虑工业布局。工业建设一定要建在远郊区或发展卫星城市。并将工业区配置在当地最小风向频率的上风侧,并在工业企业与居民区之间应设置一定的卫生防护距离。

2. 加强城市绿化　城市绿化系统是城市生态系统的重要组成部分。它除具有美化环境外,还具有调节气候、阻挡、滤除和吸附灰尘,吸收大气中有害气体等功能。

3. 加强对居住区内局部污染源的管理　饭店的抽油烟机、公共浴室的换气扇、烟囱、废品堆放处、垃圾箱等均可散发有害气体污染大气,并影响室内空气,卫生部门应与有关部门配合、加强管理。

### (二) 改革工艺,加强防护

1. 改善能源结构,大力节约能耗　在城市应尽量选择使用低硫和低灰分的燃煤;集中供热,减少烟尘和 $SO_2$ 的排放量;开发水电、地热、风能、海洋能、核电以及太阳能等新能源。

2. 加强对机动车尾气排放和管理

3. 改进生产工艺,减少废气排放　通过改革工艺过程,以无毒或低毒的原料替代毒性大的原料,减少污染物的排出。在生产过程中加强管理,消除跑、冒、滴、漏和无组织排放,杜绝事故性排放。采用消烟除尘、废气净化措施,减少废气的排放。

**案例 1-1 分析**

1. 原因　①居民采暖及工业企业燃煤产生大量污染物主要是 $SO_2$ 和烟尘排入大气。②不良气象条件:逆温,无风。

2. 危害　人群中呼吸系统疾病发病率、死亡率均增高,尤其对老年人、婴幼儿、患有慢性呼吸道疾病和心血管疾病等的人群影响尤为严重。

3. 措施　采取工艺措施,使用低硫煤,开发清洁能源,减少 $SO_2$ 和烟尘的排放。

# 第四节　饮用水卫生

水是地球上的万物生命之源,是人类赖以生存的基本物质条件。由于环境的污染和水资源的日益破坏,水资源的短缺和污染已成为世界性的重要问题。我国是一个水资源贫乏的国家,人均水量仅为世界人均水量的1/4,是13个贫水国之一;而且水资源严重污染,饮用水安全问题比较突出,导致我国水质性缺水和水源性缺水并存,严重影响到人民群众的身体健康。

## 一、饮用水与健康

### (一) 水的功能

水是生命的源泉,是人体内含量最多的成分,占成人体重约65%,婴幼儿为70%,新生儿高达80%。成人每日的生理需水量为2~3L。水的功能主要有以下几方面。

1. 构成细胞和体液的重要成分,即组成人体的内环境。

2. 参与人体内的新陈代谢,人体的一切生理、生化活动都需要水的参与。

3. 调节体温,水不仅可以吸收代谢过程中产生的能量,也可以通过蒸发散热维持体温恒定。

4. 润滑作用,存在于胸腔、腹腔、胃肠道和关节的水分,对器官、关节、肌肉等起到缓冲、润滑和保护的作用。

### (二) 水质不良的危害

根据WHO的调查,人类所患的疾病80%与水有关,水质不良可引起多种疾病。水质被污染的机会很多,成分复杂,我国的饮水卫生现状是饮水的生物性污染和化学性污染并存,且以生物性污染为主。饮用水受病原体污染可引起介水传染病的流行,尤其是肠道传染病的爆发流行受磷、氮污染的富营养化水体中的藻类及其毒素,破坏水的生态环境;化学性污染对人体健康的危害更为严重,可引起急性中毒、慢性中毒和远期危害。

1. 介水传染病(water-bome communicable disease)　介水传染病是通过饮用或接触受病原体污染的水,或食用被这种水污染的食物而传播的疾病。介水传染病的病原体有细菌、病毒、原虫,它们来自人畜粪便、生活污水,医院以及畜牧屠宰、皮革和食品加工等废水。有40多种传染病可通过水而传播,如霍乱、痢疾、伤寒、副伤寒等肠道传染病;肝炎、脊髓灰质炎、眼结膜炎等病毒性疾病;血吸虫病、钩端螺旋体病、阿米巴痢疾等寄生虫病。介水传染病一般以肠道传染病多见。1988年春,上海市和江苏、浙江、山东三省发生甲型肝炎暴发流行,患者达40余万人,仅上海市1988年1月至4月甲型肝炎发病达310 746人,平均罹患率达4082/10万。此次甲型肝炎的大流行是由于生食江苏启东地区所产毛蚶引起的,而当地养殖毛蚶的水体受到甲型肝炎病毒的严重污染。

(1) 介水传染病的主要原因有:①水源受病原体污染后,未经妥善处理和消毒,即供居民饮用;②处理后的饮用水在输配水和储水过程中,由于管道渗漏、出现负压等原因,重新被病原体污染,即二次污染(secondary pollution)。

(2) 介水传染病的特点是:①水源一次大量污染后,可致爆发流行,病例大多集中;②病例的分布与供水范围之间有一致性;③清除水源污染后,疾病的流行能迅速得到控制。

(3) 水体富营养化:当含有大量氮、磷等营养物质的污水进入湖泊、水库等缓流水体,引起藻类及其他浮游生物迅速繁殖,水体溶解氧量下降,水质恶化,鱼类及其他生物大量死亡,这种现象称为水体富营养化。水体富营养化可影响水的感观性状,使水质出现异臭异味,降低了水的使用价值。

2. 化学性污染危害　水体受工业废弃物污染后,水体中各种有毒化学物质如汞、砷、铬、酚、氰化物、多氯联苯及农药等通过饮水或食物链,引发急、慢性中毒和癌症等。

(1) 汞和甲基汞:矿山开采、氯碱、化工、仪表、电子、颜料等工业企业废水和含汞废水可致水体汞污染，水体中的胶原颗粒、悬浮物、泥土细粒和浮游生物等吸附汞后沉降于底泥，底泥中的汞在微生物作用下可转变为甲基汞或二甲基汞，且甲基汞的毒性比无机汞大许多倍，更易被生物吸收，在鱼贝类体内富集，通过食物链传递，导致慢性甲基汞中毒。日本雄本县水俣湾地区发生的水俣病就是当地居民长期食用该湾中富含甲基汞的鱼贝类而引起的一种公害病。

（2）酚类化合物：是指芳香烃苯环上氢原子被羟基取代所生成化合物。主要来源于粪便污水和工业废水，如炼焦、炼油、制取煤气及化工、造纸、纺织印染厂等排出的废水。此外，酚类化合物还广泛用于消毒、灭螺、除莠、防腐等。酚类是原浆毒，能使蛋白质变性、凝固，经消化道吸收后可引起急性中毒，导致腹泻、口腔炎、黑尿等；慢性危害则表现为记忆力减退、皮疹、瘙痒、头昏、失眠、贫血等。酚对实验动物有致畸作用。酚污染水体后，可使水出现异臭和异味；还可影响鱼贝类，使其有异味，并引起鱼的死亡；亦可抑制水中微生物的生长繁殖而影响水体的自净作用。如 1980 年 12 月，湖北省鄂州梁子湖，因捕鱼投入五氯酚钠，造成水源污染，引起 1223 人急性中毒事件。

（3）氰化物：主要来自炼焦、选矿、电镀、染料、医药和合成纤维等工业废水。氰化物经口进入人体后，游离出的 $CN^-$ 与细胞色素氧化酶中的 $Fe^{2+}$ 结合，使其失去传递电子的能力，中断呼吸链，细胞迅速缺氧，造成窒息死亡。由于中枢神经系统对缺氧最敏感，因此，氰化物的急慢性中毒均主要表现为神经系统症状。氰化物还可在体内酶的作用下转变成硫氰酸盐，抑制甲状腺聚碘功能，影响甲状腺激素的合成。

（4）多氯联苯：多氯联苯（$PCB_S$）是一组由氯置换联苯分子中的氢原子而形成的一类化合物。水体中的 $PCB_S$ 主要来自工业废水和城市污水，$PCB_S$ 的脂溶性强，进入机体后易在脂肪组织中蓄积并储存于肝脏，还可穿透胎盘影响胎儿的发育。

（5）致癌作用：某些有致癌作用的化学物质，如砷、铬、镉、苯、石棉、亚硝酸盐、硝酸盐、多环芳烃、卤代有机物、放射性物质等污染水体后，能在悬浮物、底泥和水生物体内蓄积，长期饮用含有这类物质的水或食用体内蓄积这种物质的生物产品，均有可能诱发癌症。

## 二、生活饮用水卫生

### （一）生活饮用水水质卫生要求

生活饮用水水质应符合下列基本要求，以保证用户饮用安全。

1. 生活饮用水中不得含有病原微生物。
2. 生活饮用水中化学物质不得危害人体健康。
3. 生活饮用水中放射性物质不得危害人体健康。
4. 生活饮用水的感官性状良好。
5. 生活饮用水应经消毒处理。
6. 生活饮用水水质应符合表 1-1 的卫生要求。
7. 当发生影响水质的突发性公共事件时，经市级以上人民政府批准，感官性状和一般化学指标可适当放宽。

随着社会经济的快速发展，原有 GB5749-1985《生活饮用水卫生标准》已不能完全适应保障人民群众健康的现实需求。为此，卫生部和国家标准化管理委员会对原有标准进行了修订，联合发布了新的强制性国家《生活饮用水卫生标准》，并规定自 2012 年 7 月 1 日起，城市供水水质标准必须按照新标准全面执行。

表 1-1　水质常规指标及限值

| 指标 | 限值 |
|---|---|
| 1. 微生物指标 | |
| 总大肠菌群(MPN*/100mL 或 CFU/100mL) | 不得检出 |
| 耐热大肠菌群(MPN/100mL 或 CFU/100mL) | 不得检出 |
| 大肠埃希菌(MPN/100mL 或 CFU/100mL) | 不得检出 |
| 菌落总数(CFU/mL) | 100 |
| 2. 毒理指标 | |
| 砷(mg/L) | 0.01 |
| 镉(mg/L) | 0.005 |
| 铬(六价,mg/L) | 0.05 |
| 铅(mg/L) | 0.01 |
| 汞(mg/L) | 0.001 |
| 硒(mg/L) | 0.01 |
| 氰化物(mg/L) | 0.05 |
| 氟化物(mg/L) | 1.0 |
| 硝酸盐(以 N 计,mg/L) | 10(地下水源限制时为 20) |
| 三氯甲烷(mg/L) | 0.06 |
| 四氯化碳(mg/L) | 0.002 |
| 溴酸盐(使用臭氧时,mg/L) | 0.01 |
| 甲醛(使用臭氧时,mg/L) | 0.9 |
| 亚氯酸盐(使用二氧化氯消毒时,mg/L) | 0.7 |
| 氯酸盐(使用复合二氧化氯消毒时,mg/L) | 0.7 |
| 3. 感官性状和一般化学指标 | |
| 色度(铂钴色度单位) | 15 |
| 浑浊度(NTU-散射浊度单位) | 1(水源与净水技术条件限制时为 3) |
| 臭和味 | 无异臭、异味 |
| 肉眼可见物 | 无 |
| pH(pH 单位) | 6.5<pH<8.5 |
| 铝(mg/L) | 0.2 |
| 铁(mg/L) | 0.3 |
| 锰(mg/L) | 0.1 |
| 铜(mg/L) | 1.0 |
| 锌(mg/L) | 1.0 |
| 氯化物(mg/L) | 250 |
| 硫酸盐(mg/L) | 250 |
| 溶解性总固体(mg/L) | 1000 |
| 总硬度(以 $CaCO_3$ 计,mg/L) | 450 |
| 耗氧量(CODMn 法,以 $O_2$ 计,mg/L) | 3(水源限制,原水耗氧量>6mg/L 时为 5) |

续表

| 指标 | 限值 |
| --- | --- |
| 挥发酚类(以苯酚计,mg/L) | 0.002 |
| 阴离子合成洗涤剂(mg/L) | 0.3 |
| 4. 放射性指标** | 指导值 |
| 总α放射性(Bq/L) | 0.5 |
| 总β放射性(Bq/L) | 1 |

*MPN表示最可能数;CFU表示菌落形成单位。当水样检出总大肠菌群时,应进一步检验大肠埃希菌或耐热大肠菌群;水样未检出总大肠菌群,不必检验大肠埃希菌或耐热大肠菌群。**放射性指标超过指导值,应进行核素分析和评价,判定能否饮用。

### (二)饮用水的净化和消毒

生活饮用水的水源水,无论取自何处,都会不同程度地含有各种各样的杂质,不能达到生活饮用水水质标准的要求,需要加以净化和消毒,改善水的感官性状,除去悬浮物质和有毒有害的物质,杀灭病原体。

1. 净化　净化的目的是改善水的感官性状,除去悬浮物质和部分病原体。饮用水净化包括沉淀和过滤。

(1) 沉淀(precipitation):天然水中的胶体微粒(硅酸、腐殖质等),难以自然沉淀,是水混浊的主要原因。沉淀的原理是在水中加入带有阳电荷的混凝剂,使之与水中带阴电荷的胶体微粒相互吸引并凝聚成大颗粒的絮状物而沉淀,此过程即为沉淀。经过沉淀可改善水的浑浊度和色度。常用的混凝剂有硫酸铝、明矾、三氯化铁及聚合氯化铝等。

(2) 过滤(filtration):过滤的原理是使水通过滤料而得以净化。以石英砂等多孔滤料层,截留水中悬浮杂质和微生物,从而可去除悬浮物质、降低浑浊度;并可去除大部分病原体,如致病菌、病毒以及寄生原虫和蠕虫等,特别是阿米巴包囊和隐孢子虫卵囊;增强消毒效果。集中式给水系统,可使用各种形式的砂滤池;分散式给水,可在地表水岸边修建砂滤井过滤取水;小规模时可采用砂滤缸的方法。

2. 消毒　消毒的目的是杀灭水中病原微生物,防止介水传染病的发生和流行,保证人体健康。因此,生活饮用水必须经过消毒处理方可饮用。

饮水消毒方法有物理消毒(热、紫外线等)和化学消毒(氯、一氯胺、二氧化氯、臭氧)等。目前,应用最广的方法是氯化消毒法。氯化消毒法包括常量氯化消毒法、持续氯消毒法过量氯消毒法。

氯化消毒是指应用液态氯或氯制剂进行饮水消毒,主要有液态氯、漂白粉[$Ca(OCl)Cl$]、漂白粉精[$Ca(OCl)_2$]和有机氯制剂等。含氯化合物分子团中氯的价数大于-1者均为有效氯,是具有杀菌能力的有效成分。漂白粉含有效氯28%~33%;漂白粉精含有效氯60%~70%。

(1) 氯化消毒的原理:氯溶于水后发生如下化学反应:

$$Cl_2 + H_2O \rightarrow HOCl + H^+ + Cl^- \rightarrow HOCl \rightarrow H^+ + OCl^-$$

漂白粉和漂白粉精在水中均能水解成次氯酸:

$$2Ca(OCl)Cl + 2H_2O \rightarrow Ca(OH)_2 + 2HOCl + CaCl_2$$

$$Ca(OCl)_2 + 2H_2O \rightarrow Ca(OH)_2 + 2HOCl$$

无论是液态氯还是氯的化合物,在水中都能形成体积小、电荷为中性的次氯酸,它是一种强氧化剂,能损害细胞膜,使其通透性增加,导致细胞内蛋白质、RNA、DNA等物质漏出,并能干扰多种酶系统(特别是能氧化磷酸葡萄糖脱氢酶中的巯基,使糖代谢受阻),从而使细菌死亡。氯对病毒的作用,主要是作用于病毒的核酸而使病毒产生致死性损害。

(2) 影响氯化消毒效果的因素有:①加氯量:加氯量除满足水消毒时的需氯量外,还应保持水中存在一定余氯量以维持其杀菌效果。加氯量与水中的有机物和还原物质的量有关。加氯量过少达不到水质标准的要求,而过多又可影响水的感官性状;②接触时间:应保证消毒剂与水中杂质和微生物有一定的反应时间,加氯接触时间不应少于30分钟,氯胺接触时间不少于2小时;③水的pH:pH较低时,$OCl^-$的含量较高,消毒效果较好;④水温:水温每升高10℃,杀菌效果提高2~3倍;⑤水的浑浊度:水中的有机物和无机物颗粒形成了水的浑浊度,浑浊度高时应增加投氯量;⑥水中微生物的种类和数量:不同微生物对氯的耐受性不同,一般来说,大肠埃希菌抵抗力较低,病毒次之,原虫包囊抵抗力最强。微生物数量过多,将影响消毒效果。

### (三) 水质的特殊处理

1. 除氟　常用的方法有活性氧化铝法、磷酸钙法、电渗析法。活性氧化铝是白色颗粒状多孔吸附剂,当水的pH<9.5时,可吸附阴离子,对氟有极大的选择性。

2. 除铁和锰　在饮用水中,过量的铁除引起铁锈味外,还可因铁在管道中沉积引起短期"黄水";锰在管道沉积了引起"黑水"。水中二价铁可用曝气过滤法去除,除锰可用曝气氧化法。

3. 除藻和除臭　水中藻类繁殖不仅可以产生臭味和毒素,也是典型的氯化消毒产物前体物。自来水厂的一般工艺处理不能去除藻类,需采用一些特殊方法。常用方法有:①物理方法:气浮技术除藻的效果较好;②化学方法:硫酸铝、硫酸铜、铁盐;③生物法:水中有机污染物、挥发性物质、苯酚等产生的臭味,可用臭氧、曝气法、活性炭吸附等处理方法去除。

## 三、饮用水污染的卫生防护

生活饮用水污染主要来源于水源的污染和饮水的二次污染。为了保证饮水安全防止疾病发生,应完善法规、强化管理、保护水源和采取防治污染等措施,建立介水传染病和环境污染事故突发应急处理机制。

### (一) 水体的卫生防护措施

逐步建立和健全保护各类水体的相关法律和法规,推行"清洁生产",预防水源污染,推进工业废水和生活污水的处理和再利用。加强医院污水和污泥的消毒处理。加强水体污染的调查,包括污染源调查、水体污染的调查和水体污染对居民健康影响的调查,定期监测和评价水体的污染状况。卫生部门应协调环境保护部门对水体污染防治实施统一监督与管理。对突发的水体污染事故,应尽快查明原因和影响范围,及时采取有效措施,保护大众健康,减少经济损失。

### (二) 饮用水的卫生防护措施

加强水源防护及储水池和城镇输送管网的监管力度,减少饮用水中化学物的腐蚀、结垢和沉积物的污染以及微生物污染带来的健康安全隐患。应重视居室和医院等公共场所饮用水设备如饮水机管路和桶装纯净水引起的"二次污染"。灾后饮用水的防疫工作包括:尽快选择与保护水源,用混凝沉淀技术处理饮用水。即:50kg水加明矾或碱式氯化铝2.5~4.0g,搅拌1~2分钟,静置10分钟使水澄清;或每吨水加漂白粉精(按含有有效氯50%计算)4~8g;每50kg水加漂白粉精一片(含有效氯0.2g),充分搅拌加盖静置30分钟即可取用。漂白粉(漂白粉精片)应保存在避光、干燥和凉爽处,防止挥发失效。

处理饮用水污染事件的原则包括:停水、救治患者和保护易感者,调查病因和水质污染情况,停止排放废水(污水)和冲洗及消毒被污染的管网。

## 第五节 住宅卫生与室内空气污染

**链接**

云南省宣威地区是我国肺癌高发区,其女性肺癌粗死亡率高达21.35/10万,居全国首位。经调查证实,长期使用无烟囱"火塘"燃烧大量自产烟煤产生PAH(一种致癌和致畸物)等污染室内空气是宣威地区肺癌高发的主要危险因素。当地农民的住宅一般净高仅为2m,多为单侧开窗,窗面积小,卧室无窗,空气流通不畅;生活炉灶"火塘"无排烟管道;每年每户燃煤量高达6 ~8吨,室内空气质量极差,室内苯并(a)芘的浓度超过我国环境空气质量标准600多倍。

"住宅"是人们生活环境的重要组成部分,是人们为了充分利用自然环境和人为环境因素中的有利作用和防止其不良影响而创造的生活居住环境。"室内"主要指住宅居室内部环境,广义上包括各种室内办公场所和室内公共场所。室内空气污染(indoor air pollution)问题,越来越引起广泛关注。

### 一、住宅的卫生要求

#### (一) 住宅的基本卫生要求

住宅卫生状况对人体健康具有更直接、更重要的影响。在人的一生中有2/3以上的时间是在住宅室内度过,随着信息科技和电脑网络的发展,住宅的功能正在延伸为人们学习工作、文体娱乐和家庭办公等多功能的场所。安静整洁、宽敞明亮、小气候适宜、空气清洁的住宅环境,对机体是良性刺激,能使人精神焕发、提高各系统的生理功能、增强免疫力,进而可防止疾病传播,降低人群患病率和死亡率,达到提高体质、延年益寿的目的。

1. 小气候适宜　室内有适宜的小气候,冬暖夏凉,干燥,防止潮湿,应有通风、采暖、防寒、隔热等设备。

2. 采光照明良好　白天充分利用阳光采光,晚间照明适当。

3. 空气清洁卫生　避免室内外各种污染源对室内空气的污染,冬季室内也应有适当的换气。

4. 环境安静整洁　有利于保证休息、睡眠、学习和工作。

5. 卫生设施齐全　应有上、下水道和其他卫生设施,以保持室内清洁卫生。

#### (二) 室内小气候

住宅的室内由于屋顶、地板、门窗和墙壁等围护结构以及室内的人工空气调节设备等综合作用,形成了与室外不同的室内气候,称为室内小气候。室内小气候主要是由气温、气湿、气流和热辐射(周围墙壁等物体表面温度)等四个气象因素组成。住宅室温标准一般是指气湿、气流、热辐射在正常范围时,居室中央距地板1.5m高处的气温。由于冬夏两季室内外温差较大,因此制订住宅小气候标准应以冬夏两季为主。我国《室内空气质量标准(GB/T 18883-2002)》规定,夏季空调室温22 ~ 28℃、相对湿度40% ~ 80%、空气流速≤0.3m/s;冬季采暖室温16 ~ 24℃、相对湿度30% ~ 60%、空气流速≤0.2m/s。

### 二、室内空气污染与健康

#### (一) 室内空气污染的来源

1. 室内来源

(1) 生活燃料的使用:人们在烹饪及采暖过程中产生的燃烧产物是室内空气污染的重要

来源之一。燃料燃烧时不同程度地产生 $SO_2$、$CO_2$、$NO_x$、B(a)P 和悬浮颗粒物等有害物质。此外,烹调时产生的油烟含有数百种化学物质,尤其是煎炸等高温烹调更易产生大量的污染物。

(2) 室内活动:人体通过呼气、粪便、尿液、汗液等排出大量代谢废弃物,谈话、咳嗽、打喷嚏时的飞沫等都是室内空气污染的来源。人的呼吸可向空气中排放 $CO_2$、氨类化合物等有害气态物及水蒸气,使空气中氧含量减少;呼吸道传染病患者及带菌者随飞沫排出流感病毒、结核杆菌、链球菌等病原微生物;人的排泄物、汗液、皮肤脱屑等亦可散发出多种不良气味;吸烟是室内空气污染的重要来源,烟草烟气中至少含有 3800 种成分,其中致癌物不少于 44 种。

(3) 室内建筑装饰材料:建筑装饰材料是目前室内空气污染的主要来源,如油漆涂料、胶合板、刨花板、泡沫塑料、塑料贴面、化纤地毯、树脂黏合剂等,含有甲醛、苯、甲苯、氯仿等挥发性有机化合物(VOCs)。石材、矿渣砖、地砖、瓷砖等建筑材料中含镭、钍等剂量较高时,室内的氡及其子体会明显增高。此外,用于隔热、防火的板壁或管道的石棉材料,可向室内散布石棉。

(4) 其他:家用电器如电视机、组合音响、微波炉、电热毯、空调机等,可增加人们接触电磁辐射和噪声污染的机会;空调换气设施不完善或使用不当可导致室内空气质量下降;狗、猫、鸟类等宠物不但可传播支原体病、弓形虫、狂犬病、鹦鹉热,而且也是室内空气污染的来源;隐藏在床铺、家具、地毯等处的尘螨和真菌,可引起人体的过敏反应;室内喷洒各种杀虫剂、清洁剂、除臭剂、化妆品等家用化学用品,可造成 VOCs 污染。

2. 室外来源　室外工业生产、交通运输、取暖锅炉等排放的污染物,以及植物花粉、孢子、动物毛屑等变应原,通过门窗缝隙、各种管道缝隙等进入室内。

(1) 室外空气:$SO_2$、$CO_2$、$NO_x$、铅、颗粒物等大气污染物,通过机械通风和自然通风进入室内。

(2) 建筑物本身:建筑物自身含有的某些可逸出和可挥发的有害物质,如北方冬季施工加入的防冻剂,可渗出氨气;地基的地层和建筑石材的放射性氡及其子体。

(3) 室外带入室内:人们每天进出居室,将室外或工作环境中的污染物带入室内,如大气颗粒物和工作环境中的苯、铅、石棉等。

(4) 相邻住宅污染:从邻居家排烟管道进入室内的毒物或杀虫剂等,如 CO、有机磷农药、熏蒸灭鼠剂等。

(5) 生活用水污染:受到病原体或化学物污染的生活用水,通过淋浴器、空气加湿器、空调机等,以水雾形式喷入室内,如军团菌、苯和机油。

### (二) 室内空气污染的危害

1. 不良建筑综合征(sick building syndrome, SBS)　是现代住宅室内多种环境因素联合作用对健康产生影响所致,其确切原因尚不十分清楚。多发生于新建或重新装修的办公楼内的工作人员。表现为一系列非特异的症状,眼、鼻、咽喉及上呼吸道刺激症状,如头晕、头痛、嗜睡、无力、胸闷、食欲不振、恶心及全身不适、注意力不集中和工作效率下降等,甚至可损害肝脏和造血系统、引起变态反应等。一旦离开污染的建筑物后,症状即可缓解。经分析可能与建筑物内空气污染、空调系统通风不良、空气交换率低有关。

2. 建筑相关疾病(building related illness, BRI)　是由于人体暴露于建筑物内的有害因素引起的疾病,包括呼吸道感染、哮喘、过敏性皮炎、军团菌病(legionnaires disease, LD)、心血管疾病、肺癌等。BRI 的特点是患者的症状在临床上可以明确诊断,可以直接找到致病的空气污染物及污染源,必须进行治疗才能康复。

3. 化学物质过敏症(multiple chemical sensitivity, MCS)　是由于多种化学物质作用于人体多种器官系统,引起多种症状的疾病。患者对多种化学物质过敏,多种器官同时发病,出现眼睛刺激感、咽喉痛、易疲劳、运动失调、失眠、恶心、哮喘、皮炎等症状,在致病因素排除后症状将会改善或消退。MCS 的特点是由低浓度化学污染物引发,但很难找到具体单一的致敏原;居住于同一环境者,其症状轻重程度有明显差异;症状呈慢性过程,具有复发性。

## 三、室内空气污染的防制

1. 贯彻执行室内空气质量标准　我国自2003年3月1日实施的《室内空气质量卫生规范》、《室内空气质量标准(GB/T1883-2002)》等提出了室内空气质量的卫生标准,其中污染物控制指标有15项。如:居室空气中$CO_2$含量应<0.07%,最高不超过0.1%(日平均值);室内甲醛浓度1小时均值≤0.10mg/m³;OC浓度1小时均值≤10mg/m³;$SO_2$浓度1小时均值≤0.50mg/m³;以空气中细菌总数作为最常用的居室空气细菌学的评价指标,清洁室内细菌总数≤2500CFU/m³。

2. 合理的住宅平面配置　住宅内应有不同的功能分隔区室,避免各室间相互干扰;防止厨房煤烟、油烟吹入卧室,防止厕所的不良气味进入起居室;应有足够的室内容积。

3. 改善炉灶和采暖设备　保证烟道通畅,改进燃烧方式、提高燃烧效率,以降低室内污染物的浓度;以集中式采暖取代分散式采暖;改进燃料结构,提倡使用清洁能源,如推广煤气、沼气、电热烹调,增加太阳能和风能的利用。

4. 通风换气　经常开窗换气,合理清扫,必要时进行空气消毒。放置新家具或装修后的房间,需经一定时间的充分通风后再居住。厨房应安装排油烟机和排风扇,以降低局部污染物浓度。燃气热水器应安装排风装置或安装在通风良好的地方,以保证燃气废气及时排到室外。

5. 合理使用各种设施　设有空调的室内,应保证空调使用后能进入一定的新风量;空调过滤装置、排油烟机等应定期清洗或更换,以保证其各种效率,保证清洁空气循环进入室内。

6. 选择合格建筑装饰材料和家具　选择符合国家标准的装饰装修材料,氡、游离甲醛及其他有害物质的含量不得超过限量标准。

7. 合理规划　住宅区应远离工业区或交通要道口及其他污染源,在间隔的防护距离内进行绿化。同时应加强大气卫生的防护。

8. 加强控烟教育,健全卫生法规　制定和执行禁止公共场所吸烟、禁止青少年吸烟、禁止向青少年销售香烟的有关法规和条例;加强健康教育,推广戒烟防护。

# 第六节　土壤环境与健康

## 一、土壤的特征与卫生学意义

土壤(soil)是指地壳表面的岩石经过长期风化和生物学作用而形成的由矿物质、有机质、水分和空气等组成的地球陆地表面的疏松部分。土壤和水、空气共同构成了人类环境的基本要素,是人类赖以生存的物质基础。

### (一)土壤的物理学特征

土壤包括土壤颗粒及土壤中的空气和水分,是土壤肥力的物质基础。土壤颗粒包括矿物质、有机质和微生物等;土壤颗粒的大小和排列状态决定了土壤的透气性、容水性、渗水性和土壤的毛细管现象;沙土透气性好,排水性强,有机物分解快,卫生学优点多;黏土与沙土恰恰相反,壤土居于两者之间。土壤中的空气成分既受其上层大气的影响,也受土壤污染程度、土壤生物化学作用和大气交换的影响而变化;土壤空气对农作物的生长和发育有极大的影响,深耕、松土、排水、晒田(指稻田)等措施可改善土壤通气状况,促进农作物生长发育。土壤中的水分主要来源于地面的雨、雪水;当土壤颗粒大,渗水性强,水分易渗入地下水中,地面污染物也易随之深入地下水中，污染水源；当土壤颗粒小，颗粒间孔隙小，毛细管现象增强，或土壤腐殖质多，容水量增大，渗透性和透气性不良，不利于建筑物防潮和有机物的无机化。因此，土壤可通过各种途径影响居住区的大气和室内空气成分及质量，进而影响居民健康。

### （二）土壤的化学特征

土壤中元素的背景值是指该地区未受污染的天然土壤中各种元素的含量，其组成与原生地球化学背景及其后自然和人类活动造成的元素迁移聚集有密切关系。在地质环境中，由于各地区成土母岩、地形地貌形成的不同，各地区化学元素的天然背景值差异很大。且人类在生产和生活活动中将有害物质排放到土壤中，造成土壤污染，使得土壤中原有的背景化学元素成分发生变化，进而影响农作物生长发育，直接或间接危害人类健康。

### （三）土壤的生物学特征

土壤中存在大量的微生物，包括细菌、真菌、放线菌及原生动物等。细菌是土壤中最主要的微生物，主要集中在表层土壤中，每1g土壤中含有的细菌数可以亿计。土壤中的微生物直接参与土壤中有机质和无机物的氧化、还原、分解及腐殖质的形成。因此，利用土壤微生物的作用，促进土壤自净和粪便、垃圾和污水的无害化处理等具有重要卫生学意义。但是，当土壤受到含有病原菌的人、畜排泄物或尸体污染时，可感染人、畜，引起疾病发生。土壤中常被污染的病原菌有肠道病菌、破伤风、炭疽、产气荚膜及肉毒梭菌。有芽孢的病原菌在土壤中可存活数年。土壤也是某些蠕虫卵或幼虫生长发育的环境，因此，土壤污染在寄生虫流行病学的研究和防制上具有重要意义。

## 二、土壤污染与健康

土壤污染（soil pollution）是指人类在生产和生活活动中排放的有害物质进入土壤中，影响农作物的生长发育，直接或间接地危害人畜健康的现象。

### （一）土壤污染的来源

1. 上壤污染物来源　土壤污染的程度取决于进入土壤污染物的数量、强度和土壤自身净化能力的大小。土壤污染物种类繁多，按其性质可分为有机污染物、无机污染物、生物污染物和放射性污染物等。按来源主要包括：

（1）人、畜粪便、生活垃圾和生活污水等生活性污染。

（2）工业废水、废气、废渣及汽车尾气等工业和交通污染。

（3）污水灌溉、施用农药、化肥等农业生产对土壤造成的污染。

2. 土壤污染的方式

（1）气型污染：主要是由于大气污染物沉降至地面所致。常见的污染物有铅、镉、砷、氟等。

（2）水型污染：主要是由于工业废水和生活污水灌溉农田对土壤的污染。受污水灌溉的农作物遭受污染，农作物可吸收、富集某些有害物质，导致摄食者中毒。

（3）固体废弃物型污染：主要是指工业废渣、生活垃圾粪便、医疗废弃物、农药和化肥等对土壤的污染。

### （二）土壤污染的健康危害

1. 无机污染物　重金属污染物（如铅、汞、镉、砷、铊元素）进入土壤后，难以被微生物分解、净化，且残留于土壤耕作层的重金属移动性差、难降解、毒性大，长期积累到一定程度通过土壤—植物系统以及食物链途径进入人体而危害健康。如食用被镉污染的稻谷可引起“痛痛病”。

2. 农药污染　农药种类繁多，最常见的是各种人工合成的有机农药，如有机磷、有机氯、氨基甲酸酯类和拟除虫菊酯类等。农药污染土壤后，通过转化、降解等方式可使土壤中的农药含量降低,但有些农药如有机氯农药在土壤中难以降解,可较长时间存留于土壤中。即使残留量很低的农药也可通过生物浓缩和食物链的生物放大作用,导致高位营养级生物体内的浓度增加数千倍,甚至数万倍。农药污染对机体可产生各种危害,包括:①不正确的使用农药、误服及自杀等所致的急性中毒;②长期暴露影响了人体谷丙转氨酶、碱性磷酸酶等多种酶的活性,导致人体生理功能发生紊乱的慢性中毒;③致突变、致癌和致畸作用等远期危害。

3. 生物性污染　人、畜排出的含病原体的粪便未经无害化处理,即进行农田施肥可污染土壤,进而污染农作物随食物进入人体内;土壤中的病原体还可通过皮肤或黏膜进入人体内,导致人体钩端螺旋体病、炭疽病和破伤风等多种传染病的发生。

## 三、土壤污染的卫生防护

土壤污染造成的危害不易及时发现,一旦遭受污染又难以清除。因此,保护土壤不受污染,对于保证人们的健康具有十分重要的意义。

1. 完善土壤相关的卫生标准　健全有害固体废弃物的管理法规、条例和标准。

2. 垃圾和粪便无害化处理和利用　用高温堆肥、卫生填埋和焚烧方法处理垃圾,发展垃圾资源化技术和垃圾合理利用的新技术,如橡胶和塑料再生和热分解技术以及垃圾固体燃料和填埋场沼气回收技术等。

3. 有害工业废渣的处理　凡具有易燃性、腐蚀性、反应性和浸出毒性之一者均视为有害固体废弃物。加强有害固体废弃物的鉴别、标记、分类、储存、收集、运输和处理处置,妥善处理有机性工业废渣和放射性废物等。

4. 污水灌田的卫生防护措施　研发高效、低毒和低残留的新农药。科学使用农药和化肥,严格管理违禁农药。禁用污水灌溉农田。

## 目标检测

### 一、名词解释

1. 环境　2. 环境污染　3. 一次污染物　4. 二次污染物　5. 环境污染物　6. 食物链　7. 环境自净　8. 生物富集　9. 温室效应　10. 介水传染病　11. 公害　12. 公害病　13. 土壤污染

### 二、选择题

**$A_1$ 型题**

1. 一般可按环境要素的属性及特征,将人类的环境分为(　　)
   A. 自然环境、人为环境、生存环境
   B. 自然环境、社区环境、社会环境
   C. 自然环境、社会环境
   D. 自然环境、生存环境、社区环境
   E. 生存环境、人为环境、社会环境
2. 根据环境污染物的性质可以将环境污染分为(　　)
   A. 物理污染、化学污染、放射污染
   B. 生物污染、放射污染、化学污染
   C. 有机物污染、无机物污染、致癌性污染
   D. 化学污染、物理污染、生物污染
   E. 致癌性污染、致畸性污染、致突变性污染
3. 可以形成二次污染物的一次污染物是(　　)
   A. 一氧化碳　　B. 二氧化碳
   C. 二氧化硫　　D. 硫化氢
   E. 过氧酰基硝酸酯
4. 污染物进入生物体内,逐渐蓄积和(或)通过食物链的方式逐渐转移的现象被称为(　　)
   A. 自净作用　　B. 生物转化
   C. 富营养化　　D. 生物富集
   E. 分布或迁移
5. 二次污染物是指(　　)
   A. 污染物进入环境后,与其他污染物共同危害环境
   B. 污染物进入环境后,导致其他污染物危害加重
   C. 污染物进入环境后,产生新的危害
   D. 污染物发生理化性资的改变,成为新的污染物造成危害
   E. 由污染源直接排入环境中的污染物,其理化

性质保持不变

6. 环境污染对健康影响的特点。错误的是(　　)
   A. 影响人群的范围大　B. 作用时间长
   C. 污染物浓度低　D. 污染物种类多
   E. 治理容易
7. 环境污染引起人群不同程度的健康变化称为(　　)
   A. 人群健康谱　B. 人群健康反应谱
   C. 人群健康效应谱　D. 人群健康作用谱
   E. 群疾病谱
8. 我国目前执行的《生活饮用水卫生标准》,其具体实施的时间是(　　)
   A. 2001年7月1日　B. 2006年7月1日
   C. 2007年7月1日　D. 2008年7月1日
   E. 2012年7月1日
9. 室内建筑材料中砖块、石块可产生的致癌性气体是(　　)
   A. 氦　B. 氡
   C. 氖　D. 氩
   E. 氙
10. 我国饮水消毒最常用的消毒方法是(　　)
   A. 煮沸消毒　B. 臭氧消毒
   C. 氯化消毒　D. 紫外线消毒
   E. 碘消毒
11. 引起介水传染病发生的污染是(　　)
   A. 物理性污染　B. 化学性污染
   C. 放射性污染　D. 生物性污染
   E. 热污染
12. 饮用水的净化中混凝沉淀的主要目的是(　　)
   A. 降低水的浑浊度　B. 调节水温
   C. 调节酸碱度　D. 杀灭病原菌
   E. 去除有害物质
13. 生活饮用水净化的主要目的是(　　)
   A. 杀灭水中的病原体
   B. 使水质达到细菌学检验项目的限值
   C. 除去水中的有毒物质
   D. 使水质达到卫生学要求
   E. 除去水中的悬浮物质、胶体颗粒和细菌等
14. 生活饮用水消毒的主要目的是(　　)
   A. 去除水中的有毒物质
   B. 杀灭水中的病原微生物
   C. 使水中含有一定量的余氯
   D. 降低水的浑浊度
   E. 改善水质的感官性状
15. 对饮用水氯化消毒,杀菌力最强的是(　　)
   A. HOCl　B. $OCl_4$
   C. $CHCl_3$　D. OCl
   E. $Ca(OCl)_2$
16. 饮用水受病原体污染可引起介水传染病,在我国最多见的是(　　)
   A. 呼吸道传染病的暴发
   B. 血液性传染病的暴发
   C. 肠道传染病的暴发
   D. 皮肤性传染病的散发
   E. 寄生虫病的散发
17. 燃料在高温燃烧过程中可产生的致癌物是(　　)
   A. 一氧化碳　B. 苯并(a)芘
   C. 二氧化碳　D. 二氧化硫
   E. 氯仿
18. 云南省宣威县肺癌高发的主要危险因素是(　　)
   A. 室外多环芳烃进入室内
   B. 烹调时油烟中的致癌物
   C. 当地化工厂污染空气
   D. 室内燃煤产生的多环芳烃污染
   E. 室内燃烧柴草的烟雾污染

**$A_2$ 型题**

19. 云南省宣威县为我国肺癌高发区,其女性肺癌死亡率居全国首位。肺癌死亡率与宣威居民生活燃料(煤)对室内空气污染有密切联系,引起该地肺癌高发的最主要的污染物是(　　)
   A. 多氨联苯　B. 苯并(a)芘
   C. 苯系化合物　D. 二噁英
   E. 氯甲醚
20. 某城市社区,位于该市的交通运输枢纽地带。该地年平均气温高,干燥天气多、日照时间长。某年夏季阳光强的中午前后,常有人流泪、咽喉痛、呼吸困难,严重者出现肺水肿,头痛、胸痛、心功能障碍等症状。你认为该社区居民出现上述表现最可能的原因是(　　)
   A. 化学物质过敏　B. 煤烟型烟雾污染
   C. 附近工厂烟雾污染　D. 光化学烟雾污染
   E. CO 急性中毒
21. 由于气象条件恶化,上风侧的大型冶炼厂排出大量 $SO_2$,导致某社区居民出现咳嗽、支气管炎、呼吸困难、刺激性眼结膜炎等。该社区人群对环境污染危害的反应属(　　)
   A. 剂量-效应关系　B. 剂量-时间关系

C. 剂量-反应关系　D. 时间-反应关系
E. 时间-效应关系

22. 1984 年,印度博帕尔化工厂,由于储存罐发生泄漏,使该工厂周围居民中毒,2500 人死亡,5 万多人失明,引起此事故的化学物是(　　)
A. 苯并(a)芘　B. 四氯乙烯
C. 多氨联苯　D. 三氯乙烯
E. 异氰酸甲酯

23. 2005 年冬,东北某城市一平房住户,在门窗紧闭情况下,用煤烧火炕取暖,临睡前以湿煤压火,早晨起床时,有人昏迷不醒,有人感到眩晕和头痛,并有恶心,将昏迷者抬出室外后逐渐苏醒,其他人的症状减轻。此次事件最可能的原因是(　　)
A. 室内 $O_2$ 浓度过低　B. $SO_2$ 中毒
C. CO 中毒　D. $CO_2$ 中毒
E. $H_2S$ 中毒

24. 某机关微机室的工作人员,最近常有眼、鼻、咽喉、上呼吸道刺激症状,头痛、疲劳、胸闷,注意力不集中,全身不适和工作效率低下等,下班后症状即可缓解。他们的表现最可能是(　　)
A. 上呼吸道感染　B. 不良建筑物综合征
C. 建筑物相关疾病　D. 化学物质过敏症
E. 慢性阻塞性肺部疾患

**B 型题**

(25~27 题)
A. 自然环境　B. 生存环境
C. 人为环境　D. 社区环境
E. 社会环境

25. 人类在生活、生产和社会交往活动中形成的关系与条件所构成的环境是(　　)
26. 经过人类加工改造,改变了其原有面貌、结构特征的物质环境是(　　)
27. 在人类周围的客观物质世界是(　　)

(28~30 题)
A. 分布　B. 生物转化
C. 生物富集　D. 自净作用
E. 迁移

28. 环境污染物进入生物体内在其酶系统作用下进行代谢转化的过程是(　　)
29. 少量污染物一时性进入环境后污染物的浓度降低或危害消失是(　　)
30. 某些污染物进入生物体内,逐渐蓄积和(或)通过食物链的方式逐渐转移是(　　)

(31、32 题)
A. 室外空气污染室内
B. 建筑物与建筑材料污染
C. 室外带入室内的污染
D. 相邻住宅污染
E. 生活用水污染

31. 通过淋浴、空气加湿器、空调机引发军团病的是(　　)
32. 印度博帕尔农药厂发生异氰酸甲酯泄漏,使生活在该市的居民受到不同程度影响的事件是(　　)

## 三、简答题

1. 简述环境污染引起的人群健康效应谱。
2. 简述环境污染的控制。
3. 介水传染病的流行原因是什么?
4. 简述氯化消毒的原理。影响氯化消毒效果的因素有哪些?
5. 如何防制室内空气污染?
6. 简述土壤污染的来源、方式及其健康危害。
7. 住宅的卫生要求有哪些?

## 四、案例分析

1. 2009 年 2 月 20 日上午,由于自来水水源受到污染,江苏省盐城市区发生大范围断水,至少 20 万居民的生活受到影响。盐城市区的供水由盐城汇津水务公司提供,该公司下辖城西、越河和城东三个水厂。2 月 20 日晨 6 点 40 分,城西水厂的工作人员发现流入管网的自来水有刺鼻的异味,7 点 20 分,盐城市紧急采取停水措施,将同在新洋港河取水的城西、越河两个水厂关闭。经检验,出现异味的原因是水厂水源受酚类化合物污染,所产自来水不能饮用。请回答下列问题:
(1) 试分析此次水污染事件的发生原因。
(2) 如何杜绝此类事件的发生?

2. 1999 年,北方某城市的刘先生准备结婚,在装修新房时,购买了"环保"装修装饰材料。搬入新居后,室内有刺鼻的气味,没有在意。一年后宝贝儿子诞生了。2003 年孩子 3 岁时查出白血病,经人提醒,请环保部门监测,发现室内部分化学物质超标,刘先生找装饰装修材料公司讨说法但遭到拒绝。请回答下列问题:
(1) 此事件说明了什么。
(2) 针对居室内空气卫生质量问题,应采取哪些预防措施?

(江育萍)

# 第二章　营养与健康

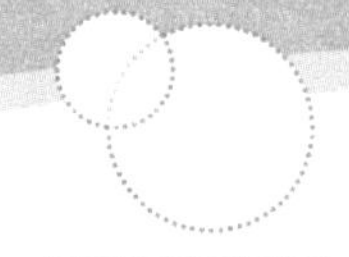


2006 年 1 月 13 日，中国疾病预防控制中心营养与食品安全所发布了《2002 年中国居民营养与健康状况调查》，这是我国首次进行的营养与健康综合性调查，结果显示我国居民存在营养过剩与营养不足并存的现象。一方面，成年人超重率和肥胖率分别为 22.8% 和 7.1%，与 1992 年比较，超重率上升 39%，肥胖率上升 97%；大城市儿童肥胖率达到 8.1%．成年人高血压患病率 18.8%，比 1991 年增加 7000 多万；成年人糖尿病患病率 2.6%，与 1996 年比，大城市 20 岁以上人群糖尿病患病率由 4.6% 上升到 6.4%。另一方面，我国居民贫血患病率为 20.1%，孕妇贫血患病率为 28.9%，乳母贫血患病率为 29.5%。此外，钙和维生素 A 等营养素摄入不足现象普遍。

**问题：**（1）以上营养失调现象与膳食中哪些因素有关？

（2）如何通过膳食调配方式来预防营养失调性疾病？

## 第一节　营养学基础

### 一、营养的基本概念

食物是人类赖以生存、繁衍的物质基础，是人类获得能量和各种营养素的基本来源，与人类健康关系极为密切。合理膳食可提供人体所需的各种营养素和热能，维护机体正常的生理功能，促进健康和生长发育，提高机体的抵抗力和免疫力，有利于预防疾病，增强体质。食物长期摄入不足或过量，则不利于健康甚至导致疾病发生。

#### （一）营养与营养素

营养（nutrition）是指人体通过摄取各种食物，经过消化、吸收和利用食物中的营养素和其他有益成分，以维持机体的生长、发育和调节各种生理功能的生物学过程。

营养素（nutrients）是指食物中能够被人体消化、吸收和利用的有机和无机物质，是可给人体提供能量、构成机体成分和组织修复以及生理调节功能的化学成分。人体所需要的营养素有蛋白质、脂类、碳水化合物、矿物质、维生素、水、膳食纤维等，称为七大营养素。

蛋白质、脂类、碳水化合物因为需要量多，在膳食中所占的比重大，称为宏量营养素；矿物质和维生素在膳食中所占比重小，称为微量营养素。除了营养素外，食物中还含有许多其他成分。现代营养学中，往往把食物中具有生理调节功能的物质也包括在营养素中。

#### （二）膳食营养素参考摄入量

膳食营养素参考摄入量（dietary reference intakes，DRIs）指一组每日平均膳食营养素摄入量的参考值。包括四个指标：

1. 平均需要量（estimated average quirement，EAR）　是群体中每个个体需要量的平均值，是根据个体需要量的研究资料计算得到的。EAR 是制定推荐的营养素摄入量的基础。EAR 主要用于评价和计划群体膳食，根据某一特定人群中摄入量低于 EAR 的个体的百分比来估计群体中营养素摄入不足的发生率；如果某一个体摄入量低于 EAR 两个标准差，可认为不能达到该个体的需要量。EAR 能够满足群体中 50% 的成员的需要水平。

2. 推荐的营养素摄入量(recommended nutrient intake,RNI)　作为个体每日摄入该营养素的目标值,可以满足某一群体中绝大多数(97%~98%)个体需要量的摄入水平。长期摄入RNI水平,可以满足身体对该营养素的需要,保持健康和维持组织中有适当的储备。如果个体的摄入量低于RNI,可以认为营养素有不足的危险;否则,可以认为该个体没有摄入不足的危险。RNI常常用平均需要量±2个标准差计算,不能计算标准差时,为1.2×平均需要量。

3. 适宜摄入量(adequate intake,AI)　是通过观察或实验获得的健康人群某种营养素的摄入量。如个体需要量的研究资料不足而不能计算EAR,不能求得推荐摄入量时(RNI),可设定适宜摄入量来代替RNI。AI不是通过研究营养素的个体需要量求出来的,而是通过对健康人群摄入量的观察或实验获得的。例如,纯母乳喂养的足月产健康婴儿,从出生到4~6个月,他们的营养素全部来自母乳。母乳中供给的各种营养素量就是他们的AI值。

AI与RNI都用作个体摄入量的目标,能够满足目标人群中几乎所有个体的需要。其区别是AI的准确性不如RNI,有时可能超过RNI。在缺乏肯定的资料作为EAR和RNI的基础时,AI可作为个体每日摄入该营养素的目标值,同时也用作限制每日过多摄入的标准。当健康个体摄入量达到AI时,出现营养缺乏的危险性很小;如果长期摄入超过AI值时,可能产生毒副作用。

4. 可耐受最高摄入量(tolerable upper intake level,UL)　是平均每日摄入营养素的最高限量。其含义是机体摄入"可耐受"水平营养素对人群中的几乎所有个体不会产生健康危害作用。当摄入量超过UL时,则损害健康的危险性随之增大。UL是日常摄入量的高限,不是建议摄入水平。营养素摄入不足和过多均可导致一定的危险性(图2-1)。

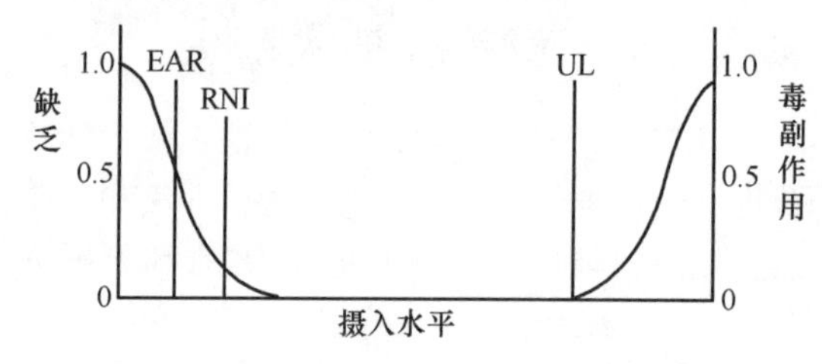


图2-1　营养素摄入不足和过多的危险性

应当特别强调的是:DRIs是应用于健康人的膳食营养标准,不是患有急性或慢性病的人的营养治疗标准,也不是为患有营养缺乏病的人设计的营养补充标准。

## 二、食物营养成分与能量

### (一) 宏量营养素

1. 蛋白质(protein)　是构成人体组织、调节各种生理功能不可缺少的物质,可促进机体生长发育,参与许多重要物质的转运,并供给热能。人体蛋白质占体重的16%~19%,蛋白质与人体的生长发育及健康有着非常密切的关系,每天大约有3%的蛋白质更新。氨基酸是组成蛋白质的基本单位。人体内不能合成或合成量不足,必须由食物供给的氨基酸称为必需氨基酸(essential amino acid,EAA),如异亮氨酸、亮氨酸、赖氨酸、蛋氨酸、苯丙氨酸、苏氨酸、色氨酸、缬氨酸、组氨酸;能在体内合成的则称为非必需氨基酸;半胱氨酸和酪氨酸在体内可分别由蛋氨酸和苯丙氨酸转变而成,所以半胱氨酸和酪氨酸称为条件必需氨基酸或半必需氨基酸。

(1) 氨基酸模式与蛋白质的互补作用:蛋白质中各种必需氨基酸的构成比例称为氨基酸模式(amino acid pattern,AAP),即根据蛋白质中必需氨基酸含量,以含量最少的色氨酸为1,

计算出的其他氨基酸的相应比值。

人体所需蛋白质来源于多种食物,凡蛋白质氨基酸模式与人体蛋白质氨基酸模式接近的食物,其必需氨基酸在体内的利用率就高,反之则低。例如,动物蛋白质中的蛋、奶、肉、鱼等以及大豆蛋白质的氨基酸模式与人体蛋白质氨基酸模式较接近,被称为优质蛋白质。其中鸡蛋蛋白质的氨基酸模式与人体蛋白质氨基酸模式最为接近,在比较食物蛋白质营养价值时常作为参考蛋白质。而食物蛋白质中一种或几种必需氨基酸含量相对较低,导致其他必需氨基酸在体内不能被充分利用而使蛋白质营养价值降低,这些含量相对较低的氨基酸称为限制氨基酸(limiting amino acid,LAA),含量最低的称第一限制氨基酸。植物蛋白质中,赖氨酸、蛋氨酸、苏氨酸和色氨酸含量相对较低,营养价值也相对较低。为了提高植物性蛋白质的营养价值,往往将两种或两种以上的食物混合食用,从而达到以多补少的目的,提高膳食蛋白质的营养价值,不同食物间相互补充其必需氨基酸不足的作用,称为蛋白质互补作用。

(2)食物蛋白质营养价值评价:由于各种食物蛋白质的含氮量都接近16%,而且蛋白质是体内各种含氮物质的主要来源,因此通过测定摄入食物和排出物的含氮量,可以大体了解机体对摄入蛋白质利用的情况。

1)消化吸收率(digestibility):以吸收氮量与摄入氮量的比值表示。吸收氮以摄入氮减去粪氮求得。但粪氮并不等于未吸收的氮,其中包括消化道脱落上皮细胞、消化液以及微生物等所含的氮,称粪代谢氮,因此消化率又有表观消化率(apparent digestibility,AD)与真实消化率(true digestibility,TD)之分。

$$AD=\frac{\text{摄入}N-\text{粪}N}{\text{摄入}N}\times 100\%$$

$$TD=\frac{\text{摄入}N-(\text{粪}N-\text{粪代谢}N)}{\text{摄入}N}\times 100\%$$

2)蛋白质的生物学价值(biological value,BV):储留氮与吸收氮的比值。生物价越高,说明蛋白质被机体利用率越高,即营养价值越高,最高值为100。

$$BV=\frac{\text{储留氮}}{\text{吸收氮}}\times 100=\frac{\text{吸收氮}-(\text{尿氮}-\text{尿代谢氮})}{\text{食物氮}-(\text{粪氮}-\text{粪代谢氮})}\times 100$$

3)氨基酸评分(amino acid score,AAS):亦称蛋白质化学分,首先将待评蛋白的各种必需氨基酸含量,分别与参考蛋白的同一种氨基酸的含量作比较,求出比值;然后,找出比值最低的氨基酸即为第一限制氨基酸,该比值即为待评蛋白质的氨基酸评分。

$$AAS=\frac{\text{待评蛋白每克蛋白质(或氮)的某种氨基酸含量(mg)}}{\text{参考蛋白每克蛋白质(或氮)的某种氨基酸含量(mg)}}$$

通过氨基酸评分,可知各种膳食蛋白缺少何种氨基酸,富含何种氨基酸,从而设计出能更好地发挥蛋白质互补作用的混合食品或菜谱。

4)氮平衡(nitrogen balance,NB):氮平衡=摄入氮-(尿氮+粪氮+皮肤等氮损失),氮平衡既可衡量机体蛋白质代谢及营养状况,也可用于食物蛋白质营养价值评价的指标。

5)蛋白质的净利用率(net protein utilization,NPU):是摄入的蛋白质被机体储留利用的情况,反应食物中蛋白质被利用的程度,即机体利用的蛋白质占食物中蛋白质的百分比。较BV更为全面。该指标以10%的被测蛋白质作为膳食蛋白质来源。

$$NPU=\text{生物价值}\times\text{消化率}=\frac{\text{保留}N}{\text{吸收}N}\times\frac{\text{吸收}N}{\text{摄入}N}\times 100\%$$

6)蛋白质的功效比值(protein efficiency ratio,PER):是单位重量的摄入蛋白质所增加体重的数值。

$$PER=\frac{\text{动物增加体重(g)}}{\text{摄入蛋白质(g)}}$$

(3) 人体蛋白质营养状况评价:蛋白质营养状况的评价,除体格检查的常用指标如身高、体重、发育等,还应检查上臂肌围和上臂肌面积,这是评价总体蛋白质储存的较可靠的指标。还可以测定血清白蛋白、运铁蛋白、前白蛋白、视黄醇结合蛋白等;检查头发的毛干与毛根的形态改变。

(4) 蛋白质来源与供给量:蛋白质的食物来源可分为植物性蛋白质和动物性蛋白质两大类。主要来源:粮谷类食品(米、面);良好来源:(优质蛋白)蛋、奶、禽畜鱼肉、豆类。理论上,成人摄入30g/d蛋白质就可达氮平衡;但从安全性考虑,成人摄入蛋白质按每天0.8g/kg体重较好;我国以植物性食物为主,蛋白质利用率偏低,1.16g/kg为宜。摄入蛋白质所提供能量占膳食总热能的10%~15%,而儿童青少年以12%~15%为宜。蛋白质供给量在重体力劳动、精神紧张、应激状态等情况下应适当增加。

2. 脂类(lipids) 包括中性脂肪(fat)和类脂(lipid),前者主要是甘油及脂肪酸(fatty acid),后者包括磷脂(phospholipids)、糖脂(glycolipid)和类固醇(steroid)等。脂肪酸可按其饱和程度分为饱和脂肪酸(saturated fatty acid)、单不饱和脂肪酸(monounsaturated fatty acid)和多不饱和脂肪酸(polyunsaturated fatty acid,PUFA)。三者最佳的比例是1∶1∶1。也可按脂肪酸的空间结构不同分为顺式脂肪酸(cis-fatty acid)和反式脂肪酸(trans-fatty acid)。

(1) 生理功能:①储存、供给能量;②促进脂溶性维生素吸收;③为机体提供必需脂肪酸(essential fatty acid,EFA)。EFA指机体生理需要,体内不能合成,必须由食物供给的多不饱和脂肪酸,包括亚油酸和α-亚麻酸。EFA的主要生理功能为:是组织细胞的主要成分;参与脂质代谢;合成前列腺素的前体等。常用植物油中必需氨基酸含量见表5-2;④组成机体细胞特定结构并赋予细胞特定生理功能;⑤改善食物感官性状、增进食欲、维持饱腹感;⑥维持体温,防止脏器、组织震动受损。

(2) 食物来源与参考摄入量:脂肪主要来源于动物的脂肪组织和肉类(多为饱和脂肪酸,但鱼类为多不饱和脂肪酸,EPA、DHA主要存在于鱼贝类食物中)以及油料植物及粮谷类(多为多不饱和脂肪酸,但椰子油、棕榈油、可可油为单不饱和脂肪酸)。亚油酸普遍存在于植物油中,植物油高于动物油,猪油高于其他动物油,禽肉高于畜肉,瘦肉高于肥肉。α-亚麻酸在豆油、麻油、亚麻子油、苏子油以及绿叶蔬菜的叶绿体中含量较多。磷脂较多的食物为蛋黄、肝脏、大豆、麦胚和花生等。胆固醇丰富的食物是动物脑、肝、肾等内脏和蛋类,肉类和奶类。

我国营养学会推荐,成人脂肪摄入量控制在20%~30%的总能量摄入范围之内,儿童青少年控制在25%~30%。脂肪摄入过多,会增加肥胖、高血压、心血管疾病和某些癌症发病率,应限制脂肪摄入在一定范围内。一般认为必需脂肪酸的摄入量应不少于总能量的3%。建议ω-3与ω-6脂肪酸摄入比为1∶(4~6)较适宜。一般认为单不饱和脂肪酸:多不饱和脂肪酸:饱和脂肪酸=1∶1∶1为宜。胆固醇摄入量每天不宜超过300mg。

3. 糖类 指单糖、双糖、寡糖、多糖的总称,由碳、氢和氧三种元素组成,由于它所含的氢氧的比例和水一样为2∶1。

(1) 分类:①是可以被人体消化吸收与利用的糖类;②是人体不能消化吸收,但对人体有益的非淀粉多糖,即膳食纤维。前者是人体的必需营养素,后者是人体膳食的必需成分。两类糖对人体健康都具有重要意义。

(2) 生理功能:①供给能量;②参与重要生理功能;③节约蛋白质和抗生酮作用;④增强肝脏的解毒功能。

(3) 食物来源与供给量:膳食中淀粉的来源主要是粮谷类和薯类食物。粮谷类一般含碳水化合物60%~80%,薯类中含量为15%~29%,豆类中为40%~60%。单糖和双糖的来源主要是蔗糖、糖果、甜食、糕点、甜味水果、含糖饮料和蜂蜜等。碳水化合物供能占总热能55%~65%(RNI 2000)较合理(但也有营养学家认为,应占55%~60%),且精制糖占总热能<10%(否则可增加龋齿发生率)。摄入过少会引起酮病、组织蛋白分解过多、水钠丢失;摄入多糖优于单糖、双糖,因能同时获得其他营养物质。正常成年人每人每天宜摄入25~30g的膳食纤维。

### (二) 微量营养素

1. 矿物质　在人类长期的进化过程中,人体组织内几乎含有自然界存在的各种元素,而且与地球表层的元素组成基本一致,这些元素中,约20种左右的元素为人体必需的元素。体内各种元素,除碳、氢、氧、氮主要以有机化合物形式存在外,其余元素无论含量多少统称为无机盐(inorganic salt)。无机盐分为两类,占人体质量0.01%以上的钾、钠、钙、镁、磷、硫和氯七种为常量元素(macroelements),占体质量的0.01%以下的铁、锌、铜、碘、硒、锰、钴、氟、钼、铬、镍、锡、硅和钒等14种为微量元素(microelements)。这里简要介绍常量元素钙,微量元素铁、锌的生理功能、食物来源与参考摄入量、缺乏与过量的危害,见表2-1。

**表2-1　钙、铁、锌的功能、缺乏症状、食物来源和推荐摄入量**

| 分类 | 生理功能 | 缺乏症状、相关疾病和毒性 | 食物来源 | 参考摄入量 |
|---|---|---|---|---|
| Ca | 构成骨骼和牙齿的主要成分;维持神经与肌肉活动;促进体内某些酶的活性;参与凝血过程、激素分泌、维持体液酸碱平衡以及细胞内胶质稳定性及毛细血管渗透压等 | 儿童佝偻病;成人骨质软化症;老年人骨质疏松症;影响生殖机能;骨质增生、抽搐等 | 奶与奶制品、小虾皮、海带、发菜和豆与豆制品 | AI:>18岁800mg/d,孕妇、乳母1000~1200mg/d |
| Fe | 血红蛋白与肌红蛋白、细胞色素A以及某些呼吸酶的成分;参与体内氧与$CO_2$的转运、交换和组织呼吸过程;促进药物在肝脏的解毒 | 缺铁性贫血;工作效率降低、学习能力下降、冷漠呆板;儿童表现为易烦躁,抗感染能力下降 | 动物肝脏、全血、黑木耳、海带、肉类、鱼类 | AI:男性15mg/d;女性20mg/d;孕妇、乳母25mg/d |
| Zn | 酶的组成成分或激活剂,在组织呼吸、蛋白质合成、核酸代谢中起重要作用;维持食欲、味觉、生殖机能的正常发育和免疫功能 | 少儿生长发育迟缓;性功能减退,精子产生过少;创伤愈合不良,抵抗力下降,易感染;智力下降;胎儿中枢神经系统先天畸形 | 动物肝脏、牡蛎、龙虾、坚果、黄豆粉、胚芽 | RNI:18岁以上男性为15.5mg/d、女性为11.5mg/d<br>UL:成年男性45mg/d,女性37mg/d |

2. 维生素(vitamin)　是一类人体不能合成或合成数量不能满足生理需要,但又是机体正常生理代谢所必需,且功能各异,必须由食物供给的微量低分子有机化合物。按照溶解性分为水溶性维生素(包括维生素B族和维生素C)和脂溶性维生素(包括维生素A、维生素D、维生素E、维生素K)。维生素的命名有多种方式。按发现顺序以字母命名:如维生素A、维生素B、维生素C、维生素D等;按化学结构:如视黄醇、硫胺素、核黄素、尼克酸等;按功能:如抗干眼病维生素、抗脚气病维生素等(表2-2)。

表 2-2 各种维生素的名称

| 脂溶性维生素 | 水溶性维生素 |
| --- | --- |
| 维生素 A:视黄醇/抗干眼病维生素<br>维生素 D:钙化醇/抗佝偻病维生素($D_2$:麦角骨化醇;$D_3$:胆钙化醇)<br>维生素 E:生育酚<br>维生素 K:凝血维生素/抗出血维生素/叶绿醌 | B 族维生素:<br>维生素 $B_1$:硫胺素/抗脚气病因子/抗神经炎因子<br>维生素 $B_2$:核黄素<br>维生素 $B_5$:烟酸/维生素 PP/尼克酸/抗癞皮病因子<br>维生素 $B_6$:吡哆醇、吡哆醛、吡哆胺<br>维生素 $B_{12}$:氰钴胺素/抗恶性贫血病维生素<br>叶酸:蝶酰谷氨酸/维生素 M<br>生物素:维生素 H/辅酶 R<br>维生素 C:抗坏血酸/抗坏血病维生素 |

各类维生素的功能、缺乏症状、食物来源和推荐摄入量参见表 2-3 和表 2-4。

表 2-3 脂溶性维生素的功能、缺乏症状、食物来源和推荐摄入量

| 分类 | 生理功能 | 缺乏症状 | 良好食物来源 | 参考摄入量 |
| --- | --- | --- | --- | --- |
| A | 维持正常视觉;维持上皮肤黏膜层的完整性;维持和促进免疫功能;促进生长发育;维持生殖功能;抗癌作用 | 暗适应能力降低及夜盲症;毛囊过度角化症;呼吸道炎症,反复感染;干眼病;儿童发育缓慢;影响生殖机能 | 肝脏、禽蛋、鱼肝油、鱼卵和牛奶等;与植物的橙、黄、绿等色素共存,蔬菜、水果的颜色越深胡萝卜素含量越高 | RNI:男性为 800μgRE/d*;女性为 700μgRE/d |
| D | 调节骨代谢,主要调节钙代谢 | 儿童:佝偻病<br>成人:骨软化症 | 鱼肝油、动物肝脏、蛋黄、强化奶等;皮肤经紫外线照射合成 | RNI:14 ~ 50 岁组均为 5μg/d;<br>>50 岁组 10μg/d |
| E | 抗氧化作用;提高运动能力、抗衰老;调解体内某些物质合成;阻断亚硝胺生成 | 红细胞脆性增加;尿中肌酸排出增多;新生儿溶血性贫血;癌症、动脉粥样硬化等病变的危险性增加 | 在食物中分布广泛,菜籽油是主要来源 | AI:14 岁以上所有年龄组均为 14mg/d |
| K | 通过 γ 羧基谷氨酸残基激活凝血因子Ⅱ、Ⅶ、Ⅸ、Ⅹ | 儿童:新生儿出血性疾病<br>成人:凝血障碍 | 肠道细菌合成,绿叶蔬菜,大豆,动物肝脏 | AI:120μg/d |

注:* 视黄醇当量(μgRE)= 维生素 A(IU)×0.3+β-胡萝卜素(μg)×1/6

1IU 维生素 A=0.3μgRE,1μgβ-胡萝卜素=0.167μgRE,1μg 类胡萝卜素=0.084μgRE

表 2-4 水溶性维生素的功能、缺乏症状、食物来源和推荐摄入量

| 分类 | 生理功能 | 缺乏症状 | 良好食物来源 | 推荐摄入量 |
| --- | --- | --- | --- | --- |
| $B_1$ | 参与体内三大营养素的代谢;维持神经、肌肉的正常功能以及维持正常食欲、胃肠蠕动和消化液分泌 | 脚气病;Wernicke-Korsakoff 综合征(也称为脑型脚气病) | 动物内脏、瘦肉、全谷、酵母、豆类、坚果、蛋类 | RNI:男为 1.4mg/d<br>女为 1.3mg/d<br>UL:50mg/d |
| $B_2$ | 催化广泛的氧化-还原反应,如呼吸链能量产生,蛋白质与某些激素的合成,Fe 的转运,参与叶酸、吡多醛、尼克酸的代谢;具有抗氧化活性 | 口腔-生殖综合征;儿童生长迟缓,轻中度缺铁性贫血;其他 B 族维生素缺乏及相应症状 | 动物内脏、瘦肉、奶油、无脂牛奶、蛋、牡蛎、绿色蔬菜、豆类、小米 | RNI:男为 1.4mg/d;<br>女为 1.2mg/d |

续表

| 分类 | 生理功能 | 缺乏症状 | 良好食物来源 | 推荐摄入量 |
|---|---|---|---|---|
| $B_5$ | 以NAD、NADP为辅基的脱氢酶类绝对必要的成分;参与细胞内生物氧化还原过程,脂肪、类固醇等的生物合成;是葡萄糖耐量因子的重要成分,具有增强胰岛素效能的作用 | 糙皮病,腹泻,皮炎,痴呆或精神压抑 | 海鱼、动物肝脏、鸡胸脯肉、牛肉、蘑菇 | RNI:男为14mg/d 女为13mg/d |
| $B_6$ | 参与多种酶反应;在营养素代谢中起到重要作用;脑和其他组织中的能量转化、核酸代谢;影响免疫系统 | 皮炎,舌炎,抽搐和神经精神症状 | 白肉、肝脏、豆类和蛋类、柠檬类水果、香蕉、奶类 | AI:男女均为1.5mg/d |
| 叶酸 | 一碳单位的供体;在甘氨酸和丝氨酸的可逆互变中既作为供体,又可作为受体;经腺嘌呤、胸苷酸影响DNA和RNA合成;通过蛋氨酸代谢影响磷脂、肌酸、神经介质的合成;参与细胞器蛋白质合成中启动tRNA的甲基化过程 | DNA合成受阻;同型半胱氨酸转化为蛋氨酸障碍;衰弱、精神委靡、健忘、失眠、阵发性欣快症、胃肠道功能紊乱和舌炎等,生长发育不良 | 肝、肾、绿叶蔬菜、马铃薯、豆类、麦胚等 | RNI:成年男女均为400mg/d |
| $B_{12}$ | 辅酶参与生化反应;促进蛋白质合成;维持造血系统正常 | 巨幼红细胞性贫血,外周神经退化,皮肤过敏 | 肉类、鱼类、贝类、家禽、奶类 | AI:2.4μg/d |
| C | 维持细胞的能量代谢;促进胶原组织合成;参与机体造血功能;抗氧化作用;解毒作用;维持心肌功能 | 纳差,疲乏无力,伤口愈合延迟,牙龈出血,毛细血管自发破裂 | 木瓜、橙汁、甜瓜、草莓、花椰菜、辣椒、柚子汁 | RNI:100mg/d UL:1000mg/d |

### (三)膳食纤维

膳食纤维(dietary fiber,DF)是植物性食品中能抵抗人体消化道已知消化酶的物质的总称,主要成分是植物细胞壁。

1. 膳食纤维的分类 ①水溶性膳食纤维(water-soluble dietary fiber,SDF):果胶和树胶等属于水溶性纤维,存在于自然界的非纤维性物质中。常见的食物中的大麦、豆类、胡萝卜、柑橘、亚麻、燕麦和燕麦糠等食物都含有丰富的水溶性纤维,水溶性纤维可减缓消化速度和快速排泄胆固醇,帮助糖尿病患者改善胰岛素水平和三酰甘油酯,有助于血糖和胆固醇控制在较理想的水平,并且具有调节免疫系统功能、促进体内毒重金属排出的作用。②非水溶性膳食纤维(water-insoluble dietary fiber,IDF):包括纤维素、木质素和一些半纤维素以及来自食物中的小麦糠、玉米糠、芹菜、果皮和根茎蔬菜。非水溶性纤维可降低罹患肠癌的风险,同时可经由吸收食物中有毒物质预防便秘和憩室炎,并且减低消化道中细菌排出的毒素。

2. 膳食纤维的生理功能 ①增强肠道功能,防止便秘;②降低血液胆固醇含量、预防心血管疾病;③减慢血糖生成反应、预防糖尿病;④控制体质量、有利于减肥;⑤预防癌症。

### (四)能量

新陈代谢是一切生命活动的基本特征,维持生命活动需要消耗热能。热能量的摄入与消耗是否平衡等直接影响其他营养素的代谢与身体健康。营养学中热能量单位惯用"卡"、"千卡"(cal、kcal)表示,国际通用的能量单位是"焦耳"(J)。换算关系为:1cal=4.184J。

1. 能量来源　人体所需的能量来源于食物,食物中能提供热能的三大营养素为碳水化合物、脂类和蛋白质。由于体内外化学反应环境和食物消化吸收率的差异,每克三种产能营养素在体外燃烧产能(物理卡价)和体内氧化产能(生理卡价)并不相等(表2-5)。

表2-5　三大产热营养素的生理卡价

| 营养素 | 物理卡价 (kJ /g) | 消化率(%) | 生理卡价(kJ /g) |
|---|---|---|---|
| 脂肪 | 39.54kJ(9.45kcal) | 95 | 37.56kJ(9.0kcal) |
| 碳水化合物 | 17.15kJ(4.10kcal) | 98 | 16.81kJ(4.0kcal) |
| 蛋白质 | 23.64kJ(5.65kcal) | 92 | 16.74kJ(4.0kcal) |

2. 人体能量消耗　人体的热能消耗主要包括基础代谢、食物热效应、体力活动和生长发育的需要等四个方面。基础代谢是指维持机体最基本生命活动所消耗的能量,即人体在安静和恒温条件下(一般18~25℃),禁食12小时后,静卧、放松而又清醒时,只有呼吸、心跳等最基本的生命活动,没有食物的消化吸收和体力、脑力活动时的能量消耗。食物热效应(thermic effect of food,TEF)即食物特殊动力作用(specific dynamic action,SDA),指人体在摄食过程中,由于要对食物中营养素进行消化、吸收、代谢转化等,需要额外消耗能量,同时引起体温升高和散发能量。体力活动是人体能量消耗的主要因素,人在运动或劳动时耗氧量显著增加,可达到安静时的10~20倍。

3. 能量的需要和供给　人体能量代谢的最佳状态是达到能量消耗与能量摄入的平衡。这种能量平衡(energy balance)能使机体维持健康,能量代谢失衡(缺乏或过剩)对健康产生不利影响甚或致病。

中国营养学会建议我国居民:一日能量供给中,蛋白质占总热能的10%~15%,脂肪供能占总热能的20%~30%,碳水化合物占总热能的55%~65%。正常人群一日三餐热能分配以早、中、晚分别占一天需要量的30%、40%、30%为宜。

# 第二节　合理营养

## 一、合理营养与平衡膳食

合理营养(rational nutrition)指通过不同种类的食物合理搭配,能量和各种营养素能充分满足机体的正常生理需要并达到相互之间的平衡。通常将这种全面达到营养需求的膳食称为平衡膳食(balance diet)或合理膳食(rational diet),即指各种营养素种类齐全、数量充足、相互间比例恰当符合人体需要,达到最佳状态的膳食。合理营养与平衡膳食概念在广义上是一致的。

合理营养是维持人体正常生长发育和保持良好健康状态的物质基础。其基本要求是:①摄取的食物应供给机体足够的能量和各种营养素。保证机体活动和劳动;保证机体生长发育、组织修复、维持和调节体内的各种生理活动;能提高机体免疫力和抵抗力,适应各种环境和条件下的机体需要。②摄取的食物应保持各种营养素平衡,包括各种营养素摄入量和消耗量以及各种营养素之间的平衡。③通过合理加工烹调尽可能减少食物中营养素的损失并提高消化吸收率,并具有良好的色香味形,使食物多样化,促进食欲,满足饱腹感。④食物本身清洁无毒害,无污染,食之对人体无害。⑤有合理的膳食制度,三餐定时定量,比例合适,分配合理,零食适当。

## 二、中国居民膳食指南与平衡膳食宝塔

### (一) 中国居民膳食指南

膳食指南是营养工作者根据营养学原理提出的一组以食物为基础的建议,是针对各国各地存在的问题而提出的一个通俗易懂、简明扼要的合理膳食基本要求,是一个有效的宣传普及材料。它倡导平衡膳食、合理营养,以减少与膳食有关的疾病、促进健康。

中国营养学会依据国内经济与居民膳食结构的不断变化分别于1989年、1997年4月10日颁布了《中国居民膳食指南》指导中国居民的膳食营养。2002年卫生部针对居民健康调查报告的新情况,委托中国营养学会组织专家,又制订了《中国居民膳食指南(2007)》为居民提供最基本、科学的健康膳食信息。新的《膳食指南》共有10个条目,以科学证据为基础,紧扣我国居民膳食营养的实际,对各年龄段的居民摄取合理营养,避免由不合理的膳食带来疾病具有普遍的指导意义:①食物多样,谷类为主,粗细搭配;②多吃蔬菜、水果和薯类;③每天吃奶类、大豆或其制品;④常吃适量的鱼、禽、蛋和瘦肉,少吃肥肉和荤油;⑤减少烹调油用量,吃清淡少盐膳食;⑥食不过量,天天运动,保持健康体重;⑦三餐分配要合理,零食要适当;⑧每天足量饮水,合理选择饮料;⑨饮酒应限量;⑩吃新鲜卫生的食物。

### (二) 平衡膳食宝塔

中国居民的平衡膳食宝塔是膳食指南形象化和量化的表达,也是人们在日常生活中贯彻膳食指南的方便工具(图2-2)。平衡膳食宝塔提出了比较理想的营养膳食模式,即建议:每人每日摄入谷薯类食物250～400g,水1200ml;豆类及豆制品30～50g;蔬菜300～500g,水果200～400g;畜禽肉50～75g,鱼虾50～100g,蛋25～50g,奶及奶制品100g;食油不超过25g,食盐不超过6g。平衡膳食宝塔中建议的各类食物的量的下限为能量水平1800kcal的建议量,上限为能量水平2600kcal的建议量。平衡膳食宝塔强调了饮水和身体活动的重要性。建议成年人每日至少饮水1200ml,加强体力活动,养成天天运动的习惯,建议每天至少进行相当于中速步行6000步以上的运动,最好每天进行30分钟中等强度的运动。

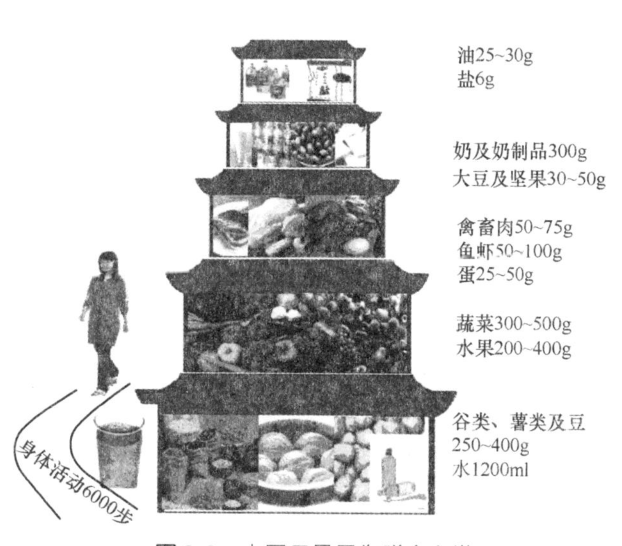

图2-2 中国居民平衡膳食宝塔

平衡膳食宝塔的应用基本原则:确定合适的能量水平;根据个体能量需要确定食物需要;同类互换,调配丰富多彩的膳食;因地制宜。

# 第三节 食源性疾病及其防制

## 一、食品安全

### (一) 食品安全的概念

食品安全(food safety)的内涵包括两方面,一是食品数量安全,二是食品质量安全。食品

数量安全,指的是必须保证居民有足够的食品食用;食品质量安全则是个综合概念,2009 年 6 月 1 日实施的《中华人民共和国食品安全法》其附则对食品安全的定义为:“食品安全,指食品无毒、无害、符合应当有的营养要求,对人体健康不造成任何急性、慢性和潜在性的危害。”该定义强调了食品的质量安全,并提示食品营养、食品卫生均是食品安全的重要组成内容。

### (二) 影响食品安全的因素

食品在种植、养殖、加工、包装、贮藏、运输、销售以及消费等所有环节都存在着各种各样影响人类健康的不安全因素。大致可归纳为:①生物因素(biological factors)是目前引起食品安全问题的最主要因素,包括细菌、病毒、真菌、寄生虫及其虫卵等,可以导致多种食物中毒、肠道传染病、食源性寄生虫病等;②化学因素(chemical factors),某些食品自身固有有毒有害化学物质,或有毒有害化学物质经多种途径、多种方式进入动植物体内,人食用这类食物可引起各种各样的食品安全问题;③物理因素(physical factors),引起食品安全问题的物理因素主要包括杂质和放射性污染;④现代生物技术(modern biotechnology),对于转基因食品的安全性,目前国际上尚未定论,争论的焦点是转基因食物是否会产生毒素、是否影响抗生素耐药性等方面,在接受这些技术产品之前,应获得新技术潜在危害方面严格、客观的评估资料。

### (三) 食品安全事故

食品安全事故也称食品安全事件,是指食源性疾病、食品污染等源于食品,对人体健康有危害或者可能有危害的事故。近期发生的有较大影响的有三聚氰胺事件、瘦肉精事件、塑化剂事件等。

## 二、食源性疾病

### (一) 食源性疾病概念及分类

食源性疾病是指摄入人体内的各种致病因子引起的具有感染性质或中毒性质的一类疾病。感染性是指食品污染致病微生物(包括病毒、细菌)和寄生虫所引起的、经食物传播的传染病和人畜共患病;中毒性是指有害化学物质污染食品所致的急、慢性中毒以及由动植物毒素引起的中毒。因此,食源性疾病的致病因子可能是生物性的,也可能是化学性的。

广义的食源性疾病指与摄食有关的一切疾病(传染性和非传染性疾病),包括食物中毒、肠道传染病、食源性寄生虫病、食源性变态反应性疾病、食物中某些污染物引起的慢性中毒和食物营养不平衡所造成的慢性退行性疾病。食源性疾病的病原物按性质可分为生物性、化学性和物理性 3 类。其中,生物性病原物是食源性疾病最常见的病原。

### (二) 食源性疾病的预防

倡导合理营养,加强食品卫生监督管理,控制食品污染,提高食品卫生质量,可有效地预防食源性疾病的发生,其预防措施包括以下几方面。

(1) 全面贯彻落实《食品安全法》,充分认识食源性疾病对人类健康的危害,提高法制观念。

(2) 认真落实食品良好生产规范(good manufacturing practice, GMP),以确保终产品的质量符合标准。采用危害分析及关键控制点(hazard analysis and critical control point, HACCP)的方法,对食品生产经营的危害关键控制点进行分析,加以控制,并同时监测控制效果,随时对控制方法进行校正和补充。

(3) 减少食品污染,在生产经营过程中防止细菌、病毒、寄生虫、真菌及其毒素、有毒有害化学物和农药对食品的污染,控制食源性疾病。种植业选用高效、低毒、低残留的农药品种,积极推广使用无害的生物制剂农药。使用食品添加剂必需按食品添加剂使用卫生标准规定的品种、最大使用量,在规定的使用范围内使用。

(4) 向社会和消费者宣传卫生知识,不断提高公民的卫生意识,减少家庭传播食源性疾病的机会;防止因从业人员带病原生物,而传播食源性疾病。

## 三、食物中毒及其处理

### (一)食物中毒概念及特征

食物中毒(food poisoning)指摄入含有生物性、化学性有毒有害物质的食品或将有毒有害物质当作食品摄入后所出现的非传染性的急性、亚急性疾病,但不包括暴饮暴食引起的急性胃肠炎、食物过敏引起的腹泻、食源性肠道传染病和寄生虫病、也不包括因长期摄入含有有毒有害物质的食物引起的以慢性损害为主要特征的疾病。

食物中毒的主要特征:①发病与某种食物有关,患者有食用同样食物史,发病范围局限在食用该类食物的人群,不吃者不发病。②发病潜伏期短,呈爆发性。短时期内可能有多数人发病,发病曲线呈突然上升趋势。③中毒患者临床表现基本相似,以恶心、呕吐、腹痛、腹泻等胃肠炎症状为主。④人与人之间无直接传染。

### (二)食物中毒分类

食物中毒按病原分为:细菌性食物中毒、真菌及其毒素食物中毒、有毒动植物食物中毒、化学性食物中毒四类。

1. 细菌性食物中毒　指因摄入被致病菌或其毒素污染的食品后所发生的急性或亚急性疾病。细菌性食物中毒全年皆可发生,但好发于夏秋季。引起细菌性食物中毒的食品主要为动物性食品,如肉、鱼、奶、蛋类等及其制品;其次为植物性食品,如剩饭、凉糕等。

根据发病机制又可分为:①感染性食物中毒(infectious food poisoning),指细菌在食品中大量繁殖,摄取了这种带有大量活菌的食品,肠道黏膜受感染而发病;②毒素性食物中毒(toxins of food poisoning),指由细菌在食品中繁殖时产生的毒素引起的中毒,摄入的食品中可以没有原来产毒的活菌。

细菌性食物中毒多呈集体爆发,其发病率高,病死率较低(除肉毒中毒外)。抵抗力较弱的患者、老人、儿童临床症状较重。如能及时抢救,一般病程短,恢复快,预后好。我国常见的细菌性食物中毒主要有沙门氏菌食物中毒、葡萄球菌食物中毒、副溶血弧菌食物中毒等,其流行病学特点参见表2-6。

**表2-6　我国常见的细菌性食物中毒**

| 类型 | 名称 | 病原 | 引起中毒的食品 | 临床表现 |
|---|---|---|---|---|
| 感染型食物中毒 | 沙门氏菌属食物中毒 | 沙门菌,革兰阴性杆菌,不耐热,100℃立即死亡。20~30℃条件下可迅速繁殖,2~3小时即可达到引起中毒的细菌数量 | 主要是畜、禽肉,其次是蛋、奶及其他动物性食品 | 潜伏期12~36小时。主要症状为发热(38~40℃)、恶心、呕吐、腹痛、腹泻,大便为黄绿色水样便、恶臭、偶带脓血。病程3~5天,大多数患者预后良好。除上述胃肠炎型外,还可表现为类霍乱型、类伤寒型、类感冒型、败血症型,病程3~5天,预后良好 |
| | 副溶血性弧菌食物中毒 | 副溶血弧菌为"嗜盐"菌,革兰阴性,无芽孢,有鞭毛,需氧或兼性厌氧,不耐高温,90℃下1分钟即可杀灭。对酸敏感,在50%的食醋中1分钟即死亡 | 主要是海产食品和盐渍食品,其次是肉类、咸菜及凉拌菜 | 潜伏期一般在6~10小时,发病急,主要症状为恶心、呕吐、频繁腹泻、阵发性剧烈腹绞痛、发热(37~40℃),腹泻多为洗肉水样便,重者为黏液便和黏血便,失水过多者可引起虚脱并伴有血压下降。病程1~3天;一般预后良好。少数重症患者可休克、昏迷而死亡 |

续表

| 类型 | 名称 | 病原 | 引起中毒的食品 | 临床表现 |
| --- | --- | --- | --- | --- |
| 毒素性食物中毒 | 葡萄球菌食物中毒 | 主要是金黄色葡萄球菌，革兰氏阳性兼性厌氧，耐干燥和低温，对热有较强的抵抗力。其产生的肠毒素（外毒素）是一种蛋白质，分为A～E共5种抗原型，以A型毒力最强。其肠毒素耐热性较强，破坏食品中该毒素须加热100℃持续2小时 | 主要为肉制品、剩饭、凉糕，奶及其制品。此外，油煎荷包蛋、凉粉和米酒也可引起中毒 | 潜伏期一般为1～6小时，主要症状为恶心、剧烈而频繁的呕吐，吐物中常有胆汁、黏液和血，同时伴有腹部剧烈疼痛。腹泻为水样便。体温一般正常，偶有低热。病程1～2天，预后一般良好 |
| | 肉毒梭菌食物中毒 | 肉毒梭状芽孢杆菌，厌氧性革兰氏阳性杆菌，其芽孢对热的抵抗力很强，干热180℃下5～15分钟或湿热100℃下5小时方能杀死芽孢 | 多为谷、豆的发酵食品，如臭豆腐、豆酱、面酱、豆豉等。其次为罐头食品、腊肉、熟肉、鱼制品、马铃薯等 | 潜伏期6小时至15天，一般为12～48小时。早期全身疲乏无力、头晕、头痛、食欲不振等，少数有胃肠炎症状。以后出现视力模糊、眼睑下垂、复视、瞳孔放大等神经麻痹症状，重症出现咀嚼、吞咽呼吸、语言困难，头下垂、运动失调，心力衰竭等。体温、血压正常。病死率较高，多死于病后4～8天 |
| | 致病性大肠埃希菌食物中毒 | 致病性大肠菌株革兰氏阴性埃希菌，另有产肠毒素大肠埃希菌，其产生的肠毒素有两种，即60℃加热30分钟失活的LT不耐热性肠毒素和耐100℃加热30分钟的ST耐热性肠毒素，这两种肠毒素均能导致人体中毒 | 各类食品均可受到致病性大肠杆菌污染，其中主要以肉类、水产品、豆制品、蔬菜，特别是熟肉类及凉拌菜常见 | ①急性菌痢型：主要症状为腹痛、腹泻、里急后重、体温38～40℃，呕吐较少，大便为伴有黏液脓血的黄色水样便。②急性胃肠炎型：因肠毒素引起中毒者以此型症状为主，潜伏期4～48小时，主要症状为食欲不振、剧烈腹痛、呕吐和腹泻，腹泻1～2天，每天达5～10次，呈米泔水样便，无脓血。重度脱水者可发生循环衰竭 |

2. 真菌及其毒素中毒　真菌产生的有毒代谢产物，称为真菌毒素。进食被真菌及其毒素污染的食物而导致的人和动物中毒即为真菌毒素食物中毒。我国常见的真菌毒素食物中毒有赤霉病麦食物中毒、霉变甘蔗食物中毒等。其中，赤霉病麦食物中毒在我国长江中、下游地区多见，由赤霉病麦（被真菌中的镰刀菌污染的麦子）引起，引起中毒的成分为赤霉病麦毒素，为一种嗜神经毒物。患者中轻者仅有头痛、恶心、呕吐等症状，严重者可有呼吸和脉搏的变化、血压波动、四肢酸软、步态不稳、形似醉酒样症状，故有的地方称之为“醉谷病”。霉变甘蔗食物中毒多见于我国北方地区的冬春季。3-硝基丙酸（3-NPA）是引起中毒的成分，具有很强的嗜神经毒性，主要引起神经系统的损害。真菌毒素食物中毒目前尚无特效的治疗方法，病死率往往较高。关键在预防即是防霉、去霉。

3. 有毒动植物中毒　指食用了含有天然毒素的动物性或植物性食品引起的食物中毒。前者如河豚鱼中毒。河豚鱼（puffer fish）是一种味道鲜美但其皮、内脏含有剧毒毒素——河豚毒素的鱼类，处理不当食用时会发生毒素型食物中毒，主要表现为中枢神经系统损害症状。其流行病学特点为：春季发病率较高；病死率较高。后者如毒蕈中毒。毒蕈指食用后可引起中毒的蕈类，有不同种类，且不同种类所含有毒成分不同。因此它的临床表现、发病率和病死率、发病的地区性等都与引起中毒的蕈类种类有关。预防有毒动植物食物中毒的根本措施是加强宣传教育和管理，增强识别，避免误服。

4. 化学性食物中毒　指食用了被有毒有害化学物质污染的食品或误将有毒有害化学物质当食品来食用所引起的食物中毒。如亚硝酸盐食物中毒、农药中毒、假酒中毒酒中甲醇引起等。这类食物中毒的流行病学特点主要表现为：发病率和病死率均较高，但其发生没有明显的季节性和地区性。亚硝酸盐食物中毒在我国曾发生过多起，原因主要在于误将亚硝酸盐当作食盐食用、食品加工时过量加入或超范围使用亚硝酸盐或大量食用亚硝酸盐含量高的蔬菜。中毒的机制主要是引起高铁血红蛋白血症，而皮肤青紫是其特征性临床表现。亚硝酸盐食物中毒有特效的治疗方法：采用1%美蓝（亚甲蓝）小剂量口服或缓慢静脉注射。预防主要是防止误服亚硝酸盐、保持蔬菜新鲜及加强对肉制品中硝酸盐和亚硝酸盐的管理。

### （三）食物中毒处理

食物中毒调查处理的主要目的是：尽快确定中毒食物，控制中毒食物，阻止事故的扩大；对中毒者实施抢救与治疗；查明中毒原因，预防同类事故的发生。

1. 明确诊断和及时报告　通过询问病史和体检，初步确定是否为食物中毒，由何种食物引起中毒，依据《食品中毒事故处理办法》规定，发生食物中毒（或疑似）的单位以及接受食物中毒患者（或疑似）的治疗单位，应及时向当地卫生行政部门报告发生食物中毒的单位、时间、中毒人数、可疑食物等有关内容并暂时封存可疑食物。

2. 抢救患者　及时抢救患者，重点是老人、儿童和重症患者。对已经摄入食物暂时无症状者要密切观察。停止食用可疑食物；采集标本（呕吐物、血液等）以备检验；急救处理（催吐、洗胃及灌肠）；对症与特殊治疗。

3. 现场流行病学调查　①中毒情况调查：当地疾病预防控制机构和有关部门接到报告后，立即组织现场调查，进一步了解发病经过、临床表现、中毒地点、单位、时间、人数、重病人数、死亡人数、可疑食物、进食范围、发病趋势以及已经采取的措施和急待解决的问题。②现场卫生调查：了解餐具、炊具、食品用具、设备是否符合卫生要求，从业人员卫生健康状况，分析可能原因。③确定中毒食物：详细了解患者发病前24～48小时内进食食谱，找出可疑食物；了解可疑食物的来源、运输、储存、制作、销售情况，找出有无污染的可能。④采样检验：对可疑的食物、餐具等，及患者排泄物等采样检验。

4. 中毒现场的处理　确定中毒类型后，针对原因立即对现场进行处理，以防止事件继续扩大：销毁引起中毒的食物；针对污染原因及时督促改进；传染病病原携带阳性者或患者暂时调离饮食及服务工作岗位；制定和完善卫生管理制度；指导现场消毒。

## 目标检测

### 选择题

1. 味觉减退或有异食癖可能是由于缺乏（　　）
   A. 锌　B. 铁　C. 硒　D. 钙　E. 铜
2. 毕脱斑的形成是由于（　　）
   A. 维生素A摄入过量
   B. 维生素A摄入不足
   C. 核黄素摄入不足
   D. 硫胺素摄入不足
   E. 钙摄入不足
3. 中国居民平衡膳食宝塔共分为（　　）
   A. 三层　B. 四层　C. 五层　D. 六层　E. 七层
4. 一般人群的膳食指南适用对象是（　　）
   A. 老年人群　B. 18岁以上成年人
   C. 6岁以上正常人　D. 孕妇
   E. 半岁以内的婴儿
5.《中国居民膳食宝塔》推荐每日食盐的摄入量为（　　）
   A. 3g　B. 4g　C. 5g　D. 6g　E. 7g
6.《中国居民膳食宝塔》建议在温和气候条件下轻体力活动的成年人每日最少饮水量为（　　）
   A. 900ml　B. 1000ml　C. 1200ml　D. 1300ml　E. 1500ml

（徐　刚）

# 第三章　职业环境与健康

人类在从事一定的职业，进行一定的生产劳动时，其生产工艺过程、劳动过程和生产环境中可能存在和产生影响劳动者健康的危害因素，它们对职业人群的健康可造成不同程度的损害，严重的可导致职业病(occupational disease)。因此，必须对这些职业性有害因素进行识别、评价和控制，以达到保护和促进劳动者健康、提高劳动生产率、保障工农业生产顺利发展的目的。

## 第一节　职业性危害因素与职业性损害

### 一、职业性危害因素及其来源

#### (一) 概述

在生产过程、劳动过程和生产环境中存在的可直接危害劳动者健康和劳动能力的因素统称为职业危害因素(occupational hazards)。它们对职业人群健康的影响，统称为职业性损害。

#### (二) 职业性危害因素的来源

职业性危害因素按其来源可分为下列三类。

1. 生产工艺过程中产生的有害因素

(1) 化学因素

1) 生产性毒物：①金属及类金属，如铅、汞、锰等；②有机溶剂，如苯、二硫化碳、四氯化碳等；③刺激性气体和窒息性气体，如氯、氨、氮氧化物、光气、二氧化硫、氟化氢、酸类、醛类、一氧化碳、氰化氢、硫化氢等；④农药，有机磷、有机氯、除草剂、拟除虫菊酯类农药等；⑤苯的氨基和硝基化合物，如三硝基甲苯及苯胺等；⑥高分子化合物，如氯乙烯，氯丁二烯、丙烯腈等。

2) 生产性粉尘：①无机粉尘，如金属尘、石棉尘、煤尘、水泥尘、玻璃尘等；②有机粉尘，如棉麻尘、面尘、动物尘、炸药尘等；③混合性粉尘，由上述无机粉尘和有机粉尘混合形成。

(2) 物理因素

1) 异常气象条件：如生产场所的气温、气流、气湿及热辐射等因素。高温、高湿或热辐射可引起热痉挛、热射病、日射病。

2) 异常气压：如高气压、低气压。高气压作业可引起潜水病，低气压作业可引起航空病。

3) 噪声和振动：强烈的噪声可导致职业性耳聋，长期局部震动可引起肢体小静脉痉挛而出现振动病。

4) 非电离辐射：如可见光、紫外线、红外线、射频辐射、激光等，可引起自主神经功能紊乱和职业性白内障。

5) 电离辐射：如 X 射线、Y 射线等，可引起放射性疾病。

(3) 生物因素

1) 致病微生物：如从事农业、畜牧业、皮革、毛纺、森林作业者，可能被布氏杆菌、炭疽杆菌、森林脑炎病毒等感染而引起布氏杆菌病、炭疽病、职业性森林脑炎等疾病。

2) 致病寄生虫：农业生产劳动时接触被钩虫感染期幼虫污染的土壤，可引起钩虫病等寄生虫病。

2. 劳动过程中的有害因素

(1) 劳动组织和制度不合理,劳动作息制度不合理等。

(2) 劳动中的精神(心理)持续、过度紧张。

(3) 劳动强度过大或生产定额不当,如安排的作业与劳动者生理状况不适应等。

(4) 个别器官或系统过度紧张,如光线不足引起的视力紧张等。

(5) 长时间处于不良体位或使用不合理的工具、设备等。

3. 生产环境中的有害因素

(1) 生产场所设计不符合卫生要求,车间布局不合理,导致有毒和无毒作业不分开等。

(2) 缺乏必要的卫生技术设施,如无废水、废气、废渣的净化、处理和达标排放设备等。

(3) 缺乏防尘、防毒、防暑降温和防噪声设施。

(4) 安全防护设备和个人防护用品缺乏或有缺陷等。

在实际生产场所中,往往同时存在多种有害因素对劳动者的健康产生联合作用。这种作用对劳动者健康产生综合性影响,这种影响更加复杂,给防治工作带来的难度更大。

## 二、毒物的存在形态与接触机会

毒物(toxicant)是指在一定条件下以较小剂量即可引起机体的功能或器质性损害,甚至危及生命的外来化学物质。而中毒(poisoning)则是机体受毒物的作用引起一定程度损害而出现的疾病状态。劳动者在生产过程中由于接触毒物发生的中毒称为职业中毒(occupational poisoning)。

### (一) 生产性毒物的来源与存在形态

1. 来源 生产性毒物的来源可有多种形式,同一毒物在不同行业或生产环节中又各有差异,可来自于原料、中间产品(中间体)、辅助原料、成品、夹杂物、副产品或废物。

2. 存在形态 在生产环境中的毒物可以固体、液体、气体或气溶胶(烟、雾、尘)的形式存在。

了解生产性毒物的来源及其存在形态,对于空气样品的采集、分析及制订相应防护策略均有重要意义。

### (二) 接触机会

接触生产性毒物主要有两个环节,即原料的生产和其应用。

1. 原料的开采与提炼,如材料的加工、搬运、储藏,加料和出料,以及成品的处理、包装等。

2. 在生产环节中,有许多因素也可导致作业人员接触毒物,如化学管道的渗漏,化学物的包装或储存气态化学物钢瓶的泄漏,作业人员进入反应釜出料和清釜,物料输送管道或出料口发生堵塞,废料的处理和回收,化学物的采样和分析,设备的保养、检修等。

3. 有些作业虽末应用有毒物质,但在一定的条件下亦可接触到毒物,甚至引起中毒。例如,在有机物堆积且通风不良的狭小场所(地窖、矿井下废巷、化粪池等)作业,可发生硫化氢中毒,塑料加热可接触到热裂解产物。

## 三、影响毒物对机体毒作用的因素

生产性毒物作用于机体,并非一定会引起职业中毒。毒物对机体的毒作用受很多因素的影响。

1. 毒物的特性

(1) 化学结构:化学物质的毒性与其化学结构有一定的关系,目前已获的了一些规律。

例如，脂肪族直链饱和烃类化合物的麻醉作用，从丙烷至辛烷，随碳原子数增加而增强。据此，可推测某些新化学物的大致毒性和毒作用特点。

(2) 理化性质：毒物的理化性质对其进入机体的机会及其在体内的过程有重要影响。如：毒物的分散度、挥发度、溶解度等。

2. 剂量、浓度和接触时间　不论毒物的毒性大小如何，都必须在体内达到一定量才会引起中毒。空气中毒物浓度高，接触时间长，若防护措施不良，则进入体内的量大，容易发生中毒。由于作业时间一般来说相对固定，因此降低空气中毒物的浓度，减少毒物进入体内的量是预防职业中毒的重要环节。

3. 联合作用　毒物的联合作用在生产环境中常有几种毒物同时存在，并作用于人体。此种作用可表现为独立、相加、协同和拮抗作用。毒物的拮抗作用在实践中并无多大意义。进行卫生学评价时应注意毒物的相加和协同作用，还应注意生产性毒物与生活性毒物的联合作用。

4. 生产环境和劳动强度　环境中的温、湿度可影响毒物对机体的毒作用。在高温环境下毒物的毒作用一般较常温高。高温环境还使毒物的挥发增加，机体呼吸、循环加快，出汗增多等，均有利于毒物的吸收；体力劳动强度大时，毒物吸收多，机体耗氧量也增多，对毒物的毒作用更为敏感。

5. 个体感受性　毒物对人体的毒作用有很大的个体差异，接触同一剂量的毒物，不同个体所出现的反应可相差很大。造成这种差异的个体因素很多，有年龄、性别、健康状况、生理变动期、营养、内分泌功能、免疫状态及个体遗传特征等。

## 四、职业性损害

职业性有害因素在一定条件下可对劳动者健康、劳动能力等产生不同程度的损害，统称为职业性损害，包括职业病(occupational diseases)、工作有关疾病(work-related diseases)、工伤(occupational injuries)三大类。

### (一) 职业病

1. 职业病的概念与种类　当职业性有害因素作用于人体的强度与时间超过一定限度时，人体不能代偿其所造成的功能性或器质性病理改变，从而出现相应的临床征象，影响劳动能力，这类疾病通称职业病 (occupational diseases)。

**考点**：职业病的概念

医学上所称的职业病泛指职业性有害因素所引起的疾病，而在立法意义上，职业病却有其特定的范围，即指政府所规定的法定职业病。凡属法定职业病的患者，在治疗和休息期间及在确定为伤残或治疗无效而死亡时，均应按劳动保险条例有关规定给予劳保待遇。我国卫生部于1957年首次公布了《职业病范围和职业病患者处理办法的规定》，将危害职工健康比较明显的14种职业病列为国家法定的职业病。1987年卫生部颁布了修改后的职业病名单，共有9类99项，另制订了《职业病诊断管理办法》、《职业病报告办法》、《尘肺防治条例》等。国家卫生计生委等四部门联合组织对职业病的分类和目录进行了调整，于2013年12月下发了新的《职业病目录》。新的职业病目录包括职业性尘肺病及其他呼吸系统疾病(19种)、职业性皮肤病(9种)、职业性眼病(3种)、职业性耳鼻喉口腔疾病(4种)、职业性化学中毒(60种)、物理因素所致职业病(7种)、职业性放射性疾病(11种)、职业性传染病(5种)、职业性肿瘤(11种)及其他病(3种)在内的10大类共计132种职业病(详见附录2)。

2. 职业病的特点

(1) 病因明确，病因即职业性有害因素，在控制病因或作用条件后，可消除或减少发病。

(2) 所接触的病因大多是可检测的，需达到一定的强度 (浓度或剂量) 才能致病，一般存在接触水平（剂量）—效应（反应）关系。

（3）在接触同一因素的人群中常有一定的发病率，很少只出现个别患者。

（4）大多数职业病如能早期诊断、处理，康复效果较好，但有些职业病（例如矽肺），目前尚无特效疗法，只能对症综合处理，故发现愈晚，疗效愈差。

（5）发病可以预防，由于职业病病因明确，只要有效的控制和消除病因，就可以预防职业病的发生。发现愈早，疗效愈好；相反，疗效愈差。因此，防治职业病，关键做好预防工作。

**考点：**职业病的特点

从病因学上说，职业病是完全可以预防的，故必须强调“预防为主”，着重抓好第一级和第二级预防。

3. 职业病的致病条件　劳动者接触职业有害因素不一定都发生职业性损害，要造成职业性损害，必须具备一定条件。这些条件总的来说有3个方面：个体因素、职业性有害因素、作用条件，三者的致病模式如图3-1。

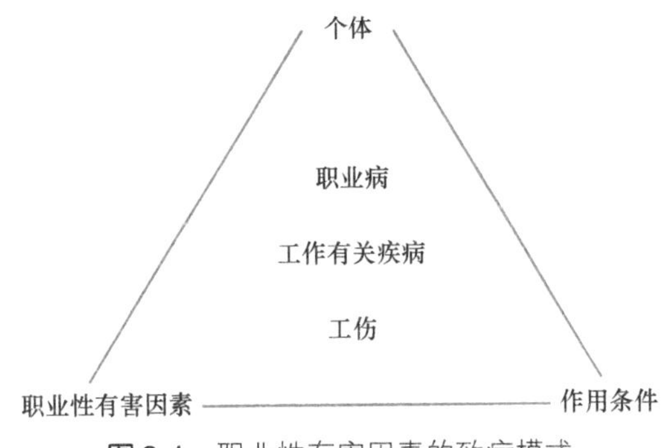


图3-1　职业性有害因素的致病模式

（1）个体因素包括：①遗传因素，有遗传性缺陷或疾病的人易遭受毒物的损害；②年龄和性别的差异，儿童、青少年、老年人易受影响，女性较男性对有些毒物更敏感，甚至祸及胎儿和哺乳幼儿；③疾病和精神因素，患者有肝、肾疾病者可影响解毒功能和毒物排泄，有些疾病也可降低机体抵抗力。某些精神因素或情绪变化，也会使机体对毒物更敏感；④文化水平、生活方式或个人习惯。文化水平高者能自觉采取科学、合理的预防措施。吸烟或饮酒加剧毒物对机体的损害。

（2）职业性有害因素包括：接触有害因素的性质、种类、强度、剂量或浓度大小。

（3）作用条件包括：①接触机会，即接触史；②接触方式，经呼吸道、消化道还是皮肤；③接触时间，是长期还是短期；④环境卫生状况与气象因素等。

**考点：**职业病概念，特点，诊断依据

### （二）工作有关疾病（职业性多发病）

工作有关疾病（work-related diseases）又称职业性多发病，是与生产环境、劳动过程中某些不良因素有关的一组疾病，表现为职业人群常见病发病率增高、潜伏疾病发作或现患疾病的病情加重。

1. 工作有关疾病与职业病相比，具有以下三个特点。

（1）职业因素是该病发生和发展的诸多因素之一，但不是唯一的直接因素。

（2）职业因素影响了健康，从而促使潜在的疾病显露或加重已有疾病的病情。

（3）通过控制和改善劳动条件，可使所患疾病得到控制或缓解。

2. 常见的工作有关疾病

（1）与工作有关的肺部疾病：如慢性支气管炎、肺气肿等。

（2）骨骼肌软组织损伤：建筑工的肌肉骨骼疾病（如腰背痛）。

（3）与职业有关的心血管疾病：如接触二硫化碳、一氧化碳等化学物质导致冠心病发病率及死亡率增高。

（4）生殖功能紊乱：如接触铅、汞及二氧化硫可导致早产及流产的发生率增高。

（5）消化道疾病：如矿工的消化性溃疡。

### （三）工伤

工伤又称为产业伤害、职业伤害、工作伤害，是指劳动者在从事职业活动过程中，由于外部因素的直接作用，而引起机体组织的突发性意外损伤。导致工伤的原因一般有生产设备质量差或维修不善；防护设施缺乏或不全；劳动组织制度不健全或生产管理不善；工人缺乏安全操作知识、违反操作规程等。

# 第二节 职业病及其管理

**案例 3-1**

某蓄电池厂员工，男，35 岁，从事废旧蓄电池电极回收熔化作业 3 年，所在车间空气铅尘/烟浓度超过国家标准 7 倍，因偶感“轻微头晕和乏力”往职业病医院就诊。患者无服用含铅“单方”药物，无饮酒嗜好。临床主要检查结果：血红蛋白 10. 0g/L；血锌原卟 4. 01μmol/L；乙二胺四乙酸（EDTA）驱铅试验尿铅值 5. 67μmol/L。该员工和厂方申请职业病诊断。

**问题：**（1）主要考虑诊断是什么？

（2）如何对该患者进行治疗？

（3）健康指导的内容是什么？

## 一、常见的几种职业病

### （一）铅中毒

1. 理化特性　铅（Pb）为一种质地较软、具有易锻性的蓝灰色金属。比重 11. 3，熔点 327℃，沸点 1525℃。加热至 400 ~ 5000℃时，即有大量铅蒸气逸出，在空气中氧化成氧化亚铅，并凝集为铅烟。随着熔铅温度升高，还可逐步生成氧化铅、三氧化二铅、四氧化三铅。所有铅氧化物都以粉末状态存在，并易溶于酸。

2. 接触机会　铅的用途很广，接触铅的主要作业有铅矿开采及冶炼 、熔铅作业均可接触铅烟、铅尘或铅蒸气；接触铅化合物的生产过程主要有制造蓄电池、玻璃、搪瓷、铅丹、铅白、油漆、颜料、釉料、防锈剂等。

3. 毒理　在生产条件下铅及其化合物主要以铅尘、铅烟或铅蒸汽形态经呼吸道进入人体，少量经消化道摄入。血循环中的铅早期主要分布于肝、肾、脑皮肤和骨骼肌中，数周后，铅由软组织转移到骨，并以难溶性的磷酸铅形式沉积下来。人体内 90%~95% 的铅储存于骨，沉积于骨骼、毛发、牙齿等组织中。铅在人体的代谢与钙相似，当机体缺钙、感染、饥饿、服用酸性药物等使血液的 pH 改变时，可使骨骼内的铅转变为可溶性的磷酸氢铅而进入血液循环，引起铅中毒症状的发作。铅主要经肾脏随尿排出，小部分随粪便、胆汁、乳液、唾液、汗液、月经、毛发、指甲等排出。铅可通过胎盘进入胎儿，乳汁内的铅也可影响乳儿。铅作用于全身各系统和器官，主要累及血液及造血系统、神经系统、消化系统、血管及肾脏。铅中毒机制在某些方面尚有待研究。

4. 临床表现　工业生产中，急性中毒已极罕见。职业性铅中毒基本上均为慢性中毒，早期表现为乏力、关节肌肉酸痛、胃肠道症状等。随着接触增加，病情进展可表现为以下几个方面。

（1）神经系统：主要表现为类神经征、外周神经炎，严重者出现中毒性脑病。

（2）消化系统：主要表现为食欲不振、恶心、隐性腹痛、腹胀、腹泻或便秘。严重者可出现腹绞痛（也称铅绞痛）。

（3）血液及造血系统：可有轻度贫血，多呈低色素正常细胞型贫血；点彩红细胞、网织红细胞、碱粒红细胞增多等。

（4）其他部分患者可出现肾脏的损害：女工可引起月经失调、流产等。

考点：铅中毒的表现

5. 诊断　对于一些长期在空气中铅超过最高容许浓度的作业工人，有临床症状而化验指标仍属正常范围者，可用诊断性驱铅试验，方法同驱铅治疗一日用量，结果按以下诊断标准判定。

（1）铅吸收：有密切铅接触史，尚无铅中毒的临床表现，尿铅≥0.39μmol/L（0.08mg/L）或0.48μmol/24小时（0.1mg/24小时）；或血铅≥2.40μmol/L（50μg/100ml）；或诊断性驱铅试验后尿铅≥1.44μmol/L（0.3mg/L）而<3.84μmol/L（0.8mg/L）者。

（2）轻度中毒：常有轻度神经衰弱症候群，可伴有腹胀、便秘等症状，尿铅或血铅量增高。具有下列一项表现者，可诊断为轻度中毒：①尿δ-ALA≥23.8μmol/L（4mg/L）或35.7μmol/24小时（6mg/24小时）；②尿CP半定量≥（++）；③FEP≥2.34μmol/L或ZnPP≥2.07μmol/L。

或者经诊断性驱铅试验，尿铅≥3.84μmol/L（0.8mg/L）或4.80μmol/24小时（1mg/24小时）者可诊断为轻度铅中毒。

（3）中度中毒：在轻度中毒的基础上，具有下列一项表现者，可诊断为中度中毒：①腹绞痛；②贫血；③中毒性周围神经病。

（4）重度中毒：具有下列一项表现者，可诊断为重度中毒：①铅麻痹；②铅脑病。

6. 处理原则

（1）处理原则：① 铅吸收：可继续原工作，3～6个月复查一次；②轻度中毒：驱铅治疗后可恢复工作，一般不必调离原工作；③中度中毒：驱铅治疗后原则上调离铅作业；④重度中毒：必须调离铅作业，并给予治疗和休息。

考点：铅中毒的处理原则

（2）治疗方法：①驱铅治疗：首选依地酸二钠钙（$CaNa_2$-EDTA）及巯基络合剂。②对症治疗：同内科治疗。

7. 预防原则　降低生产环境中空气铅浓度，使之达到卫生标准是预防的关键，同时应加强个人防护。

（1）降低铅浓度：①加强工艺改革，使生产过程机械化、自动化、密闭化。如铅熔炼用机械浇铸代替手工操作；蓄电池制造采用铸造机、涂膏机、切边机等，以减少铅尘飞扬。②加强通风：如熔铅锅、铸字机、修版机等均可设置吸尘排气罩，抽出烟尘需净化后再排出。③ 控制熔铅温度，减少铅蒸气逸出。④ 以无毒或低毒物代替铅。如用锌钡白、钛钡白代替铅自制造油漆；用铁红代替铅丹制造防锈漆。用激光或电脑排版代替铅字排版等。车间铅的最高容许浓度为：铅烟0.03mg/$m^3$；铅尘0.05mg/$m^3$。

（2）加强个人防护和卫生操作制度：铅作业工人应穿工作服，戴滤过式防尘、防烟口罩。严禁在车间内吸烟、进食；饭前洗手，下班后淋浴。坚持车间内湿式清扫制度，定期监测车间空气中铅浓度和设备检修。定期对工人进行体检，有铅吸收的工人应早期进行驱铅治疗。妊娠及哺乳期女工应暂时调离铅作业。

（3）职业禁忌证：贫血、神经系统器质性疾患、肝肾疾患、心血管器质性疾患。

考点：铅中毒的预防原则

### （二）汞中毒

1. 理化特性　汞（Hg），俗称水银，为银白色液态金属。比重为13.5，熔点为-38.9℃，沸点为356.6℃，在常温下即能蒸发，蒸气比重为6.9。汞表面张力大，溅落地面后即形成很多小汞珠,且可被泥土、地面缝隙、衣物等吸附,增加蒸发表面积。汞不溶于水和有机溶剂,可溶于稀硝酸和类脂质。可与金银等金属生成汞合金(汞齐)。

2. 接触机会　汞矿开采与冶炼;电工器材、仪器仪表制造和维修,如温度计、气压表、血压计、极谱仪、整流器、石英灯、荧光灯等;化工生产烧碱和氯气用汞作阴极电解食盐,塑料、染料工业用汞作催化剂;生产含汞药物及试剂,用于鞣革、印染、防腐、涂料等;用汞齐法提取金银等贵金属,用金汞齐镀金及鎏金;军工生产中,用雷汞制造雷管做起爆剂;口腔科用银汞齐补牙等。

3. 毒理　金属汞主要以蒸气形式经呼吸道进入体内。吸收率可达70%以上。金属汞很难经消化道吸收,但汞盐及有机汞易被消化道吸收。汞及其化合物可分布到全身很多组织,最初集中在肝,随后转移至肾。汞在体内可诱发生成金属硫蛋白,这是一种低分子富含巯基的蛋白质,主要蓄积在肾脏,可能对汞在体内的解毒和蓄积以及保护肾脏起一定作用。汞易透过血-脑屏障和胎盘,并可经乳汁分泌。汞主要经尿和粪排出,少量随唾液、汗液、毛发等排出。汞在人体内半减期约60天。

中毒机制:汞毒作用的确切机制仍有待进一步研究。一般认为,汞进入体内后,与蛋白质的巯基(—SH)具有特殊亲和力。由于巯基是细胞代谢过程中许多重要酶的活性部分,当汞与这些酶的基结合后,可干扰其活性,如汞离子与GSH结合后形成不可逆复合物而干扰其抗氧化功能;与细胞膜表面酶的巯基结合,可改变其结构和功能。但汞与巯基结合并不能完全解释汞毒性作用的特点。

4. 临床表现

(1) 急性中毒:短时间吸入高浓度汞蒸气或摄入大量可溶性汞盐可致急性中毒,多由于在密闭空间内工作或意外事故造成。较少见。

(2) 慢性中毒:慢性汞中毒较常见,早期表现为类神经征,如易兴奋、激动、焦虑、记忆力减退和情绪波动。随病情发展可表现为三大典型症状:易兴奋、口腔炎、震颤。少数患者可有肾脏损害。

5. 处理原则　患者应脱离汞接触作业,进行驱汞及对症治疗。口服汞盐患者不应洗胃,需尽快服蛋清、牛奶或豆浆,以使汞与蛋白质结合,保护被腐蚀的胃壁。也可用活性炭吸附汞。驱汞治疗主要应用巯基络合剂。

6. 预防原则

(1) 改革工艺及生产设备,控制工作场所空气汞浓度。①电解食盐采用离子膜电解代替汞作阴极的电解,硅整流器代替汞整流器,电子仪表、气动仪表代替汞仪表。②从事汞的灌注、分装应在通风柜内进行,操作台设置板孔下吸风或旁侧吸风。③为防止汞污染和沉积,车间地面、墙壁、天花板、操作台宜用不吸附汞的光滑材料。操作台和地面应有一定倾斜度,以便清扫与冲洗,低处应有储水的汞吸收槽。对排出的含汞蒸气,应用碘化或氯化活性炭吸附净化。

(2) 加强个人防护,建立卫生操作制度。接汞作业应穿工作服,戴防毒口罩或用2.5%~10%碘处理过的活性炭口罩,工作服应定期更换、清洗除汞并禁止携出车间。班后、饭前要洗手、漱口,严禁在车间内进食、饮水和吸烟。

(3) 职业禁忌证。患有明显口腔疾病,胃肠道和肝、肾器质性疾患,精神神经性疾病。妊娠和哺乳期女工应暂时脱离汞接触。

**考点:**慢性汞中毒的临床表现

### (三) 苯中毒

1. 理化特性　苯(benzene)属于芳香烃类化合物,具有特殊芳香气味。分子量为78,常温下为油状液体、无色、透明,沸点80.1℃,极易挥发,蒸气相对密度为2.8,微溶于水,易溶于乙醇、乙醚、乙酸、汽油和二硫化碳等有机溶剂。

2. 接触机会　苯广泛用于工农业生产中的有机溶剂和化工原料。主要接触机会有：①煤焦油分馏或石油裂解生产苯及其同系物；②用作化工原料，生产酚、硝基苯、香料、染料、农药、合成纤维、塑料等；③用作稀释剂及溶剂，在有机合成、制药、橡胶加工及印刷等工业中用作溶剂；④在制鞋、喷漆行业中用作稀释剂。

3. 毒理　苯在生产环境中主要以蒸气形态从呼吸道吸入，皮肤仅能吸收少量。吸收的苯约50%以原形由呼吸道重新排出，40%左右在体内氧化成环氧化苯，再转化为酚类物质，与硫酸和葡萄糖醛酸结合，随尿排出体外，或进一步氧化成二氧化碳从肺部排出。仅有少量（约10%）苯可留在含脂肪多的体脂、骨髓或脑组织及神经系统，缓慢代谢转化，尤以骨髓中含量最多，约为血液中的20倍。故测定尿酚可反映近期苯接触的程度。

苯属于中等毒类物质，大量吸入苯主要引起中枢神经系统抑制作用，慢性接触可损害造血功能，出现血象及骨髓象异常，如白细胞、血小板减少等，严重时可发生再生障碍性贫血或白血病。苯中毒的发病机制迄今尚未阐明，目前的观点主要有以下三种。

（1）对骨髓造血系统的影响：苯的代谢产物，如苯醌、醌酸，特别是对苯二酚或邻苯二酚对白细胞中DNA的合成产生影响。

（2）苯影响免疫系统：苯的代谢产物与蛋白质结合后极易形成自身抗原性质的变性蛋白，诱发机体产生变态反应，造成血液细胞的损害。

（3）酚为原浆毒，可直接抑制造血细胞的核分裂，对骨髓中增生活跃的幼稚细胞有明显的毒作用。

4. 临床表现　苯中毒主要表现为急性中毒和慢性中毒。

（1）急性中毒：短时间内吸入大量苯蒸气而引起，主要表现为中枢神经系统麻醉作用。轻者有黏膜刺激症状、皮肤潮红、酒醉状态、眩晕、恶心、呕吐，严重时发生昏迷、抽搐、血压下降、呼吸和循环衰竭。尿酚、血苯测定升高。

（2）慢性中毒：以造血系统损害为主要特征，早期常有神经衰弱表现，血象异常时，先以白细胞和中性粒细胞减少为主，中期出现血小板减少，伴皮肤、黏膜的出血倾向；严重者出现再生障碍性贫血或白血病。

苯是确认的致癌物，苯作业者急性白血病发病率较一般人群高20倍。我国已将苯致白血病，列入职业病肿瘤名单。

**考点**：急、慢性苯中毒的临床表现

5. 诊断　根据大量或长期接触苯的职业史和以中枢神经系统和造血系统为主的临床表现，结合环境空气中苯浓度的测定资料，排除其他原因，进行综合分析。我国慢性苯中毒诊断分析标准如下。

（1）观察对象：常有头昏、头痛、乏力、失眠、记忆力减退等神经衰弱症候群的表现，在1个月内复查，白细胞数波动于$4\times10^9$～$4.5\times10^9$/L。或血小板数波动于$80\times10^9$～$100\times10^9$/L，兼有出血倾向。

（2）慢性轻度苯中毒：除上述症状外，白细胞数低于$4\times10^9$/L（1～3个月内检查3次），或中性粒细胞数低于$2\times10^9$/L者，可予诊断。如白细胞数波动于$4\times10^9$～$4.5\times10^9$/L，有下列情况之一者，也可诊断：血小板低于$80\times10^9$/L，并伴有出血倾向；中性粒细胞碱性磷酸酶活性明显升高；中性粒细胞浆中素养性颗粒明显增多。

（3）慢性中度苯中毒：具有下列情况之一时可诊断为慢性中度苯中毒：白细胞低于$3\times10^9$/L；白细胞数低于$4\times10^9$/L，血小板数低于$60\times10^9$/L，并有明显出血倾向。

（4）慢性重度苯中毒：在上述的临床表现基础上，经血象及骨髓象检查，确定有再生障碍性贫血或白血病者，可诊断为慢性重度苯中毒。

6. 防治原则

(1) 处理:急性中毒患者应立即移至空气新鲜处,脱去被苯污染的衣服,清除体表污染物,误服苯者应及时洗胃,可用1:4000的高锰酸钾液,或温水反复洗胃。若呼吸抑制,应给予氧气和辅以人工呼吸,忌用肾上腺素或麻黄碱。静脉注射大量维生素C和葡萄糖醛酸,有辅助解毒作用。慢性苯中毒治疗的关键是增升白细胞,可采用中西医疗法,给以多种维生素、核苷酸类药物以及皮质激素、丙酸睾酮等。发生再生障碍性贫血或白血病者,可按内科治疗原则进行治疗。

苯中毒一经确诊,除积极治疗,还应根据病情适当安排休息,必要时,要调离苯作业。

(2) 预防:采用综合性的预防措施:①以无毒或低毒的物质代替苯:如喷漆作业中改用无苯稀料,制药工业以酒精代苯作萃取剂,印刷工业中以汽油代替苯作溶剂。用对血液系统影响不明显的甲苯、二甲苯代替作溶剂,但高浓度的甲苯、二甲苯对中枢神经的麻醉作用和黏膜刺激作用均较苯强烈。②改革生产工艺:在现今乡镇制鞋行业中用含苯80%左右的氯丁胶作黏胶剂是重度苯中毒高发的主要原因,因此改用无苯胶,改革生产方式,以达到工作人员不接触或少接触苯的目的。对喷漆业,根据具体情况采用静电喷漆、自动化淋漆、浸漆等。③通风排毒:使用苯的操作在排毒罩内进行,排出的气体要进行回收处理,以防污染大气环境。④卫生保健措施:对苯作业现场进行定期的劳动卫生调查和空气中苯浓度的测定。对劳动防护设备加强管理,注意维修及更新,以防失效。在特殊作业环境下无法降低空气中苯浓度的工作带,应教育工人加强个人防护,戴防苯口罩或使用送风式面罩。⑤对企业管理人员和工人要加强宣传教育,使他们了解苯的毒性及预防苯中毒的基本知识,增强自我保健意识,切忌不恰当地使用苯,禁止在印刷行业用苯作为清洗手上油墨的清洁剂等。⑥苯作业工人进行定期体检,制定工人就业前及工作后定期体检制度,重点在血液系统指标的检查,对具有从事苯作业的职业禁忌证者,如患有中枢神经系统性疾病、精神病、血液系统疾病及肝、肾器质性病变者,都不宜从事接触苯的工作。

**链接**

尘肺病(pneumoconiosis)是指由于在职业活动中长期吸入生产性粉尘并在肺内潴留而引起的以肺组织弥漫性纤维化为主的全身性疾病,又称肺尘埃沉着病。尘肺病是我国最主要的职业病,不仅患患者数多,而且危害大,是严重致劳动能力降低、致残和影响寿命的疾病,也是国家和企业赔偿的主要职业病。

在《关于印发〈职业病目录〉的通知》(卫法监发〔2002〕108号)中规定法定职业性尘肺有13种,即矽肺、煤工尘肺、石墨尘肺、炭黑尘肺、石棉肺、滑石尘肺、水泥尘肺、云母尘肺、陶工尘肺、铝尘肺、电焊工尘肺、铸工尘肺、根据《尘肺病诊断标准》和《尘肺病理诊断标准》可以诊断的其他尘肺。

## (四) 矽肺

1. 接触矽尘作业　通常接触含有10%以上游离二氧化硅的粉尘作业,称为矽尘作业。接触矽尘作业在矿山有掘进、采矿、筛选、拌料等作业;修建水利工程、开山筑路;铸造车间的原料粉碎、配料、铸型、开箱、清砂、喷砂等作业。

2. 影响矽肺的发病因素　矽肺的发病与矽尘作业的工龄、防护措施、粉尘中游离二氧化硅的含量和类型、生产场所粉尘浓度和分散度密切相关。此外,个体因素如健康和营养状况等,在矽肺的发生和发展上也有一定的影响。呼吸道疾病,特别是呼吸系统结核患者,能加速矽肺的发生频率和加重病情。

矽肺发病一般较慢,多在持续吸入矽尘5~10年发病,有的长达15~20年以上。但持续吸入高浓度的矽尘,有的1~2年即可发病,称之为“速发型矽肺(acute silicosis)”。有的矽尘作业工人吸入矽尘浓度高、时间短，接尘期间未见发病，但在脱离矽尘作业若干年后却发现矽肺，称之为“晚发型矽肺（delayed silicosis）”。

3. 基本病理变化　矽肺的基本病理变化是肺部进行性、结节性纤维化及弥漫性肺间质纤维化。显微镜下可见四种病理类型。

（1）结节型矽肺：一般由游离二氧化硅含量较高（40%～90%）的粉尘而致。如矿山岩层掘进、隧道施工、石粉制造、建筑材料加工等行业。典型的矽结节为圆形或椭圆形，纤维组织呈同心圆状排列，类似洋葱头切面。在结节外围及纤维束之间，因胶原化不同可见数量不等的粉尘颗粒、尘细胞、成纤维细胞。结节愈成熟，细胞成分愈少，最终可发展为玻璃样变及钙盐沉着。

（2）弥漫性肺间质纤维化型矽肺：一般由游离二氧化硅含量较低（40%～90%）的粉尘或游离二氧化硅含量较高，但吸入量较少的粉尘而致。如硅藻土的煅烧工、鳞石英尘接触者。其病理特点是肺泡和肺小叶间隔，以及小血管和呼吸性支气管周围纤维组织呈弥漫性增生。

（3）矽性蛋白沉积型矽肺：又称急性矽肺，多见于短期内接触高浓度、高分散度石英尘的青年工人。如隧道、玻璃拌料及石英喷砂、破碎、磨粉等工种可见。其病理特征为肺泡内脂蛋白沉着症，继而纤维化病变发展。

（4）团块型矽肺：是上述类型矽肺进一步发展，病灶融合而成。矽结节增多、增大、融合，其间继发纤维化病变，融合扩展而形成团块状。多见于双上肺。

4. 临床表现

（1）症状和体征：矽肺患者早期无明显症状、体征，随着病程进展，尤其出现并发症后症状、体征才渐趋明显。最常见的症状是气短、胸痛、咳嗽、心悸，并逐渐加重和增多。体征可有干啰音、哮鸣音、湿啰音等。

（2）X线表现：比较典型的有类圆形、不规则形小阴影及大阴影，是矽肺诊断的重要依据。其他表现如肺纹理、肺门、胸膜等改变对矽肺诊断有重要的参考价值。①类圆形小阴影：矽肺类圆形小阴影是典型矽肺最常见和最重要的一种X线表现形态，可以看成是矽结节的影像学反映。其形态大小、致密度与粉尘的游离二氧化硅含量有关。其形态呈圆形或近似圆形，边缘整齐或不整齐，直径小于10mm。按直径大小又可约略分为p（直径<1.5mm）、q（1.5～3.0mm）、r（3.0～10mm）三种类型。早期多分布于双肺中下肺区，随病情进展，数量增多，直径增大、密集度增加，波及双肺上区。②不规则形小阴影：是指粗细、长短、形态不一的致密阴影，宽度小于10mm。多见于游离二氧化硅含量低和浓度较高或游离二氧化硅含量低的混合型粉尘所致矽肺。按宽度大小又可约略分为s（<1.5mm）、t（1.5～3.0mm）、u（3.0～10mm）三种类型。多见于双肺中、下肺区，随病情进展，数量增多，宽度增大、密集度增加，波及双肺上区。③大阴影：是指其长径超过20mm、宽径超过10mm的阴影。为晚期矽肺的重要X线表现。形态为长条形、椭圆形和圆形，多出现在双肺中、上肺区，多对称呈八字型。④其他：胸膜、肺门、肺气肿、肺纹理变化。胸膜粘连增厚，以肋膈角变钝或消失最常见；肺门阴影可扩大，密度增高，边缘模糊不清，甚至有增大的淋巴结阴影；肺气肿为弥漫性、局灶性、边缘性及泡性肺气肿；肺纹理增多、增粗、延伸至肺野外带，甚至扭曲变性、紊乱断裂。晚期可因结节阴影的增多而减少。

（3）并发症：矽肺患者最常见的并发症是肺结核、肺及支气管感染、自发性气胸、肺心病等。其中以肺结核最常见。一旦出现并发症，则往往促进病情进展，使病情恶化，最终导致死亡。

5. 矽肺的诊断　矽肺的诊断是依据尘肺的诊断标准进行的，通常是根据各方面的资料进行综合判断而做出结论。

（1）诊断原则：主要以接触粉尘的职业史为前提，技术质量合格的X线后前位胸片改变为依据，结合现场劳动条件资料，参考临床症状、体征等，连续观察，综合分析，按国家尘肺X线诊断标准进行诊断。对1986年颁布的《尘肺X线诊断标准及处理原则》提出的诊断标准，2000年作了修改，适用于国家现行法定《职业病名单》中的各种尘肺。

（2）尘肺X线诊断标准（GB5906-2000）

1）无尘肺（代号0）

0：X射线胸片无尘肺表现。

0+：胸片表现尚不够诊断为"I"者。

2）一期尘肺（代号I）

Ⅰ：有总密集度1级的小阴影，其分布范围至少达到两个肺区。

Ⅰ+：有总密集度1级的小阴影，其分布范围超过4个肺区；或有总密集度2级的小阴影，分布范围达到4个肺区。

3）二级尘肺（代号Ⅱ）

Ⅱ：有总密集度2级的小阴影。其分布范围超过4个肺区；或有总密集度3级的小阴影，其分布范围达到4个肺区。

Ⅱ+：有总密集度3级的小阴影，其分布范围超过4个肺区；或有小阴影聚集；或有大阴影，但尚不够为"Ⅲ"者。

4）三级尘肺（代号Ⅲ）

Ⅲ：有大阴影出现，其长径不小与20mm，短径不小与10mm。

Ⅲ+：单个大阴影的面积或多个大阴影面积的总和超过右上肺区面积者。

6. 矽肺的治疗与处理　尽管尘肺目前尚无治愈的方法，但是还要积极预防并发症和对症治疗，以延缓病情进展，减轻患者痛苦，延长寿命。一般采用综合疗法。①支持疗法：加强营养，树立战胜疾病的信心，保持心情舒畅，增强患者的抗病意志。坚持健身体育运动和呼吸锻炼，特别注意呼吸道感染。适当安排劳动和休息，生活规律化。②对症疗法：按一般内科治疗方法对气短、胸痛、咳嗽及并发症进行治疗。③药物疗法：a. 克矽平（$P_2O_4$）是一种高分子化合物，认为它可以阻止矽尘对次级溶媒体的破环作用，从而阻止和延缓肺部纤维化的发展。雾化吸入，每次用4%克矽平4～8ml，每周6次。b. 抗矽14号（磷酸哌喹）是一种免疫抑制剂，可能具有抑制胶原蛋白增生的作用。对晚期矽肺患者有效果。此外，还有磷酸哌喹、汉防己甲素、柠檬酸铝及中药。

7. 矽肺的预防　矽肺是尘肺中的一种，所以它的预防参照尘肺，它仍然是常见的职业病，其预防是劳动卫生学的一项重要任务。我国政府一贯重视尘肺的预防工作，1956年国务院就颁布了《关于防止厂、矿企业中的矽尘危害的决定》，以后又陆续出台了一系列政策、法令、条例，特别是1987年颁布了《中华人民共和国尘肺防止条例》，加之2001年颁布的《中华人民共和国职业病防治法》，使尘肺防治工作逐步纳入法制轨道。除此还制订、修订乃至增补了粉尘卫生标准，为卫生监督管理工作提供了科学依据。

多年来，各级厂矿企业和卫生防疫机构，在防尘工作中结合国情，已经做了不少工作，并总结了非常实用的"革、水、密、风、护、管、教、查"防尘八字经验，取得了巨大的成就，八字经验也是今后防尘工作的指导方针。革，即工艺改革和技术革新；水，即湿式作业；密，是密闭尘源；风，是通风除尘；护，即个人防护；教，指宣传教育；查，是指定期检查评比、总结，定期健康检查。

尽管许多厂矿企业作业场所的粉尘浓度逐年下降，尘肺发病率降低，发病工龄和死亡率均有延长。但是近年来我国工农业发展速度增长很快，新的厂矿，尤其是条件简陋的乡、镇工业的厂矿增长迅猛，接触粉尘作业的工人日益增多，从而尘肺发病累计例数日益增多，粉尘危害仍然十分严重，值得引起重视。据调查，1987～1996年底，全国累计发现尘肺52万例，13万尘肺患者死亡。预计21世纪初，全国累计尘肺病例接近60万人。1995年4月国际劳工组织(ILO)和世界卫生组织(WHO)职业卫生联合委员会提出一项“ILO/WHO全球消除矽肺的国际规划”，规划的近期目标是要求世界各国在2005年前明显降低矽肺发病率，远期目标是在2015年消除矽肺这一职业卫生问题。对于我国来说，欲达到这一目标，任务还很艰巨，还需继续采取综合防尘措施。

### (五) 职业物理因素与健康损害

考点：矽肺的病理变化、防尘八字经

1. 高温作业与中暑

(1) 中暑及临床分型：中暑(heat stroke)指在高温环境下机体因热失衡和(或)水盐代谢紊乱所致以中枢神经系统和(或)心血管系统障碍为主要表现的急性疾病。根据发病机制，中暑可分为以下三型。

1) 热射病：在热环境下散热途径受阻，体温调节机制紊乱，体内蓄热所致，是最严重的一型。发病突然，体温可达40℃以上，先大汗后出现“汗闭”，可伴有意识障碍、嗜睡、昏迷、抽搐等。治疗及时仍有高达20%的死亡率，可死于循环呼吸衰竭。

2) 热痉挛：由于大量出汗，体内钠、钾过量丢失，水盐平衡失调所致。主要表现为明显的四肢、腹部肌肉痉挛，伴收缩疼痛，尤以腓肠肌为最。患者体温正常，神志清醒。

3) 热衰竭：在高温、高湿环境下，皮肤血流增加但不伴有内脏血管收缩或血容量的相应增加，导致脑部供血不足的结果。起病迅速，体温可稍高，头痛、头昏、恶心、呕吐、多汗、皮肤湿冷，面色苍白，血压下降，脉搏细微，继而晕厥。

(2) 中暑的诊断：根据职业史和临床表现，排除其他疾病，可诊断为职业中暑。其分级如下。

1) 中暑先兆(观察对象)：指在高温作业场所劳动一定时间后，出现四肢无力、头昏、头痛、口渴、大量出汗、胸闷、全身疲乏、心悸、注意力不集中、动作不协调等症状，体温下正常或略高(<37.5℃)，但尚能坚持工作。

2) 轻症中暑：具备下列情况之一者：①头昏、胸闷、心悸、面色潮红、皮肤灼热；②有呼吸与循环衰竭的早期症状，大量出汗、面色苍白、血压下降、脉细加快；③肛温升高达38.5℃以上。

3) 重症中暑：出现热射病、热痉挛或热衰竭得主要临床症状之一者。

(3) 中暑的治疗：中暑先兆者应暂时脱离高温现场，并予以密切观察；轻症中暑者应立即脱离高温现场，补充清凉含盐饮料并做对症处理；重症中暑者必须紧急抢救，主要是纠正水、电解质平衡及防止休克和脑水肿。主要的抢救措施如下：①物理降温：如冷水浴、冰浴、放置冰袋、酒精擦浴，风扇等；②药物降温：应与物理降温同时进行，如静脉滴注氯丙嗪。在静脉滴注的过程中，注意观察血压，肛温降至38℃时即停止；③纠正电解质平衡紊乱：根据损失情况酌量补充水、盐、输液中不可过快，以免发生心力衰竭，肺、脑水肿；④维持良好呼吸循环：给氧并注意保持呼吸道通畅，对脉细弱者立即注射中枢兴奋剂，同时给升压药以防休克。中暑患者经及时处理，一般可很快恢复，不必调离原作业。

(4) 防暑降温措施：防暑降温措施主要有，①技术措施：改革工艺、改进设备、如实现自动化遥控操作、隔绝热源、通风降温等；②保健措施：合理营养、供应清凉饮料、合理休息、进行就业前及入暑前的体验等；③个人防护：应用耐热、导热系数小而透气性能好的材料制成的工作服并供给其他个人防护用品(如防护帽、防护眼镜、面罩、手套等)。

2. 生产性噪声　噪声(noise)是指凡是使人感到厌烦或不需要的一切声音。在生产过程中产生的频率和强度没有规律、使人感到厌烦的声音称为生产性噪声。

(1) 噪声对人体的危害：职业噪声可引起听觉系统和非听觉系统的危害。

1) 对听觉系统的危害：①暂时性听阈位移(temporary threshold shift, TTS)指人或动物接触噪声后引起听阈变化，脱离噪声环境后经过一段时间听力可以恢复到原来水平。包括：听觉适应：短时间接触噪声后，出现听力下降或听阈升高，脱离噪声环境后一到数分钟能完全恢复，这是正常的生理性保护功能。听觉疲劳：长时间停留在强噪声环境中，听力明显下降，离开噪声环境后，需要数小时至数十小时听力才能恢复，属于生理性疲劳。由于听觉还能恢复，所以上述现象都称为“暂时性听阈位移”。②永久性听阈位移(permanent threshold shift, PTS)由于前一次接触噪声引起的听力改变尚未完全恢复便再次接触噪声，听觉疲劳逐渐加重，致使听力不能完全恢复，称为永久性听阈位移。此属于不可逆的改变，这是由于内耳感音器官毛细胞出现变性坏死的器质性退行性病变。根据损伤的程度，永久性听阈位移又可分为听力损伤和噪声性耳聋，噪声性耳聋属于法定职业病。

2) 听觉外系统损害：①神经系统：噪声通过听觉器官作用于大脑皮层和植物神经中枢(丘脑下部)，引起神经系统一系列反应，如头痛、头晕、耳鸣、心悸、睡眠障碍、植物神经调节功能减弱。②心血管系统：噪声引起植物神经功能变化，表现心率快或慢，血压上升，心电图检查ST段、T波呈缺血变化。③内分泌系统：交感神经活性增加，肾素分泌增加，尿中儿茶酚胺排出量增加，性腺功能发生变化，周期紊乱，月经失调，生殖能力下降。④消化系统：胃肠功能紊乱，消化功能减弱，有消化道溃疡报道。⑤心理精神影响：长期接触噪声，影响工作效率，干扰谈话，妨碍休息，健忘厌烦苦恼，情绪变差。

(2) 噪声性耳聋的诊断和治疗：根据有明显的接触噪声的职业史，相应的临床症状和体征，结合听力检查和生产现场调查，按照国家《职业性听力损伤诊断标准》进行噪声性耳聋的诊断。听力下降26～40dB、41～55dB、56～70dB分别定为轻度、中度、重度听力损伤，听力下降71～90dB可诊断为噪声性耳聋。目前对噪声性耳聋还缺乏特效治疗方法，临床上主要是促进内耳血液循环、加强营养和改善代谢。

(3)噪声危害的防治

1) 控制和消除噪声源：这是防止噪声危害的根本措施，应根据具体情况采取不同的解决方式。采用无声或低声设备代替发出噪声的设备，如用液压代替高噪声的锻压，以焊接代替铆接，用无梭代替有梭织布等，均可受到较好的效果。对于生产允许远置的噪声源如风机、电动机等，应移至车间外或采取隔离措施。此外设法提高机器的精密度，尽量减少机器部件的撞击、摩擦和振动，也可以降低生产噪声。

在进行厂房设计时，应合理地配置声源。把产生强烈噪声的工厂与居民区，高噪声的车间与低噪声的车间分开，也可减少噪声的危害。

2) 控制噪声的传播一般有以下几种措施：①吸声：采用吸声材料装饰在车间的内表面，如墙壁和屋顶，或者在车间内悬挂空间吸声体，吸收辐射和反射声能，使噪声强度减低。具有较好吸声效果的材料有玻璃棉、矿渣棉、泡沫塑料、毛毡、棉絮、加气混凝土、吸声板、木丝板等。②消声：用一种能阻止声音传播而允许气流通过的装置，即消声器。这是防止空气动力性噪声的主要措施。消声器有利用吸声材料消声的阻性消声器，根据滤波原理制造的抗性消声器，以及利用上述两种原理设计的阻抗复合消声器。③隔声：在某些情况下，可以利用一定的材料和装置，把声源封闭，使其与周围环境隔绝起来，如隔声罩、隔声间。隔声结构应该严密，以免产生共振影响隔声结果。④隔振：为了防止通过地板和墙壁等固体材料传播的振动噪声，在机器的基础和地板、墙壁联结处设减振装置，如胶垫、沥青等。

3) 卫生保健措施：加强个人防护，对于生产场所的噪声暂时不能控制，或需要在特殊高噪声条件下工作时,佩戴个人防护用品是保护听觉器官的有效措施。耳塞是最常用的一种,隔声效果可达30dB左右。耳罩、帽盔的隔声效果优于耳塞,但使用时不够方便,成本也较高,有待改进。对接触噪声的工人应定期进行健康检查,特别是听力检查,观察听力变化情况,以便早期发现听力损伤,及时采取适当保护措施。对参加噪声作业的工人应进行就业前体检,凡有听觉器官、心血管及神经系统疾患者,不宜参加有噪声的作业。对有噪声的作业工人要合理安排休息时间,如实行工间休息,经常监督检查预防措施的执行情况及效果。

## 二、职业病的管理

### (一)职业病诊断管理

职业病的诊断是一项政策性和科学性很强的工作,既关系到劳动法令的执行、现场劳动条件的评价,还涉及国家、企业和患者的利益。卫生部于2002年3月15日发布的《职业病诊断与鉴定管理办法》(2002年5月1日起施行)对职业病诊断做出明确规定。

1. 职业病诊断时提供的材料　申请职业病诊断时应当提供以下材料:①职业史与既往史;②职业健康监护档案复印件;③职业健康检查结果;④工作场所历年职业病危害因素检测、评价资料;⑤诊断机构要求提供的其他必需的有关材料。

2. 职业病诊断依据　应包括以下三方面资料。

(1)职业接触史:是诊断职业病的先决条件。应全面系统地了解患者所在厂矿、车间、从事工种及从事该工种的工龄、总工龄和历年来工种变动情况,了解现在和过去接触职业性有害因素的种类、时间和程度,接触方式和操作特点以及预防措施等。此外,还应了解同工种工人的发病情况。

(2)现场危害调查与评价资料:生产环境与职业病的发生有密切的关系,是诊断职业病的重要依据。应了解生产环境中职业危害因素的种类、工艺流程、生产方式、劳动强度、卫生状况、防护设施、历年来劳动场所空气中有害物质的浓度测定和工人健康、疾病资料等。

(3)临床表现以及辅助检查资料:①病史:应详细询问各种症状出现的时间、发展顺序、严重程度、与接触有害因素时间先后的关系。②体格检查:除一般常规性检查外,应重点检查与有害因素有关的项目。如从事苯作业工人应重点检查血液系统、汞作业工人重点检查神经系统等。③实验室检查:除常规实验室检查外,重点是针对性的进行毒物代谢的生物检查。如接触粉尘作业的工人作肺部X线检查,对接触工业毒物的工人测定其生物材料(如血、尿、头发等)中毒物的含量和代谢产物的含量。

对不能确诊的疑似职业病患者可以经必要的医学检查或住院观察后再做出诊断。没有证据否定职业病危害因素与患者临床表现之间的必然联系的,应当诊断为职业病。

3. 职业病诊断机构　必须由取得省级以上人民政府卫生行政部门批准的医疗卫生机构依照确定的职业病范围进行职业病诊断。职业病诊断机构不得超出确定的诊断范围进行职业病诊断。

承担职业病诊断的医疗卫生机构在进行职业病诊断时,应当组织3名以上取得职业病诊断资格的执业医师集体诊断。职业病诊断机构做出职业病诊断后,应当向当事人出具职业病诊断证明书,由参加诊断的医师共同签署,并经职业病诊断机构审核盖章。当事人对职业病诊断有异议的,可向上级卫生行政部门申请鉴定。

### (二)职业病的报告管理

为了掌握职业病的发病情况,制定仿制措施,保护劳动者健康,1989 年 1 月由卫生部、劳动人事部、财政部、中华全国总工会发布的《职业病报告办法》规定,职业病报告以地方为主,采取逐级上报原则。该办法规定,职业病报告实行以所在地区的卫生监督机构统一汇总、逐级上报的办法。并规定"急性职业病由最初接诊的任何医疗卫生机构在 24 小时之内向患者单位所在地的卫生监督机构发出《职业病报告卡》。""凡有死亡或同时发生 3 名以上急性职业中毒以及发生 1 名职业性炭疽时,接诊的医疗机构应立即电话报告患者单位所在地的卫生监督机构并及时发出报告卡。卫生监督机构在接到报告后径报卫生部,并立即赶赴现场,会同有关部门调查、分析和处理。""慢性职业病由各级诊断机构在确诊后,负责填写报告卡,在 15 天内将其报送患者单位所在地的卫生监督机构。"

职业病的报告是国家统计工作的一部分,各级负责职业病报告工作的单位和人员,必须树立法制观念,不得虚报、漏报、拒保、迟报、伪造和篡改。任何单位和个人不得以任何借口干扰职业病报告人员依法执行任务。

### (三)职业病患者管理

凡经确认患有职业病者,享受国家规定的工伤保险待遇或职业病待遇。职业病患者一经确认,其所在单位应根据职业病诊断机构的处理意见,安排其医治或疗养。如被确认不宜从事原有害作业时,应调离原工作岗位,并妥善安置。

### (四)职业病的预防管理

职业病的防治应坚持预防为主的防治的方针,遵循三级预防的原则(以第一级预防最为重要),采取综合性的组织措施、技术措施和卫生监督措施,以控制和减少职业病的发生,达到保护和促进劳动者健康的目的。

1. 一级预防　亦称病因预防。即从根本上消除和控制生产性有害因素,防止职业病的发生。

(1) 技术措施:改进工艺,以低毒、无毒物质代替剧毒、有毒物质,禁止使用已被证明有致癌作用的物质。改进生产过程,使用远距离操作或自动化操作,最大限度减少工人的直接接触机会,加强对设备的检修,防止有毒、有害物质的跑、冒、滴、漏。科学的设计厂房建筑,凡新建、改扩建、续建的工业企业,必须把各种有害因素的治理措施与主体工程同时设计、同时施工、同时投产("三同时")。加强通风、除尘、排毒措施,做好工业"三废"的综合治理,努力改善劳动条件。

(2) 组织措施:合理组织和安排劳动过程,建立、健全劳动制度,执行国家制定的卫生法规。如《中华人民共和国劳动法》、《工业企业设计卫生标准》《中华人民共和国尘肺防治条例》等。

(3) 卫生保健措施:①做好就业前体格检查,发现易感者和就业禁忌证。②进行职业卫生宣传教育,增强职工的自我保健意识,自觉建立科学、文明、健康的生活行为方式,使机体处于良好的生物、心理、社会环境中。③注意平衡膳食和保健食品的供给,加强锻炼,提高机体的抵抗力。

2. 二级预防　又称临床前期预防。通过早期发现、早期诊断,早期治疗的预防措施,争取好的治疗效果,防治病损的发展。主要的措施有:①针对不同的有害因素的毒作用特点,对特定的职业接触人群,开展普查、筛检、定期健康检查、群众自我检查、高危人群的重点项目检查等方法,及早发现、明确诊断,使患者得到及时的治疗和处理。②依据国家对生产环境中有害因素的容许标准,定期进行检测,一旦发现超标,应及时查明原因,采取防制对策,杜绝隐患。

3. 三级预防　又称临床预防。目的是使患者在明确诊断后,能得到及时、合理的处理、防止恶化及复发，防止劳动能力的丧失。对慢性职业病患者，可通过医学监护，预防并发症和伤残，减少疾病的不良作用；对已丧失劳动能力或伤残者，通过康复医疗，提倡社会卫生服务及家庭护理指导，开展功能性康复和心理康复，努力做到病而不残、残而不废，达到延长寿命的目的。

# 第三节 职业卫生服务与健康监护

## 一、职业卫生服务

### （一）职业卫生服务的概念

职业卫生服务（occupational health，OHS）是整个卫生服务体系的一部分，是以保护和促进劳动者的安全与健康为目的的全部活动。职业卫生服务是以健康为中心，以职业人群和工作环境为对象的一种特殊形式的卫生服务，是WHO“人人享有卫生保健”全人类卫生服务目标在职业人群中的具体体现。

### （二）职业卫生服务实施的原则

1. 保护和预防的原则 OHS应保护从业者健康，预防工作过程中的各种危害。

2. 适合的原则 OHS应使从业者所从事的工作和工作环境适合于人的能力。

3. 健康促进的原则 OHS应促进从业者的生理、心理健康以及社会适应能力。

4. 治疗与康复的原则 OHS应使职业危害、事故损伤、职业病和工作有关疾病的影响减到最低限度。

5. 全面的初级卫生保健原则 OHS应为从业者和家属提供全面的卫生保健服务。

### （三）职业卫生服务的内容

1. 对企业的职工卫生状况进行评估 通过搜集各种资料，对企业的职工卫生状况进行评估，并提出改善、改革甚至处理意见。

2. 职业人群健康监护 包括医学监护、职业环境监测和信息监测。

3. 健康危险度评估 将工作场所环境监测资料与健康监护资料及其他资料结合起来评估危险度。

4. 职业危害告知及指导合理选择个人防护用品 职业卫生服务机构应将职业环境监测结果提供给用人单位、工人或企业安全与健康组织；用人单位有义务了解职业场所和工作岗位存在的危险因素，并有责任对工人进行安全操作培训；工人有知情权。

5. 指导和监督改进职业场所的安全卫生措施 包括工程技术控制和安全卫生操作规程。

6. 估测和评价因职业病和工伤造成的人力和经济损失 为调配劳动力资源提供依据。

7. 向有关管理部门提供职业卫生与安全所需经费预算。

8. 职业病和工伤的诊断、治疗和康复服务。

9. 职业场所突发公共卫生事件的应急救援。

10. 对从业者全面实施初级卫生保健。

## 二、职业人群健康监护

职业人群的健康监护是以预防为目的，对接触职业性有害因素的人员的健康状况进行系统的检查、分析和评价，及时发现健康损害征象，以便适时地采取相应的预防措施，防止有害因素所致疾患的发生和发展。职业健康监护内容包括医学监护、职业环境监测和信息管理。

### （一）医学监护

对职业人群进行医学检查和医学实验以确定其所处的职业危害中是否出现了职业性疾

患,称为医学监护(medical surveillance)。

医学检查包括就业前检查、定期健康检查、离岗时健康检查和应急的健康检查。2002年3月,卫生部颁布了《职业健康监护管理办法》,规定职业健康监护检查应由省级行政部门批准从事职业卫生检查的医疗卫生机构承担。职业健康检查的结果应当客观、真实,体检机构对健康检查结果承担责任。

1. 就业前健康检查(pre-employment health examination) 是指用人单位对从业人员从事某种有害作业前进行的健康检查。其目的在于掌握从业者就业前的健康状况及有关健康的基础资料,发现就业禁忌证(occupational contraindication)。职业禁忌证是一种身体状态,处于这种状态的人,接触特定职业有害因素时,比一般人更易遭受职业危害,罹患职业病或者导致自身原有的疾病病情加重。不同的作业其职业禁忌证也不同,具有职业禁忌证的人员不宜从事该作业。各种作业的职业禁忌证我国在《职业病范围和职业病患者处理办法》中做出了明确规定。

2. 定期健康检查(periodical health examination) 是指用人单位按一定时间间隔,对接触有害作业的职工进行的健康状况检查。目的时及时发现职业性有害因素对职业人群的健康损害和健康影响,对作业者进行动态健康观察;及时采取有效的治疗和预防措施,防止新病例继续出现。定期健康检查间隔时间应根据所接触有害因素的性质和危害程度、接触方式和接触水平而定。一般每年可检查1次;对疑似职业病者,应定期体检复查,及时观察病情进展情况。

3. 离岗或转岗时体格检查 是指职工调离当前工作岗位时或者改换为即将从事的岗位前所进行的健康检查。目前是为了掌握职工离岗或转岗时的健康状况,分清健康损害责任。要求根据从业者从事的工种和工作岗位,确定特定的健康检查项目。有些职业有害因素的健康损害效应是远期的,甚至在从业者脱离该作业几十年后才出现,如粉尘作业与尘肺病,苯作业人员的再生障碍性贫血和白化病以及接触放射性有害因素的肿瘤等。对接触这些有害因素的从业人员离岗后还要进行长期的医学观察。

4. 职业病的健康筛查 职业病的健康筛查(health screening)是指在接触职业性有害因素的从业人群中所进行的筛选性医学检查。目的是早期发现某职业病疾患的可疑患者,或发现未被认识的可疑健康危害并进一步进行确诊,早期采取干预措施和治疗措施;评价有害因素控制措施和其他初级预防措施效果。健康筛检的原则是:①被筛检的疾病应有一定的潜伏期或早期阶段,应具备适宜的检查方法,可以通过医学检查得到确诊,同时检出的疾病应有相应的治疗方法;②健康筛检所应用的检查方法应具有足够的敏感性和特异性,方法简单、廉价、快速、安全,易被受检者接受,同时方法要标准化,具有一致性、准确性和可重复性。

### (二)职业环境监测

职业环境监测(occupational environmental monitoring)是指通过对作业环境中有害因素进行有计划、系统的监测,对有害因素进行定性、定量分析测定,评价作业环境的卫生质量,污染的原因、程度和动态变化以及从业者接触有害因素的水平。

### (三)职业健康监护信息管理

信息管理是为了有效地开发和利用信息资源,以现代信息技术为手段,对信息资源进行计划、组织、领导和控制的社会活动。职业健康监护信息管理在于对职业健康监护的环境监测资料和有关个人健康资料(劳动者的职业史、职业病危害接触史、职业健康检查结果和职业病诊疗等)建立健康监护档案,并及时整理、分析、评价和反馈,实现职业健康监护工作的信息化管理,以利于职业病的防治。

1. 建立健康监护档案 职业健康监护档案包括生产环境监测资料和健康检查资料两部

分。从业者健康档案主要包括基本情况资料、定期健康检查记录及原始资料。职业健康监护档案应由用人单位负责建立，并按照规定定期妥善保存。从业者有权查阅、复印本人的职业健康监护档案。职业健康监护档案是职业病诊断鉴定的重要依据之一，也是区分健康损害责任的重要依据，同时又是评价用人单位职业病危害治理情况的依据。

2. 健康状况分析　对职业健康监护资料应及时整理、分析、评价和反馈。评价方法分为：①个体评价，个体评价主要反映个体接触职业有害因素的剂量及其对健康产生的影响；②群体评价，主要是反映作业环境中有害因素的强度范围、接触水平与机体产生的效应等。

3. 职业健康监护档案管理　职业健康监护档案管理应利用数字化的科学技术进行管理，提高职业健康监护档案的科学性、规范性、实用性和查找资料的快速性；建立全国职业健康网络管理系统，落实职业病网络直报制度，加强职业健康监护工作的网络信息管理，不断提高职业健康监护工作管理的系统性和先进性，以使之符合我国经济快速发展的要求。

通过职业健康监护，可及早识别作业环境中的危害因素及其对从业者的健康影响，合理评价危害因素及其作用条件，在此基础上，及时采取有效防制措施，消除有害因素或控制其对健康产生的影响，从而达到控制职业危害的目的。

## 目标检测

### 选择题

1. 我国目前法定的职业病有几种(　　)
   A. 100　　B. 105
   C. 110　　D. 115
   E. 120
2. 急性苯中毒时，主要损害的系统是(　　)
   A. 神经系统　　B. 呼吸系统
   C. 造血系统　　D. 消化系统
   E. 内分泌系统
3. 蓄积在骨骼中的铅是(　　)
   A. 可溶性的磷酸铅
   B. 难溶性的磷酸铅
   C. 可溶性的磷酸氢铅
   D. 难溶性的磷酸铅
   E. 金属铅
4. 生产性毒物进入人体内的最主要途径是(　　)
   A. 呼吸道　　B. 消化道
   C. 皮肤　　D. 黏膜
   E. 消化道和皮肤
5. 下面哪一项不是防尘工作八字方针中的内容(　　)
   A. 革　　B. 水
   C. 密　　D. 封
   E. 考
6. 关于矽肺的叙述下列不正确的是(　　)
   A. 是长期吸入游离二氧化硅所致
   B. 以 X 线胸片为诊断依据
   C. 目前缺乏有效的治疗手段
   D. 应以一级预防为主
   E. 发病后脱离矽尘作业，可使矽肺病变停止发展
7. 诊断职业病的先决条件是(　　)
   A. 病史
   B. 体格检查结果
   C. 职业史
   D. 生产环境监测结果
   E. 实验室检查结果
8. 职业病诊断机构应是(　　)
   A. 医疗机构
   B. 疾病预防控制中心
   C. 卫生监督所
   D. 卫生行政部门
   E. 具有职业病诊断权的医疗机构
9. 具有下列一项表现者，可诊断为重度铅中毒(　　)
   A. 神经衰弱伴腹胀，便秘
   B. 中毒性周围神经病
   C. 贫血
   D. 腹绞痛
   E. 铅麻痹
10. 体温仍处于正常状态的中暑病是 (　　)
    A. 日射病　　B. 热痉挛
    C. 热射病　　D. 热衰竭

E. 中暑先兆

11. 听力适应是指(　　)

A. 强噪声下暴露时间短，听阈提高 10dB 以上，离开噪声环境数分钟即可恢复

B. 一种器质性听觉器官损伤

C. 是一种永久性的听阈位移

D. 强噪声暴露下时间较长，听力明显下降，听阈提高 15dB，离开噪声环境后 长时间内听力才能恢复

E. 强噪声暴露下时间较长，听力明显下降，听阈提高 30dB，离开噪声环境后长时间内听力才能恢复

12. 慢性汞中毒的三大特征性临床表现是(　　)

A. 口腔炎、发热、皮疹

B. 易兴奋、震颤、口腔炎

C. 周围神经炎、腹痛、贫血

D. 口腔炎、腹痛、肾功能障碍

E. 贫血、易兴奋、皮疹

13. 下列关于职业病论述错误的是(　　)

A. 职业性有害因素作用于人体的强度和时间超过一定限度引起的疾病

B. 职业有害因素引起人体不能代偿的功能和器质性损害出现的疾病

C. 职业性有害因素引起健康损害，并出现相应的临床征象，影响劳动能力

D. 政府规定，职业病享有劳动保障待遇

E. 职业性有害因素直接引起的疾病均称为职业病

14. 下列关于职业病的特点论述错误的是(　　)

A. 控制职业有害因素可消除和减少发病

B. 病因大多是可检测的

C. 长期接触职业有害因素即可发病

D. 接触同一有害因素的人群中很少只有一人发病

E. 早期诊断，及时治疗，预后较好

15. 毒物在体内的代谢转化主要是在下列那个脏器中进行(　　)

A. 肝脏　　B. 脾

C. 心脏　　D. 肾脏

E. 肺

（黄　萍）

# 第四章　传染病的预防及控制

## 第一节　概　　述

随着世界卫生事业的发展，传染病的威胁得到了遏制。然而，近年来，已被控制的传染病又卷土重来。艾滋病、传染性非典型肺炎、人感染高致病性禽流感等新发现的数十种传染病不断发生的事件接连出现，使传染病的防治形势变得更加复杂和艰巨，因此，我们仍然要高度重视传染病的预防和控制。

### 一、传染的概念及特点

#### (一) 传染病的概念

传染病(communicable diseases)是指由病原微生物感染人体后产生的有传染性、在一定条件下可在人群中传播的疾病。这种病原微生物及其毒性产物，可以通过感染的人、动物或储存宿主直接或间接传染给易感宿主。

#### (二) 传染病的特点

考点：传染病的概念

1. 有病原体　各种传染病都有其特异的病原体，从患者体内检出病原体是传染病确诊的依据。

2. 有传染性　所有传染病都具有传染性，即传染病的病原体可通过各种途径，从一个宿主传给另一个宿主。

3. 有流行性、季节性和地方性　传染病在一定因素的影响下，在易感人群中传播蔓延的特征称为流行性。同时，多数传染病还具有一定的季节性，有些传染病有地方性。

4. 有免疫性　机体受到某种病原体感染后，可产生不同程度的特异性免疫，使机体对同种病原体有一定的抵抗力，称为免疫性。各种传染病的免疫力有所不同，有些传染病感染后可获得较强而持久的免疫力，如麻疹、水痘等，有些传染病感染后获得的免疫力较弱且短暂，如细菌性痢疾、疟疾等。

### 二、传染病流行现状

考点：传染病的特点

1. 一些已被控制的传染病卷土重来。造成该现象的原因是：①出现耐药株和变异株病原体。现在有些结核菌已对7种抗结核药物具有耐药性；虫媒对杀虫剂普遍产生耐药性，致使疟疾又有抬头。②环境改变诱发传染病流行。地震、洪水等天灾可造成霍乱等疾病的流行；社会动乱、难民潮等使防疫工作受到严重的影响，易感人群大量增加。③人类行为助长了传染病的传播。色情文化、制毒贩毒等助长了艾滋病的传播。④人口大量流动增加了传染病的传播机会。

2. 出现了一些新的传染病。自20世纪70年代以来，全世界已发现30多种新的传染病，如：军团病、艾滋病、消化性溃疡、丙肝、SARS、禽流感、手足口病等。

2013年12月，卫生部公布了全国法定报告传染病疫情。2013年11月(11月1日零时至11月30日24时)，全国(不含港澳台，下同)共报告法定传染病549 429例，死亡1393人。其中，甲类传染病中霍乱报告2例，无死亡；乙类传染病中传染性非典型肺炎、脊髓灰质炎、人感染高致病性禽流感和白喉无发病、死亡报告，其余22种传染病共报告发病286 484例，死亡1373人。报告发病数居前5位病种依次为病毒性肝炎、肺结核、梅毒、细菌性和阿米巴性痢疾、淋病，占乙类传染病报告发病总数的94%。同期，全国共报告丙类传染病发病262 945例，死亡20人。报告发病数居前3位的病种依次为其他感染性腹泻病、手足口病和流行性腮腺炎，占丙类传染病报告病例总数的94%。

## 第二节　传染病的流行过程

传染病的流行过程(epidemic process)是指传染病在人群中发生、传播和终止过程，表现为群体发病的特点。它的发生需要有三个基本条件，即病原体、宿主、感染过程及感染谱；构成传染病的流行必须具备三个环节，即传染源、传播途径和人群易感性。同时，流行过程本身又受自然因素和社会因素的影响。

### 一、传染病发生的基本条件

1. 病原体(pathogen)　指能够引起宿主致病的各类微生物，包括病毒、细菌、真菌和寄生虫等。病原体侵入人体后能否致病，主要取决于病原体的侵入门户、病原体的特性及病原体的变异等。病原体一般都有严格的侵入门户，同时需要在宿主体内特殊的部位(一处或多处)生长、繁殖，称为特异性定位。有些病原体可有多种侵入门户或多处定位。

(1) 病原体的侵入门户：侵入门户是指病原体侵入宿主并能存活或初步繁殖的地点。例如甲型肝炎病毒和伤寒杆菌必须经口感染。

(2) 病原体的特性：①致病力：病原体侵入宿主后引起临床疾病的能力，取决于病原体在体内繁殖的速度、组织损伤的程度及病原体产生的特异性毒素；②传染力：病原体侵入宿主后，在机体内定居、繁殖、引起感染的能力；③毒力：病原体感染机体后损害人体器官组织引起疾病严重程度的能力。

(3) 病原体的变异：病原体可因环境条件或遗传因素的影响，而引起遗传基因的改变，发生变异。主要表现为耐药性变异、抗原性变异、毒力变异。病原体的变异，对传染病的流行、预防和治疗具有意义。如利用毒力减弱研制成疫苗，预防传染病。

2. 宿主(host)　指在自然条件下被病原体寄生的人或动物。宿主如果具有充分的抵抗力和免疫力，病原体则难以入侵或入侵后被排除和消灭。

3. 感染过程及感染谱

(1) 感染过程(infectious process)：指病原体进入机体后，病原体与机体相互作用的过程，即传染发生、发展、结束的过程，是在个体中发生的现象。

(2) 感染谱(spectrum of infection)：指宿主感染病原体后，轻重程度不同的感染表现形式。不同的传染病有不同的感染谱：①以隐性感染为主，多数感染者体内有病原体的存在，但没有该疾病的临床表现，如流行性乙型脑炎、脊髓灰质炎及艾滋病等；②以显性感染为主，多数感染者有明显症状和体征，如麻疹、水痘等；③隐性感染与显性感染比例接近，如流行性腮腺炎；④大部分以严重病例或死亡为结局，如狂犬病、埃博拉出血热等。

**考点**：传染病发生的基本条件

### 二、构成传染病流行的三个环节

#### (一) 传染源

传染源(source of infection)是指体内有病原体生长繁殖，并能不断排出病原体的人和动物。包括患者、病原携带者和受感染的动物。

1. 患者　传染病患者是传染病的显现感染者,体内存在有大量病原体,可通过咳嗽、呕吐、腹泻等排出病原体,发生传染,是极为重要的传染源。患者作为传染源取决于其患病的类型、病程、活动范围、排出病原体的数量和频度。传染病的病程经过,一般分为潜伏期、临床症状期和恢复期。传染病患者排出病原体的整个时期称为传染期。各种传染病的传染期长短不一,了解和掌握各种传染病的传染期,可分析追踪传染源,并作为决定患者隔离期限的重要依据。

2. 病原携带者　指体内有病原体繁殖并能排出病原体而无临床症状的人。包括潜伏期病原携带者、恢复期病原携带者和健康病原携带者。病原携带者由于没有临床症状,不易被发现,能自由活动,是危险的传染源。病原携带者作为传染源取决于其排出病原体数量、携带病原体时间的长短、携带者的职业、活动范围和个人卫生习惯等。

3. 受感染的动物　人对部分动物传染病也有易感性,因此受感染的动物也可以成为传染源。由受感染的动物传播的疾病称为动物源性疾病,又称人畜共患疾病。动物作为传染源的意义主要取决于人与受感染的动物接触机会和密切程度、动物传染源的种类和密度、环境中是否有适宜该疾病传播的条件等。

### (二) 传播途径

传播途径(route of transmission)是指病原体由传染源排出,侵入新的易感者之前,在外界环境中所经历的全过程。

1. 经空气传播　呼吸道传染病主要通过该途径传播。可通过飞沫、飞沫核和尘埃三种形式。其流行特征:①明显的季节性,冬春季高发。②传播速度快,发病率高。③儿童多见,常被称为"儿童传染病"。④未经免疫预防的人群中有周期性升高。⑤流行强度与人口密度、人口流动有关。

2. 经水传播　这是肠道传染病、寄生虫病及某些人兽共患病常见的传播途径之一。它包括以下两种传播方式。

(1) 经饮水传播:主要是肠道传染病,由于饮水被病原体污染所致。流行强度取决于污染水源类型、供水范围、水受污染的强度和频度、病原体在水中的抵抗力、饮水卫生管理等。其流行特征:①病例的分布与供水范围分布一致,有共同饮用统一水源的历史。②若水源经常被污染,则病例可终年不断,表现为慢性流行经过,具有类似地方性传染病的特点。③一次大量污染,可致暴发或流行。④除单纯母乳喂养的婴儿外,发病无年龄、性别、职业的差别。

(2) 经疫水传播:疫水是指被病原体污染的非饮用水,当人们接触疫水时可经皮肤或黏膜而感染。常见的经疫水传播的疾病有血吸虫病、钩端螺旋体病等,其危险性大小取决于人体接触疫水的面积、次数及接触时间的长短等。其流行特征:①患者都有接触疫水的历史。②发病呈现地方性、季节性和职业性。③接触方式以游泳、洗澡、捕鱼及收割等多见。④对疫水采取措施或加强个人防护后,可控制病例的发生。

3. 经食物传播　肠道传染病和某些寄生虫病、个别呼吸道传染病(白喉、结核病)及少数人兽共患病(布鲁氏菌病、炭疽病)等可经食物传播。食物本身含有病原体或食物在生产、加工、运输、储存与销售等各个环节被病原体污染。其流行特征:①患者有食用同一食物史,不食者不发病。②一次大量污染,可致暴发或流行。③停止食用该食物后,暴发很快终止。

4. 经接触传播　接触传播有两种方式:①直接接触传播,是指传染源与易感者直接接触而引起的传播。如狂犬咬人将狂犬病毒直接注入人体;性病患者通过性交直接感染他人等。直接接触传播多表现为散发。②间接接触传播,又称日常生活接触传播,是指易感者接触被传染源污染的物品(尤其是日常生活用品)所造成的传播。常见于肠道传染病、某些呼吸道传染病。其流行特征:①病例多呈散发,可形成家庭或同室内成员间的传播。②无明显的季节性,流行过程缓慢。③在卫生条件差的地区和卫生习惯不良的人群中病例多发。④加强对传染源的管理和严格消毒可减少病例的发生。

5. 经媒介节肢动物传播　又称虫媒传播,其传播方式有两种:①机械性传播,是指通过苍蝇、蟑螂等节肢动物可携带病原体,通过接触、返吐、粪便排出病原体,污染食物或餐具,使接触者感染。②生物性传播,病原体进入节肢动物体内经过发育或繁殖,才能传给易感者。其流行特征:①有一定地区性,病例分布与媒介昆虫的分布一致。②有明显的季节性,病例季节性升高与媒介昆虫繁殖活动的季节一致或稍后。③某些传染病具有职业特点,如森林脑炎多见于伐木工人及野外作业的工人。④老疫区病例多见于儿童,新疫区病例无年龄差异。⑤人与人之间一般不直接传播。

6. 经土壤传播　易感者通过各种方式接触了被病原体污染的土壤所引起的传播。经土壤传播疾病主要与病原体在土壤中的存活时间、个体与土壤接触的机会以及个人卫生条件有关。

7. 医源性传播　医源性传播是指在医疗及预防工作中,由于未严格执行规章制度和操作规程,人为地造成某种传染病的传播。主要见于:①由于所用医疗器具受污染而使易感者被感染。②使用被污染的血液制品、生物制品及药品引起的传播。

8. 垂直传播　是指病原体由母体传给子代的传播,又称母婴传播。主要传播方式:①经胎盘传播,是指孕妇体内的病原体(风疹病毒、乙型肝炎病毒等)经胎盘血液传给胎儿使之受到感染。②上行性传播,是指病原体(单纯疱疹病毒、葡萄球菌、链球菌、大肠埃希菌、白色念珠菌等)经孕妇阴道通过宫颈口到达绒毛膜或胎盘引起胎儿感染。③经分娩传播,是指分娩时胎儿通过严重污染的产道所致的感染,如淋球菌、疱疹病毒等。

**考点:**传染病的传播途径

### (三) 易感人群

易感人群(susceptible population)是指可能发生传染病感染的人群。人群作为一个整体对传染病的易感程度称人群易感性(herd susceptibility)。人群易感性以人群中非免疫人口占全部人口的百分比来表示。当人群中易感者达到一定数量,人群易感性高达一定程度时,一旦传染源进入,就会引起疾病的暴发或流行。反之,当人群中免疫者增多,人群易感性降低,可抑制或停止某病的流行。判断某一人群对某种传染病易感水平的高低,可从该病以往在人群中流行情况,该病的预防接种情况以及对人群进行该病抗体水平检测的结果而定。

1. 影响人群易感性升高的主要原因　①新生儿的增加;②易感人口的迁入;③免疫人口的死亡;④免疫人口免疫力的自然消退。

2. 影响人群易感性下降的主要原因　①预防接种;②传染病流行后免疫人口增加;③隐性感染后免疫人口增加。

**考点:**影响人群易感性升高及下降的主要原因

## 三、影响传染病流行过程的两个因素

传染病在人群中流行既是生物学现象又是社会现象,流行过程受自然因素和社会因素的影响,两大因素通过作用于三个环节对传染病流行过程发挥其促进或抑制的双向作用。

### (一) 自然因素

自然因素包括气候、地理、土壤、动植物等因素。其中以气候与地理因素尤为重要。

1. 对传染源的影响　特别是对以野生动物为传染源的疾病、虫媒传染病和寄生虫病的影响更大。例如疟疾、流行性乙型脑炎的流行常受气温、雨量和湿度等影响。这两种病都是由蚊子传播的,气温、雨量影响蚊子的密度及叮咬活动等,从而影响其流行,寒冷季节及寒带地区无疟疾和流行性乙型脑炎。疟疾病例多在春夏季复发,此时如按蚊密度高,复发病例作为传染源的作用就大。

2. 对传播途径的影响 夏、秋季因暴雨可引起洪水泛滥,如果当地猪或鼠类中流行钩端螺旋体病,它们的尿可污染水体,当人们因抗洪抢险等接触疫水可引起钩端螺旋体病,甚至暴发、流行。

3. 对易感人群的影响 自然因素能影响人体受感染的机会及机体抵抗力,使传染病呈现时间分布的特点。如寒冷季节,人们室内活动多,接触密切。如果居住拥挤、通风不良、卫生条件差,常出现呼吸道传染病的季节性升高。

### (二) 社会因素

社会因素包括社会制度、经济、文化水平、医疗条件、卫生设施、防疫工作、生产劳动及居住生活条件、风俗习惯、宗教等人类活动所形成的一切条件。

1. 对传染源的影响 严格执行国境卫生检疫,可有效地防止传染病的传入和传出。国家颁布传染病防治法,建立和健全城乡各级医疗卫生防疫机构,实行公费医疗与合作医疗,改善劳动人民的就医条件,使传染病的患者能及时得到诊断、隔离与治疗,有力地控制了传染病的流行。

2. 对传播途径的影响 开展群众性的爱国卫生运动,对饮水和食品实行卫生监督与立法,加强粪便、污物的卫生管理,城乡卫生面貌大大改善,许多传染病的传播途径得到控制,减少了肠道传染病的发病率。

3. 对易感人群的影响 预防接种,特别是实施儿童计划免疫程序,使结核病、白喉、百日咳、破伤风、脊髓灰质炎等传染病得到有效的控制。同时,人口的大量流动,如节假日旅游、民工季节性返乡,战争、灾荒等常可引起传染病的流行。

传染性非典型肺炎的流行与控制充分体现了社会因素对传染病流行过程的影响,卫生系统与社会各界密切配合,医务人员与全国人民共同参与,有效地控制了传染性非典型肺炎的流行。

# 第三节 传染病的防制措施

为了预防、控制和消灭传染病,必须讲究其防制的策略和具体的措施。一般说来,对所有传染病均应采取针对传染源、传播途径和易感人群三个环节的综合措施。

## 一、传染病的防制措施

预防和控制传染病的措施包括针对可能受病原体威胁的人群采取的措施,或者针对可能存在病原体的环境、媒介节肢动物、动物宿主等采取的多种预防措施。

### (一) 传染病报告

传染病报告是国家的法定制度,是传染病监测、控制和消除的重要措施,也称为疫情报告。

1. 责任疫情报告人 任何人发现传染病患者或疑似传染病患者时,都有义务及时向附近的医疗保健机构或者疾病控制机构报告。2006 年卫生部制定的《传染病信息报告管理规范》中明确规定:各级各类医疗机构、疾病预防控制机构、采供血机构均为责任报告单位;其执行职务的人员和乡村医生、个体开业医生均为责任疫情报告人。传染病报告实行属地管理。传染病报告卡由首诊医生或其他执行职务的人员负责填写。

2. 报告病种与类别 我国 2004 年修订的《中华人民共和国传染病防治法》规定,法定报告传染病分为甲、乙、丙3类共计37种,2008年和2009年又增加2种,具体如下。

(1) 甲类传染病(2种):鼠疫、霍乱。

(2) 乙类传染病(25种):传染性非典型肺炎、艾滋病、病毒性肝炎、脊髓灰质炎、人感染高致病性禽流感、麻疹、流行性出血热、狂犬病、流行性乙型脑炎、登革热、炭疽、细菌性和阿米巴性痢疾、肺结核、伤寒和副伤寒、流行性脑脊髓膜炎、百日咳、白喉、新生儿破伤风、猩红热、布鲁菌病、淋病、梅毒、钩端螺旋体病、血吸虫病、疟疾。

(3) 丙类传染病(10种):流行性感冒、流行性腮腺炎、风疹、急性出血性结膜炎、麻风病、流行性和地方性斑疹伤寒、黑热病、包虫病、丝虫病,除霍乱、细菌性和阿米巴性痢疾、伤寒和副伤寒以外的感染性腹泻病。

上述规定以外的其他传染病,根据其暴发、流行情况和危害程度,需要列入乙类、丙类传染病的,由国务院卫生行政部门决定并予以公布。自2008年5月卫生部决定将手足口病纳入丙类传染病进行管理,2009年卫生部公布增加甲型H1N1流感为乙类传染病。

3. 报告时限与方式

(1) 责任报告单位和责任疫情报告人发现甲类传染病和乙类传染病中的肺炭疽、传染性非典型肺炎、脊髓灰质炎、人感染高致病性禽流感的患者或疑似患者时,或发现其他传染病和不明原因疾病暴发时,应于2小时内将传染病报告卡通过网络报告;未实行网络直报的责任报告单位应于2小时内以最快的通讯方式(电话、传真)向当地县级疾病预防控制机构报告,并于2小时内寄送出传染病报告卡。

(2) 对其他乙、丙类患者、疑似患者和规定报告的传染病病原携带者在诊断后,实行网络直报的责任报告单位应于24小时内进行网络报告;未实行网络直报的责任报告单位应于24小时内寄送出传染病报告卡。

(3) 其他符合突发公共卫生事件报告标准的传染病暴发疫情,按《突发公共卫生事件信息报告管理规范》要求报告。

**考点:** 传染病报告时限

### (二) 针对传染源的措施

1. 患者　要做到"五早",即早发现、早诊断、早报告、早隔离、早治疗,控制传染源,防止传染病在人群中传播蔓延。患者一经诊断为传染病或疑似传染病,就应按照有关规定实行分级管理。①甲类传染病患者和乙类传染病中的传染性非典型肺炎、肺炭疽、人感染高致病性禽流感患者必须实施医院隔离;乙类传染病患者,根据病情可在医院或家中隔离,一般应隔离至临床或实验室证明患者痊愈为止;肾综合征出血热、钩端螺旋体病、布鲁菌病患者的传染源作用不大,可不必隔离;瘤型麻风患者必须经临床和微生物学检查证实痊愈才可恢复工作、学习。②甲类传染病疑似患者必须在指定场所进行隔离观察和治疗;乙类传染病疑似患者可在医疗机构指导下隔离观察。

**考点:** "五早"的内容

2. 病原携带者　对病原携带者要做好登记并进行管理,指导其保持良好的卫生习惯;定期随访直至其病原体检查3次阴性后,可解除管理;在托幼机构、饮食和服务行业工作的病原携带者要暂时调离工作岗位;久治不愈的伤寒或病毒性肝炎的病原携带者不得从事威胁性的职业;艾滋病、乙型和丙型病毒性肝炎、疟疾的病原携带者禁止做献血员。

3. 接触者　与传染源有过接触并有可能受到感染者,都应接受检疫。检疫期从最后接触日算起至该病的最长潜伏期。

(1) 留验:将疑似患者或接触者收留在指定的处所,进行检验、诊察和相应的治疗,也称为隔离观察。甲类传染病的接触者都应留验。

(2) 医学观察:乙类和丙类传染病接触者可正常工作、学习,但需接受体检、测量体温、病原学检查和必要的卫生处理等医学观察。

(3) 应急接种：潜伏期较长的传染病(如麻疹)，可对接触者进行预防接种。

(4) 药物预防：某些有特效药物防治的传染病，其接触者可用药物预防，如服用青霉素或磺胺药物预防猩红热、乙胺嘧啶或氯喹预防疟疾等。

4. 动物传染源　危害作用大且经济价值小的动物传染源应予以消灭；危害性较大的病畜或野生动物应予以捕杀、焚烧或深埋；危害不大且有经济价值的病畜可予以隔离治疗。同时要做好家畜、家禽及宠物的预防接种和检疫。

### (三) 针对传播途径的措施

主要是对传染源污染的环境所采取的措施。不同的传染病因其传播途径各异，所采取的主导措施也各不相同。如肠道传染病通过粪便排出的病原体污染环境，重点措施是加强粪便管理，对患者的排泄物及污染的饮水、物品、环境进行消毒；呼吸系统传染病主要是通过飞沫和空气传播，重点措施是加强通风、空气消毒及个人防护；防制虫媒传染病的有效措施则是杀虫。

1. 消毒　是用化学、物理、生物的方法杀灭或消除环境中致病性微生物的一种措施。分为预防性消毒和疫源地消毒。

(1) 预防性消毒：是在没有发现明确传染源时，对可能受到病原微生物污染的场所和物品实行的消毒，属预防性措施。如饮水消毒、乳品消毒、采供血器具及医疗器械消毒，浴池、游泳池、旅店、理发店的消毒。

(2) 疫源地消毒：为了杀灭传染源排出的病原体，对现有或曾经有传染源存在的场所和物品进行的消毒，属防疫措施。依传染源的状态又分为随时消毒和终末消毒。随时消毒，当传染源还存在于疫源地时，对其排泄物、分泌物及其污染的物品进行的消毒，目的是迅速杀灭致病微生物。随时消毒要经常进行，一般可指导患者家属完成。终末消毒，当传染源痊愈、死亡或离开后，对疫源地进行的一次彻底消毒，目的是完全消除传染源播散在外环境中的致病微生物。对外界抵抗力较强的病原体需要进行终末消毒。

2. 杀虫　是使用杀虫剂等方法杀灭有害昆虫，特别是传播病原体的媒介节肢动物。常用杀虫方法有物理杀虫、化学杀虫、生物杀虫及环境防制。以化学杀虫法最常用。常用化学杀虫剂有：有机磷类杀虫剂、氨基甲酸酯类杀虫剂、拟除虫菊酯类杀虫剂和有机氯类杀虫剂。

3. 灭鼠　灭鼠方法有机械灭鼠、化学灭鼠、生物灭鼠。

### (四) 针对易感者的措施

1. 免疫预防　传染病的免疫预防分为主动免疫和被动免疫。计划免疫属于主动免疫；传染病流行时为易感者注射保护性抗体属于被动免疫，是保护易感者的有效措施。

2. 药物预防　药物预防在特殊条件下可作为应急措施。因药物的作用时间短、效果不巩固、易产生耐药性等，故一般情况下不提倡使用药物预防。

3. 个人防护　针对传染病的不同传播途径所采取的个人防护措施，如戴口罩、使用防护蚊帐等；使用安全套以预防性传播疾病或 HIV 感染；接触传染病的医务人员和实验室工作人员，应严格执行操作规程，配备和使用个人防护用品。

### (五) 针对疾病暴发流行时的紧急措施

根据《中华人民共和国传染病防治法》规定，在有传染病暴发或流行时，除采取一般性措施进行防治外，当地政府报经上一级地方政府决定，可采取下列紧急措施。

1. 限制或者停止集市、集会、影剧院演出或者其他人群聚集的活动。

2. 停工、停业、停课。

3. 临时征用房屋、交通工具。

4. 封闭被传染病病原体污染的公共饮用水源。

上级人民政府接到下级人民政府关于采取前款所列紧急措施的报告时，应当即时作出决定。紧急措施的解除，由原决定机关决定并宣布。

考点：预防接种的种类

## 二、免疫计划

免疫计划(program on immunization)免疫规划是指根据国家传染病防治规划，使用有效疫苗对易感人群进行预防接种所定制的规划、计划和策略，按照国家或省、自治区、直辖市确定的疫苗品种、免疫程序或者接种方案，在人群中有计划的实施，提高群众健康水平和卫生文明水平。免疫规划其内涵和外延比计划免疫(planned immunization)更宽泛，一方面要不断的将安全有效的疫苗纳入国家免疫规划，另一方面要扩大预防接种(vaccination)的受益人群。因此，免疫规划是对儿童计划免疫的完善与发展，有利于更好的控制我国免疫可预防的传染病。

### (一) 预防接种的种类

1. 人工自动免疫(active immunization)　也称人工主动免疫，是将免疫原性物质接种人体，使人体自行产生特异性免疫。免疫原性物质包括经过处理的病原体或其提炼成分及类毒素等。自动免疫制剂有下列三种：活菌(疫)苗、死菌(疫)苗和免疫球蛋白。

2. 人工被动免疫(passive immunization)　将含抗体的血清或者制剂接种人体，使人体获得现成的抗体而受到保护称为人工被动免疫。其制剂有免疫血清(抗毒素)和免疫球蛋白。由于抗体的半衰期短，一般不超过25天，所以，被动免疫主要用于疫情控制和临床治疗。

3. 被动自动免疫　在接种被动免疫制剂的同时接种自动免疫制剂，使兼有被动及自动免疫的长处，此为被动自动免疫。一般只在有疫情的时候采用，多用于保护婴幼儿和体弱接触者，但只能用于少数传染病，如白喉可肌内注射白喉抗毒素1000～3000单位，同时接种精制吸附白喉类毒素。

### (二) 国家免疫规划

我国自1978年开始实施儿童计划免疫，我国实施免疫计划的5种疫苗，包括乙肝疫苗、卡介苗、百白破疫苗、脊髓灰质炎疫苗、麻疹疫苗、白破疫苗、预防乙型肝炎、结核病、百日咳、白喉、破伤风、脊髓灰质炎、麻疹等7种传染病。目前我国预防接种工作已经有了很大的发展，2007年明确提出把预防15种传染病的疫苗纳入国家免疫规划，也就是扩大国家免疫规划范围，包括乙肝疫苗、卡介苗、无细胞百白破疫苗、脊髓灰质炎疫苗、麻疹疫苗、白破疫苗、麻风腮疫苗、洗脑A群疫苗、流脑A+C群疫苗、乙脑减毒活疫苗、甲肝减毒活疫苗、钩端螺旋体疫苗、流行性出血热疫苗、炭疽疫苗。这些疫苗可用于预防乙型肝炎、结核病、百日咳、白喉、破伤风、脊髓灰质炎、麻疹、风疹、腮腺炎、流行性脑脊髓炎、流行性乙型脑炎、甲型肝炎、钩端螺旋体病、流行性出血热、炭疽等15种传染病。其中，有一部分是局部的，在流行区才接种，如：钩端螺旋体疫苗、流行性出血热疫苗、炭疽疫苗等；其他疫苗在全国范围都接种。预防接种实施程序见表4-1。

表4-1　疫苗预防接种实施程序

| 疫苗 | 接种对象月(年)龄 | 接种剂次 | 接种部位 | 接种途径 | 接种剂量/剂次 | 备注 |
|---|---|---|---|---|---|---|
| 乙肝疫苗 | 0、1、6月龄 | 3 | 上臂三角肌 | 肌内注射 | 酵母苗 5μg/0.5ml，CHO苗 10μg/1ml、 | 出生后24小时内接种第1剂次，第1、2剂次间隔≥28天 |
| 卡介苗 | 出生时 | 1 | 上臂三角肌中部略下处 | 皮内注射 | 0.1ml | |

续表

| 疫苗 | 接种对象月(年)龄 | 接种剂次 | 接种部位 | 接种途径 | 接种剂量/剂次 | 备注 |
| --- | --- | --- | --- | --- | --- | --- |
| 脊髓灰质炎疫苗 | 2、3、4 月龄,4 周岁 | 4 |  | 口服 | 1 粒 | 第1、2 剂次,第 2、3 剂次间隔均≥28 天 |
| 百白破疫苗 | 3、4、5 月龄,18 ~24 月龄 | 4 | 上臂外侧三角肌 | 肌内注射 | 0. 5ml | 第1、2 剂次,第 2、3 剂次间隔均≥28 天 |
| 白破疫苗 | 6 周岁 | 1 | 上臂三角肌 | 肌内注射 | 0. 5ml |  |
| 麻风疫苗(麻疹疫苗) | 8 月龄 | 1 | 上臂外侧三角肌下缘附着处 | 皮下注射 | 0. 5ml |  |
| 麻腮风疫苗(麻腮疫苗、麻疹疫苗) | 18 ~24 月龄 | 1 | 上臂外侧三角肌下缘附着处 | 皮下注射 | 0. 5ml |  |
| 乙脑(减毒)疫苗 | 8 月龄,2 周岁 | 2 | 上臂外侧三角肌下缘附着处 | 皮下注射 | 0. 5ml |  |
| 流脑 A 疫苗 | 6 ~18 月龄 | 2 | 上臂外侧三角肌附着处 | 皮下注射 | 30μg/0. 5ml | 第1、2 剂次间隔 3 个月 |
| 流脑 A+C 疫苗 | 3 周岁,6 周岁 | 2 | 上臂外侧三角肌附着处 | 皮下注射 | 100μg/0. 5ml | 2 剂次间隔≥3 年;第 1 剂次与 A 群流脑疫苗第 2 剂次间隔≥12 个月 |
| 甲肝(减毒)疫苗 | 18 月龄 | 1 | 上臂外侧三角肌附着处 | 皮下注射 | 1ml |  |
| 出血热疫苗(双价) | 16 ~60 周岁 | 3 | 上臂外侧三角肌 | 肌内注射 | 1ml | 接种第 1 剂次后 14 天接种第 2 剂次,第 3 剂次在第 1 剂次接种后 6 个月接种 |
| 炭疽疫苗 | 炭疽疫情发生时,病例或病畜间接接触者及疫点周围高危人群 | 1 | 上臂外侧三角肌附着处 | 皮上划痕 | 0. 05ml(2 滴) | 病例或病畜的直接接触者不能接种 |
| 钩体疫苗 | 流行地区可能接触疫水的 7 ~60 岁高危人群 | 2 | 上臂外侧三角肌附着处 | 皮下注射 | 成人第 1 剂 0.5ml,第 2 剂 1.0ml7 ~13 岁剂量减半,必要时 7 岁以下儿童依据年龄、体重酌量注射,不超过成人剂量 1/4 | 接种第 1 剂次后 7 ~10 天接种第 2 剂次 |
| 乙脑灭活疫苗 | 8 月龄(2 剂次),2 周岁,6 周岁 | 4 | 上臂外侧三角肌下缘附着处 | 皮下注射 | 0. 5ml | 第1、2 剂次间隔 7 ~10 天 |
| 甲肝灭活疫苗 | 18 月龄,24 ~30 月龄 | 2 | 上臂三角肌附着处 | 肌内注射 | 0. 5ml | 2 剂次间隔≥6 个月 |

### (三) 预防接种的注意事项

1. 接种途径与剂量　各种疫苗的接种年龄及接种途径、剂量、剂次、间隔等都有明确的规定，不得任意更改。在接种前必须详细阅读疫苗使用说明书，严格按要求执行。

2. 接种禁忌证　接种禁忌证可依据疫苗使用说明书。WHO 规定有以下情况者为常规免疫的禁忌证：①免疫缺陷、恶性疾病（肿瘤、白血病等）及应用放射治疗或抗代谢药而使免疫功能受到抑制者，不能使用活疫苗。②患有发热或明显全身不适的急性疾病，应推迟接种。③以往接种疫苗有严重不良反应者，不应继续接种。④有神经系统疾病的患儿（癫痫、婴儿痉挛等），不应接种含有百日咳抗原的疫苗。

3. 预防接种异常反应　如发现疑似预防接种异常反应，接种人员应按照《全国疑似预防接种异常反应监测方案》的要求进行处理和报告。①一般反应：是在预防接种时或预防接种后发生的，由疫苗本身所固有的特性引起的，对机体只会造成一过性生理功能障碍的反应。其临床表现和强度随疫苗而异，一般不会影响学习和生活。②异常反应：少数人接种后出现过敏性休克、晕厥、过敏性皮疹等。异常反应后果严重，甚至可能有生命危险，必须及时抢救。

4. 疫苗保藏条件　由于疫苗大多数为蛋白质，一般怕热、怕光，需要冷藏。冷链是保证疫苗质量的重要措施之一。所谓冷链（cold chain）是指疫苗从生产、保存、运输直至接种始终处于冷藏条件以保持其效价不受损害的特殊供应链系统。

**考点**：预防接种异常反应

**链接**　预防接种的管理

医护人员可采取预约、通知单、电话、手机短信、网络、广播通知等适宜方式，通知儿童监护人，告知接种疫苗的种类、时间、地点和相关要求。及时为辖区内所有居住满 3 个月的 0 ~6 岁儿童建立预防接种证和预防接种卡等儿童预防接种档案。在交通不便的地区，可采取入户巡回的方式进行预防接种。注意每半年应对责任区内儿童的预防接种卡进行 1 次核查和整理。

## 目标检测

### 选择题

1. 我国法定报告的甲类传染病是（　　）
   A. 鼠疫、炭疽　B. 伤寒、霍乱
   C. 鼠疫、肺结核　D. 霍乱、鼠疫
   E. 以上都不是

2. 人群易感性升高的主要原因是（　　）
   A. 新生儿和外来人口增加
   B. 免疫人口迁出或死亡
   C. 免疫人口免疫力降低
   D. 病原体变异
   E. 以上都是

3. 自病原体侵入机体到最早临床症状开始出现的这一段时间称为（　　）
   A. 潜伏期　B. 外潜伏期
   C. 临床症状期　D. 感染期
   E. 以上都不是

4. 经空气传播的疾病的流行特征，不正确的是（　　）
   A. 传播易于实现
   B. 多数有周期性发病率增高
   C. 有季节性发病率升高，多为夏秋季节
   D. 与居住拥挤有关
   E. 易感者集中时可形成暴发

5. 注射丙种球蛋白属于（　　）
   A. 人工自动免疫
   B. 自然自动免疫
   C. 人工被动免疫
   D. 人工被动自动免疫
   E. 自然被动免疫

6. 婴儿期施行的预防接种疫苗种类及所预防的病种是（　　）
   A. 3 种疫苗，5 种疾病
   B. 4 种疫苗，6 种疾病
   C. 5 种疫苗，7 种疾病
   D. 6 种疫苗，8 种疾病
   E. 7 种疫苗，9 种疾病

7. 2004年新修订的传染病防治法所规定的需报告的传染病有(　　)
A. 22种　　B. 25种
C. 30种　　D. 35种
E. 37种

8. 下列不属于计划免疫规定的接种疫苗是(　　)
A. 卡介苗　　B. 狂犬疫苗
C. 脊髓灰质炎疫苗　　D. 麻疹活疫苗
E. 百白破混合制剂

9. 决定传染病患者隔离期限的主要依据是(　　)
A. 潜伏期　　B. 传染期
C. 前驱期　　D. 发病期
E. 外潜伏期

10. 接种卡介苗属于(　　)
A. 自然主动免疫　　B. 自然被动免疫
C. 人工自动免疫　　D. 人工被动免疫
E. 人工被动自动免疫

11. 人畜共患病是指人类罹患以什么为主要传染病的疾病(　　)
A. 动物　　B. 带菌者
C. 带虫者　　D. 带病毒者
E. 带毒素者

12. AIDS全球最常见的传播途径(　　)
A. 性传播　　B. 经血传播
C. 垂直传播　　D. 飞沫传播
E. 食物传播

13. 责任报告单位对甲类传染病、传染性非典型肺炎的上报时间是(　　)
A. 2小时内　　B. 4小时内
C. 6小时内　　D. 8小时内
E. 12小时内

14. 传染病能够得以传播必须具备的条件是(　　)
A. 存在传染源
B. 病原体生存的条件
C. 传染源和易感人群
D. 传染源、传播途径、易感人群
E. 传播途径和易感人群

15. 使人群易感性降低的最主要因素是(　　)
A. 新生儿增加　　B. 易感人口迁出
C. 计划免疫　　D. 传染病流行
E. 隐性感染

(李伟娟)

# 第五章　地方病的预防与控制

## 第一节　地方病概述

地方病(endemic disease)是由地理环境所造成的、具有一定地区局限性和依存性的疾病，其分布广、病种多、危害程度大。我国有70余种地方病，其中鼠疫、布鲁氏菌病、血吸虫病、碘缺乏病、地方性氟中毒、克山病、地方性砷中毒及大骨节病等8种自20世纪90年代以来被列为国家重点防治的疾病。

### 一、地方病的基本概念

按病因可分为化学元素性地方病和自然疫源性地方病两类。化学元素性地方病是由于地壳表面化学元素分布不均衡，水和(或)土壤中某些元素过多或过少，使当地居民通过食物和饮水等途径摄取这些元素过多或过少，引起某些特异性疾病。常见的元素缺乏性地方病有碘缺乏病，元素过多所引起地方病有地方性氟中毒、地方性砷中毒等。自然疫源性地方病是由媒介传播、病因为病原微生物和寄生虫、具有传染性、严格地方性和区域特点的地方病。如鼠疫、乙型脑炎、流行性出血热、钩端螺旋体病、疟疾、黑热病等。

化学元素性地方病的特点：①有明显的地区性。②与地质环境中某种化学元素之间有明显的剂量-反应关系。③与人群对某种化学元素的总摄入量之间存在摄入量-反应关系。自然疫源性地方病的分布与某种病原微生物、寄生虫、昆虫媒介及动物宿主的生活习性密切相关，因此有分布地区和流行季节等不同的特点。

**考点**：地方病的概念、化学元素性地方病的特点

### 二、地方病病(疫)区的基本特征

生物源性地方病发生的地区称为地方病疫区，化学元素性地方病发生的地区称为地方病病区。

1. 在地方病病(疫)区，地方病的发病率和患病率均显著高于非地方病病(疫)区，而非地方病病(疫)区无该病的发生。

2. 地方病病(疫)区自然环境中存在着引起某种地方病的致病因素。化学性地方病的发病与病区环境中某些元素过多、不足或比例失调密切相关，且存在明显的剂量—反应关系，在地方病疫区存在某些病原微生物、寄生虫、媒介昆虫及动物宿主生长繁殖的条件。

3. 健康人进入地方病病(疫)区，也有患该病的可能。

4. 由地方病病(疫)区迁出的健康者(除外潜伏期者)不再患该种地方病，或迁出的患者症状不再加重，并且可能逐渐减轻甚至痊愈。

5. 在地方病病(疫)区，某些易感动物也可能罹患某种地方病，成为生物源性地方病发生的主要中间宿主。

6. 消除地方病病(疫)区自然环境中的主要致病因素是控制消灭地方病的关键。

### 三、我国地方病的流行状况及防治策略

#### (一) 我国地方病的流行状况

我国是地方病较为严重的国家，全国31个省(区、市)都不同程度的存在地方病的危害，

重病区主要集中在西部偏远、贫困地区。主要有碘缺乏病、地方性氟中毒、地方性砷中毒、大骨节病及克山病等。我国外环境普遍处于缺碘状态，除上海市外，30个省(区、市)都曾不同程度地流行碘缺乏病。水源性高碘病区和地区分布于9个省(区、市)的115个县(市、区)，受威胁人口3000余万。燃煤污染型地方性氟中毒病区分布于13个省(市)的188个县(市、区)，受威胁人口约3582万。饮水型地方性氟中毒病区分布于28个省(区、市)的1137个县(市、区)，受威胁人口约8728万。饮茶型地方性氟中毒病区分布于7个省(区)的316个县(市、区)，受威胁人口约3100万。燃煤污染型地方性砷中毒病区分布于2个省的12个县，受威胁人口约122万。饮水型地方性砷中毒病区分布于9个省(区)的45个县，且在19个省(区)发现生活饮用水砷含量超标，受威胁人口约185万。大骨节病病区分布于14个省(区、市)的366个县(市、区)，受威胁人口约2197万。克山病病区分布于16个省(区、市)的327个县(市、区)，受威胁人口约3225万。

党中央、国务院历来重视地方病防治工作。《中共中央国务院关于深化医药卫生体制改革的意见》明确提出，要加强对严重威胁人民健康的地方病等疾病的监测与预防控制，防治工作取得显著成效。截至2010年底，已有28个省(区、市)达到了省级消除碘缺乏病的阶段目标，97.9%的县(市、区)达到了消除碘缺乏病目标；已查明的水源性高碘病区和地区基本落实停止供应碘盐措施；燃煤污染型地方性氟中毒病区改炉改灶率达到92.6%；基本完成已知饮水型地方性氟中毒中、重病区的饮水安全工程和改水工程建设；基本查清饮茶型地方性氟中毒的流行范围和危害程度；完成了地方性砷中毒病区分布调查，已知病区基本落实了改炉改灶或改水降砷措施；地方性氟中毒和砷中毒病区中小学生、家庭主妇的防治知识知晓率分别达到85%和70%以上；99%以上大骨节病重病区村儿童X线阳性检出率降到20%以下；克山病得到有效控制。但是，我国地方病防治工作距实现消除地方病危害目标仍有较大差距，西藏自治区、青海省和新疆维吾尔自治区仍处于基本消除碘缺乏病的阶段，水源性高碘病区和地区尚未全面落实防治措施，西部地区局部仍有地方性克汀病新发病例，尚有部分地方性氟中毒病区未完成改水，局部地区的大骨节病病情尚未完全控制。更为重要的是，地方病是生物地球化学因素或不利于健康的行为生活方式所致，在已落实综合防治措施的病区，只有建立长效防治机制，才能持续巩固防治成果，避免病情反弹。(节选自《国务院办公厅关于转发卫生部等部门全国地方病防治"十二五"规划的通知》)

### (二) 地方病的防治策略

1. 改革地方病管理体制，健全专业队伍　我国卫生部设有全国地方病防治办公室；各省、自治区、直辖市都建立了相应的管理机构。各省、自治区、直辖市还针对本地区情况设立了专业机构，组建专业队伍深入病(疫)区工作。

2. 建立地方病监测系统　地方病的监测是有计划、有系统、有规律地连续观察地方病消长趋势、影响因素和预防措施效果，为控制和最终消灭地方病提供科学依据的一种方法。

(1) 通过经常性监测，收集、分析、提供地方病动态信息资料，研究地方病的流行规律，作出预报预测及评价防治效果。

(2) 组织普查普治，筛检地方病患者，做到早发现、早诊断、早治疗。

3. 加强第一级预防　加强第一级预防，查清地方病的病因、病情及病区分布，进行病因防治，大规模开展群防群治是控制消灭地方病的关键。

(1) 化学元素性地方病：①补充环境和机体缺乏的元素，如在妇女妊娠前或妊娠初期补充足够的碘可预防地方性克汀病、亚临床克汀病、先天性甲状腺功能低下症及发育性疾病如不孕、早产、死产、新生儿死亡等。出生后各个发育时期补充足够的碘可以预防和治疗地方性甲状腺肿。②限制环境中过多的元素进入机体，如防止氟、碘的过度摄入。

(2) 生物源性地方病:①杀灭宿主:消灭生物源性地方病的传染源,使宿主长期大面积下降是消灭自然疫源地的根本控制措施。②杀灭媒介昆虫:切断传播途径是防制生物源性地方病的重要措施。化学药物(如敌敌畏、敌百虫、除虫菊类药物)对蚤、螨、蜱均有效。③消毒:消毒是杀灭传播因素中病原体的重要手段,对预防鼠疫、布鲁氏菌病是必不可少的措施。④预防接种:提高易感者的免疫力,通过生物制品接种,刺激机体产生特异性免疫力。如鼠疫活菌疫苗接种后,其免疫力只有半年;布鲁氏菌活菌疫苗和森林脑炎灭活疫苗的免疫力能维持1年。

4. 加强健康教育,提高群众自我保健意识　开展多种形式的健康教育活动,使病区群众普遍掌握地方病防治知识,增加防病意识,提高自我防护能力,改变不利于健康的传统生产生活方式,自觉采取有效措施,预防和减少地方病的危害。

5. 建立、健全地方病防制法制体系　强化法制,严格管理。认真贯彻执行有关防治地方病的地方性条例和部门规章,加强法制宣传,加大执法力度,使防治工作步入法制化管理轨道。

## 第二节　碘缺乏病

碘缺乏病(iodine deficiency disorders,IDD)是由于外环境缺碘,人体摄取的碘量不足而引起的一系列病症称为碘缺乏病。碘缺乏在人体不同的生长发育阶段所造成的疾病形式不同,包括流产、早产、死产、地方性甲状腺肿、地方性克汀病、亚临床克汀病等。碘缺乏是世界上已知导致智力障碍的首要原因。

### 一、碘在人体内的代谢

碘是人体所需的一种必需微量元素,最低生理需要量为每人75μg/d,人体碘的来源有80%~90%来自食物,10%~20%来自饮水,5%左右来自空气。食物中的碘化物在消化道内几乎完全被吸收,正常成人体内含碘量为20~50mg,20%存在于甲状腺参与合成甲状腺素,80%的碘通过肾脏经尿排泄,一般根据尿碘排泄量估计碘的摄入量,目前,推荐碘供给量成人150μg/d,10岁以下儿童40~120μg/d,孕妇、乳母200μg/d,这一标准仅适用于非缺碘地区。

### 二、碘缺乏病的病因

#### (一) 碘缺乏

碘缺乏是地方性甲状腺肿的主要原因。机体缺碘可影响甲状腺激素的合成,使血浆甲状腺激素水平降低,甲状腺发生代偿性增大。当碘摄入量低于40μg /d或水中碘量低于10μg /L,即可出现地方性甲状腺肿不同程度的流行。

#### (二) 促甲状腺肿的物质

如木薯、杏仁、芥菜中的硫氰酸盐、硫葡萄糖苷等物质可以干扰甲状腺素的合成、释放、代谢,加重碘缺乏而致甲状腺肿。

#### (三) 碘过多

长期食用含碘很高的食品,可引起甲状腺肿大。其机制目前仍不清楚,多数人认为是由于碘阻断效应所致。

#### (四) 膳食因素

膳食中缺乏维生素A、维生素C、维生素$B_{12}$等可促使甲状腺肿的发生,维生素是氧化、还原酶的主要组成成分。因此,从某种意义上讲IDD是以碘缺乏为主的多种营养素缺乏症。

### （五）其他原因

环境中化学元素不平衡，如钙、镁、锰、铁元素过高，硒、钴、钼元素过低可加重碘缺乏的作用；某些药物如硫脲嘧啶、对氨基水杨酸、磺胺均可抑制碘的有机化，碳酸锂可抑制甲状腺激素的分泌。

## 三、碘缺乏病的流行特征

碘缺乏病主要分布于拉丁美洲、非洲、大洋洲及亚洲的大多数发展中国家。我国是世界上碘缺乏病分布广泛、病情严重的国家之一。碘缺乏病主要流行于山区，我国除上海市以外，其他省、市、自治区、都有该病流行，山区多于平原，内陆多于沿海，尤以西北、东北、西南等地区病情比较严重，主要分布于那些地形倾斜、洪水冲刷严重，或降雨量集中，水土易流失的地带，碘随水不断丢失，遍及青海、甘肃、陕西、吉林、辽宁、河北、山西、河南、云南、贵州、四川、广西、湖南、湖北及台湾等省及宁夏回族自治区、西藏自治区、新疆维吾尔自治区等地的山区或冲积平原。除了山区外，一些内陆、丘陵及水网地带也有不同程度流行。一般流行规律是：山区高于平原，内陆高于沿海，农村高于城市。

碘缺乏病可以发生在任何年龄的人群。其中地方性甲状腺肿多发生在儿童、青少年及妇女；女性的最高患病率多在12～18岁，男性在9～15岁。一般女性患病率明显高于男性，而地方性克汀病的男女患病率无显著差别，多发生在地方性甲状腺肿严重流行地区，有家族多发倾向，母亲如是该地或地方性甲状腺肿患者，其子女患地方性克汀病者较多。

## 四、碘缺乏病的主要临床表现

### （一）地方性甲状腺肿

**考点**：碘缺乏病的流行特征

地方性甲状腺肿（endemic goiter）是指居住在特定地理环境中的居民，通过饮水、食物摄入的碘低于生理需要量或过多，引起的以甲状腺肿大为主要临床特征的地方性疾病。

临床表现为起病缓慢，早期仅见甲状腺轻度肿大，多为弥漫性，一般无明显症状。严重者由于肿大的甲状腺压迫气管和食管者可出现气短、呼吸困难、吞咽困难及声音嘶哑等。按甲状腺大小分为3度：0度，甲状腺看不见、摸不着；1度，甲状腺看不见，可摸得着或摸到结节；2度，可见甲状腺看得见，摸得着。按腺体是否均匀增大或有无结节，分为弥漫型、结节型和混合型。

**考点**：地方性甲状腺肿的临床表现及分度

### （二）地方性克汀病

地方性克汀病（endemic cretinism）是由于胚胎发育期和出生后早期严重缺碘造成的、以智力障碍为主要特征的神经综合征，又称为地方性呆小病。患儿有不同程度的智力低下、体格矮小、听力障碍、神经运动障碍及不同程度的甲状腺功能低下和甲状腺肿，可概括为呆、小、聋、哑、瘫。

临床分3型：①神经型，大多数患者属此型。以明显的智力低下、聋哑和下肢痉挛性瘫痪为特点。②黏液水肿型，以甲状腺功能低下为主，表现出为黏液性水肿，皮肤粗糙、弹性差，毛发稀少、干脆，体格矮小或侏儒，克汀病外貌（眼距宽、鼻梁塌、傻笑），性发育障碍。③混合型，上述两型特征兼有。

### （三）亚临床克汀病

亚临床克汀病指在碘缺乏地区，以轻度智力低下为主要表现，并伴有精神发育迟滞、神经系统障碍及甲状腺功能低下者，因其无克汀病典型表现，故称为亚临床克汀病，这部分人群的大脑损害不可逆，发病率明显大于克汀病，且不易发现。

## 五、碘缺乏病的预防

### （一）补碘

防治碘缺乏病的基本战略对策，是大力推广以碘盐为主的综合性补碘措施，碘油可以作为辅助措施来强化补碘效果，或者作为推广碘盐前的替代措施。

1. 碘盐法　食盐加碘是防治碘缺乏病简单易行、行之有效的重要措施。我国规定食用盐的碘含量容许范围为20～50mg/kg，在包装、储存、运输及食用碘盐过程中，须注意保持碘盐干燥，包装严密不透气、防晒、存放暗处，以防碘的挥发损失。

2. 碘油法　碘化油是一种长效、经济、方便、副作用小的防治药物，特别适用于偏僻、交通不便的地区，尤适用于育龄妇女。碘化油注射后，供碘效能可达3～5年。口服碘化油方法简便，群众易于接受，防治效果同样明显，供碘效能一般为1年半左右。

3. 富碘食物　除高碘地区外，缺碘地区和非缺碘地区均应提倡多食含碘丰富的食物，如海带、紫菜、海鱼等。

### （二）碘防治监测

1. 碘盐含碘量的监测　包括碘盐加碘浓度、包装、出厂抽查、保管存放、销售点及居民家庭内的抽查，及时纠正问题，减少碘的损失。

2. 碘化油注射及口服的监测　防止出现并发症。

3. 病情监测　监测点定期调查和比较食用碘盐前后人群甲状腺肿发病率动态变化。

4. 进行碘代谢和垂体甲状腺系统功能状态的检测。

考点：碘缺乏病的预防措施

# 第三节　地方性氟中毒

地方性氟中毒又称地方性氟病（endemic fluorosis）是由于一定区域的外环境中氟元素过多，使生活在该区域的居民长期摄入过量氟而引起的以氟斑牙和氟骨症为特征的全身性慢性疾病。

## 一、地方性氟中毒的流行特点

地方性氟中毒在世界上分布很广，遍及五大洲的50多个国家，其中印度流行最为严重。在我国贵州、云南、四川、广东、湖北、陕西、甘肃、山西、山东、河南、河北、北京、天津、浙江、辽宁、吉林、黑龙江等省，西藏自治区、宁夏回族自治区、新疆维吾尔自治区、内蒙古自治区有本病发生。病例多寡、病情轻重与当地饮用水中含氟高低密切相关。水含氟量愈高，饮用时间愈长，则病情愈重。氟斑牙主要发生于儿童少年，8～15岁多发，无明显的性别差异。氟骨症多发生于青壮年，一般20岁以后发病，30～50岁发病最多。病情通常女性比男性严重，可能与生育哺乳有关，脊柱侧弯、驼背畸形多见于女性。

1. 在气候干燥或相对干燥，降雨量低于蒸发量的地区，地层中的氟经蒸发并富集于地表中形成氟水病区。

2. 我国北方病区往往有来自邻近的地势高的高氟补给来源，在降水条件下经地表或地下径流自高向低处淋溶土壤或岩石中的氟，水中的氟随地热径流并沿途蒸发浓缩，地势低洼，氟愈高，形成高氟区。

3. 火山、温泉地区多为高氟区。火山爆发时从地球深处把大量氟携带到地表。火山灰含氟量在160～2900ppm。温泉水具有较高的温度，或溶解地表氟，致使温泉水几乎都是高氟。

4. 富氟矿区的含氟岩石及矿物风化后可增高土壤含氟量，或溶于流经的水中形成高氟水病区。

5. 由于收获季节多雨，居民用含氟高的煤烘烤粮食及食品（如贵州、云南、湖北、陕南地区）。受烘烤的食品、粮食及室内空气受高氟污染形成煤烟型氟污染病区。

## 二、地方性氟中毒的病因、发病机制

### （一）病因

长期摄入过量氟是本病的主要原因，如氟摄入>6mg/d，就可引起氟中毒。

1. 饮水型 饮用高氟水引起氟中毒，分布最广、患患者数最多，是最主要的病区类型。我国饮水型中毒病区主要分布在淮河—秦岭—昆仑山以北的广大地区。病区居民氟中毒的患病率与水氟浓度呈正相关。

2. 燃煤污染型 采用落后燃煤方式，燃烧含氟高劣质煤，氟化物严重污染了室内空气、饮水及食物，居民摄入大量氟引起氟中毒，我国以西南地区病情最严重，如云南、贵州、四川、湖南、湖北、辽宁等省多数情况下为燃煤污染食物和居室空气所致。

3. 饮茶型 长期饮食含氟量高的粗制茶如砖茶、粮食和蔬菜等使摄氟量增高所引起的氟中毒，主要分布在内蒙古自治区、青海省、西藏自治区等少数民族居住的地区。

### （二）发病机制

1. 影响钙、磷代谢 过量氟进入机体与钙结合形成氟化钙，主要沉积于骨组织中，少量沉积于软骨使骨质硬化，甚至骨膜、韧带及肌腱等硬化。血钙浓度下降，甲状旁腺功能亢进，引起骨骼脱钙、骨质疏松，出现氟骨症一系列症状。

2. 损害牙齿 体内氟过量，大量氟沉积于牙组织中，导致牙釉质不能形成正常的棱晶结构而形成不规则的球状结构，产生斑点，在此不规则缺陷处色素沉着，呈黄色、褐色或黑色，牙硬度减弱，质脆易碎裂或脱落。

## 三、地方性氟中毒的特征

氟中毒可损害全身各个系统，典型临床表现是氟斑牙和氟骨症。

### （一）氟斑牙

氟斑牙是氟中毒最早出现、最易识别的体征。其特征有以下几部分。

1. 釉面失去光泽，粗糙不透明，可见白垩样线条、斑点、斑块，或整个牙面呈白垩样。

2. 釉面着色，呈浅黄、黄褐甚至深褐色或黑色，着色范围可有细小的斑点、斑块、条纹布满整个牙面。

3. 釉面有不同程度的缺损，小者如针尖或鸟啄样，乃至深层釉面较大面积剥脱，轻者缺损限于釉质表层，重者所有牙面甚至牙齿整体外形也被破坏。

### （二）氟骨症

1. 疼痛 为最常见症状，通常由腰背部开始，继而累及四肢大关节直到足跟。疼痛随病程进展日益加重，一般呈持续性酸痛，无游走性，局部无红、肿、热现象，活动后可缓解，静止则加重，尤其在早晨起床后不能立刻活动。严重者可出现刺痛或刀割样痛，此时患者不敢触碰、大声咳嗽和翻身，保持一定的保护性体位减轻疼痛。

**考点**：地方性氟中毒的特征

2. 神经症状 部分患者除疼痛外，由于椎孔缩小变窄，神经根及血管受压，营养障碍，出现肢体麻木、蚁走感、肌肉萎缩，脊髓受累可出现下肢无力甚至瘫痪。

3. 肢体变形 轻者无明显表现，随病情进展出现关节功能障碍和肢体变形，脊柱强直生理弯曲消失，活动受限。

## 四、地方性氟中毒的预防

地方性氟中毒并无特效疗法，预防氟中毒的根本措施是控制氟的来源，减少氟的摄入量，促进氟的排泄，增强机体的抗病能力。

1. 饮水型氟中毒　应以改水降氟为原则，改用低氟水源，如引用江、河、水库的地面水，打低氟的深井以及收集、储备天然降水等；饮水除氟，利用物理或化学方法降低水氟，如混凝沉淀（常用明矾、三氯化铝）、活性氧化铝法等。

2. 高氟煤烟污染食物和空气的病区　应以改灶、少用或不用高氟劣质煤、安装排烟设施，防止室内空气污染，改进食物烘干方法，避免煤烟直接接触。做好预防不仅能控制新发，而且对原有的氟骨症患者也可起到一定治疗作用。

3. 进行防氟健康教育，改变不良生活习惯　少饮含氟高的茶、避免使用含氟高的牙膏和药物，改善营养增加抗氟物质的摄入，在低氟地区可因地制宜采用水中加氟，限制含氟“三废”的排放，禁用高氟磷肥和含氟农药。

**链接**　克　山　病

克山病是一种地区流行的原发性心肌病，于1935年在黑龙江省克山县首先发现。病因目前尚不清楚，克山病全部发生在低硒地带，患者头发和血液中的硒明显低于非病区居民，而口服亚硒酸钠可以预防克山病的发生，说明硒与克山病的发生有关。但鉴于病区虽然普遍低硒，而发病仅占居民的一小部分，且缺硒不能解释克山病的年度和季节多发，所以还应考虑克山病的发生除低硒外尚有多种其他因素参与的可能，如水土和营养因素、病毒感染等。临床表现主要有心脏增大、急性或慢性心功能不全和各种类型的心律失常，急重患者可发生猝死。按起病情况，可分为急型、亚急型、慢型和潜在型。

## 目标检测

### 选择题

1. 属于自然疫源性地方病的是（　　）
   A. 地方性氟中毒　B. 布鲁杆菌病
   C. 碘缺乏病　D. 克山病
   E. 大骨节病
2. 甲状腺激素的生理作用主要是（　　）
   A. 促进体格、大脑发育
   B. 调节体温
   C. 维持生命活动所需的能量
   D. 免疫力
   E. 肺呼吸
3. 当碘摄入量低于多少微克即可出现地方性甲状腺肿不同程度的流行（　　）
   A. 10μg/d　B. 20μg/d
   C. 20μg/d　D. 40μg/d
   E. 50μg/d
4. 碘最低生理需要量为每人（　　）
   A. 15μg/d　B. 30μg/d
   C. 45μg/d　D. 60μg/d
   E. 75μg/d
5. 人体缺碘的最主要危害是（　　）
   A. 偏瘫
   B. 影响智力和生长发育
   C. 头痛
   D. 腹胀
   E. 腹泻
6. 甲状腺激素合成过程中必不可少的微量元素是（　　）
   A. 锌　B. 钙
   C. 碘　D. 钾
   E. 铁
7. 胚胎发育期和出生后早期严重缺碘造成（　　）
   A. 甲状腺功能低下　B. 生殖减退
   C. 性发育落后　D. 单纯性聋哑
   E. 亚临床克汀病
8. 生长期缺碘引起的疾病（　　）
   A. 克汀病　B. 单纯性聋哑

C. 亚临床克汀病　D. 甲状腺肿大
E. 甲状腺功能低下

9. 我国规定食用盐的碘含量容许范围为(　　)
A. 5 ~ 10mg/kg　B. 10 ~ 20mg/kg
C. 20 ~ 50mg/kg　D. 50 ~ 60mg/kg
E. 60 ~ 70mg/kg

10. 下列关于碘缺乏病的人群分布,叙述错误的是(　　)
A. 女性发病率高峰在 12 ~ 18 岁
B. 男性发病率高峰在 9 ~ 15 岁
C. 成人的患病率男性明显高于女性
D. 地方性克汀病的男女患病率无显著差别
E. 碘缺乏病流行越严重的地区发病越早

11. 防治碘缺乏病简单易行、行之有效的重要措施(　　)
A. 食盐加碘　B. 碘化油口服
C. 富碘食物　D. 碘化油注射
E. 碘代谢监测

12. 氟摄入量大于多少毫克就可引起氟中毒(　　)
A. 3mg/d　B. 6mg/d
C. 8mg/d　D. 9mg/d
E. 12mg/d

13. 地方性氟中毒的病因是(　　)
A. 食物含氟量过高
B. 饮水含氟量过高
C. 煤烟含氟量过高
D. 长期摄入过量氟
E. 营养不良

14. 氟骨症最常见症状(　　)
A. 疼痛　B. 心悸
C. 肢体变形　D. 关节功能障碍
E. 腹胀

15. 我国地方性氟中毒,氟摄入来源主要是(　　)
A. 食物型　B. 饮水型
C. 燃煤型　D. 大气污染型
E. 砖茶型

(李伟娟)

# 第六章　慢性非传染性疾病的预防与控制

**案例6-1**

某单位职工，随着生活水平的提高，不少职工买了私家车，出门以车代步，活动量明显减少；且三高饮食，在最近体检中发现慢性病(肥胖、高血压、癌症)的患病率明显增加。

**问题**：(1) 该单位为什么出现这种现象?

(2) 出现这些健康问题的可能原因是什么?

(3) 应采取什么样的预防措施?

## 第一节　概　　述

慢性病已成为全世界各国成人的最主要死因，且呈现持续增长势态。随着我国人口老龄化、经济状况的改善、人们生活方式与行为习惯的变化，慢性病已成为影响居民健康和死亡的首要原因。

中国疾控中心的监测资料显示，2010年我国18～44岁、45～59岁年龄组高血压患病率分别为18%、46%，糖尿病患病率分别为5%、13%，超重率分别为27%、37%，肥胖率分别为10.5%、14.7%；而2002年这两个年龄组高血压患病率分别为9%、29%，糖尿病患病率分别为1%、4%，超重率分别为23%、29%，肥胖率分别为6.4%、10.2%。短短几年间，均增幅较大，其中糖尿病患病率增加达数倍之多。监测还显示，2010年，我国18～44岁、45～59岁年龄组，身体锻炼每周≥3次、每次≥10分钟的比例分别仅为11.5%和12.2%；这两个年龄组男性现在吸烟率分别高达53%和59%；2010年，我国劳动力人口高胆固醇血症患病率、高甘油三酯血症患病率，分别比2002年升高了1.3倍、0.8倍；1/5的劳动力人口患高三酰甘油血症。由此得知，我国从2002～2010年慢性病发病率呈上升趋势。

### 一、慢性病的概念

慢性非传染性疾病(non-communicable diseases，NCDs)简称“慢性病”或“慢病”，不是特指某种疾病。而是对一组起病时间长，缺乏明确的病因证据，一旦发病病情迁延不愈的非传染性疾病的概括性总称。主要包括：心脑血管疾病、糖尿病、肿瘤以及慢性阻塞性肺部疾病(慢阻肺)等。

### 二、慢性病的主要危险因素

慢性病病因复杂，范围广，暴露方式形形色色，且交互作用纵横交错。故慢性病具有：①隐蔽性强；②致病因子复杂；③可预防性；④病程长，并发症多，经济负担重，需要长期的治疗和护理；⑤具有不可逆转的病理变化，致残致死率高，缺乏特效的治愈手段等特点。

常见的慢性病均与吸烟、酗酒、不健康饮食、静坐生活方式等几种共同的危险因素有关(表6-1)。慢性病的危险因素之间及与慢性病之间的内在关系，往往是“一因多果、一果多因、多因多果、互为因果”(图6-1)。慢性病的发生、发展一般依次从：正常人→高危人群(亚临床状态)→疾病→并发症的过程。因此，从任何一个阶段实施干预，都将产生明显效果，干预越早,效果越好。

**表 6-1　主要慢性病的共同危险因素**

| 危险因素 | 慢性病 | | | |
|---|---|---|---|---|
| | 心脑血管疾病 | 糖尿病 | 肿瘤 | 呼吸道疾病 |
| 吸烟 | √ | √ | √ | √ |
| 酗酒 | √ | | √ | |
| 饮食 | √ | √ | √ | √ |
| 静坐生活方式 | √ | √ | √ | √ |
| 肥胖 | √ | √ | √ | √ |
| 高血压 | √ | √ | | |
| 血糖 | √ | √ | √ | |
| 血脂 | √ | √ | √ | |

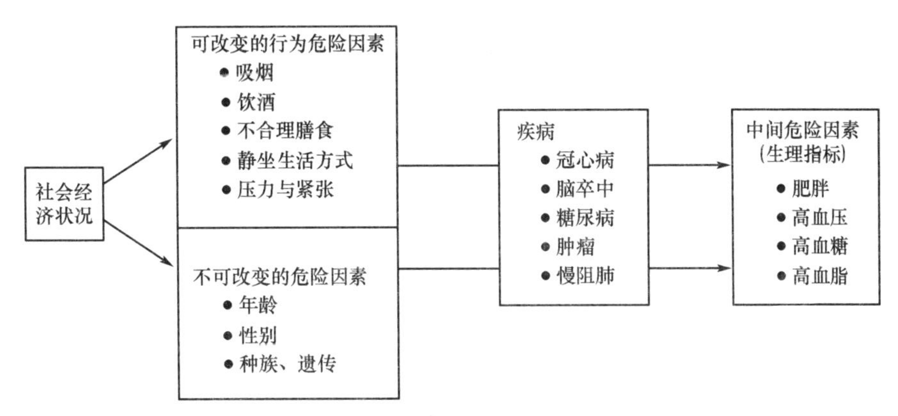


**图 6-1**　常见慢性病及其共同危险因素之间的内在关系

## 三、慢性病的防制

绝大多数慢性病具有可治疗但不能治愈的特性。慢性病防治的目的是:在生命全过程的预防和控制及延缓慢性病的发生;降低慢性病的患病率,减少早亡及失能;提高患者及伤残者的生活质量。在各种慢性病中,心脑血管疾病、恶性肿瘤、慢性呼吸系统疾病及糖尿病位于死因顺位、疾病谱的前列,是防治的重点。

慢性病防治应以明确疾病发生、发展规律,疾病危险因素及其之间内在关系为基础,结合WHO全球慢性病预防与控制策略。任何地区和国家在制订慢性病防治的策略和选择防治措施时,都至少要考虑以下原则:①强调在社区及家庭水平上降低常见慢性非传染性疾病的4种共同的危险因素(吸烟、饮食、不健康饮食、静坐生活方式),进行生命全程预防;②三级预防并重,采取以健康教育、健康促进为主要手段的综合措施,将慢性病作为一类疾病来进行防治;③全人群策略和高危人群策略并重;④转变传统保健系统的服务内容、方式,向包括鼓励患者共同参与,促进和支持患者自我管理,加强对患者定期随访,加强与社区、家庭合作等内容的创新慢性病保健模式的发展;⑤加强社区慢性病防治的行动;⑥改变行为危险因素预防慢性病时,应以生态健康促进模式及科学的行为改变理论为指导,建立以政策及环境改变为主要策略的综合性社区行为危险因素干预项目。

# 第二节 心血管疾病的防制

广义心血管疾病(cardiovascular diseases,CVD)是一组以心脏和血管异常为主的循环系统疾病,包括心脏和血管疾病、肺循环疾病及脑血管疾病。该组疾病中以高血压、脑卒中和冠心病对人类健康的危害最为严重。

世界卫生组织(WHO)发布的《2012 年世界卫生统计》报告显示,全世界三分之一的成年人患有高血压。且研究表明,心血管病死亡率远远高于癌症和艾滋病,成为危害人类健康的第一杀手。预计到 2015 年,每年因心血管病而死的人数将达到 2000 万。

2013 年 8 月,国家心血管病中心发布了《中国心血管病报告 2012》。报告指出,我国个人行为方式和生活习惯导致的疾病负担逐步增加,常见的不良生活习惯包括膳食不合理(如高盐、脂肪摄入量增加和蔬菜减少等)、吸烟、饮酒和缺乏运动等,由此导致的心血管病危险因素流行趋势明显,结果是心血管病患患者数呈快速增长态势。据估计,每年约有 350 万人死于心血管病,占总死亡原因的 41%。

## 一、流行病学特征

### (一) 地区分布

1. 国家间分布　心血管病在世界不同国家之间的分布具有很大差异。不同国家和地区的人群所患心血管病的病种也各不相同。如美国、芬兰、苏格兰、澳大利亚等以冠心病居第一位,日本和中国则是中风死亡率高于冠心病。冠心病的发生与各国居民的生活习惯、膳食构成等因素有关,冠心病高发地区人们多食肉及乳制品等富含脂肪的食品。膳食中的饱和脂肪摄入量高,血清胆固醇也高,患冠心病的机会也愈多。反之,以植物性膳食为主者,血清胆固醇偏低,冠心病的发病率也低。

2. 国家内分布　在同一国家的不同地区,心血管病死亡率也有差异。如我国脑血管病死亡率以重庆市居首位;肺心病死亡率以吉林省和四川省的达县为最高;高血压患病率,北方高于南方,有自东北向西南递减的趋势;发病年龄提前,青壮年人群的发病与患病水平明显升高;心血管病已不再是城市或经济发达地区人口所特有的"富贵病",近年来农村和非经济发达地区人口的发病率、患病率和死亡率显著升高。

### (二) 时间分布

1. 长期变异　心血管病发病与死亡水平在世界范围内发生了巨大变化,但各国变化趋势不尽一致。如波兰、南斯拉夫、罗马尼亚、中国等国家冠心病死亡率呈逐年上升的趋势,上升幅度最大的为南斯拉夫;美国的冠心病和脑血管病的死亡率明显下降,平均每年下降 1%;日本、英国等脑血管病死亡率也呈下降趋势;20 世纪 50 年代后,多数国家风湿性心脏病的发病率明显下降。

2. 季节性　心血管病虽然一年四季均可发生,但其死亡率以每年 11 月至翌年 1 月为最高,5 ~ 7 月为最低。如脑出血在冬季发病率明显增多,高血压以冬、春季患病率较高。

### (三) 人群分布

1. 年龄　心血管病具有显著的年龄分布差异,无论城市与农村,无论男女,发病率皆随年龄递增而上升。

2. 性别　心血管病具有明显的性别分布差异(男性高于女性),但随着年龄的增加,这种差别逐渐减小。

3. 职业　心血管病具有职业分布差异。脑力劳动者心血管病的发病率高于体力劳动者。

4. 种族　心血管病与种族有一定关系。美国16年的随访资料显示：黑人心血管病的死亡率明显高于白人。

## 二、心血管病的特点

1. 潜伏期长　心血管病早期多无症状，或症状不明显，其过程缓慢，常常不被重视，不易早期发现。

2. 致病因素复杂　心血管病发生的原因很多，主要与年龄、遗传、饮食、肥胖、吸烟、运动、情绪、环境等因素有关，这些因素长期共同作用于同一个体，且不是单一因素的简单相加，而是呈倍数递增。

3. 病情变化快　心血管病多急性起病，病情进展快。即使在稳定期和恢复期，因情绪激动、过度劳累等因素，都会使病情突然发生变化，如心绞痛发作、再次脑出血、突发眩晕摔伤等。

4. 并发症多　多种致病因素长期作用导致心血管疾病发生的同时，其他脏器也会因长期受损而致病，如冠心病易并发心力衰竭、心律失常、心功能不全等。脑血管病则主要并发应激性溃疡、泌尿系统感染、坠积性肺炎、心律失常、褥疮等。

## 三、心血管病的危险因素

高血压、糖尿病、肥胖、吸烟、高胆固醇、不良生活方式、缺少运动等，是心血管病主要的危险因素。

### （一）高血压

高血压是心血管病最大的、独立的危险因素。血压升高易引起动脉粥样硬化，进而损伤心、脑血管及肾脏、大动脉等，提高冠心病的发病率。

### （二）高血脂

流行病学调查发现，血胆固醇含量高于260mg/100ml者，冠心病的发病率为低于200mg/100ml者的5倍，说明高血脂者易患冠心病。高血脂引起动脉粥样硬化的机制可能是当动脉有损伤时（如高血压及吸烟等引起的），脂质就会在动脉内膜中沉积成为稍隆起的病灶，继之动脉内膜的纤维结缔组织增生，将其围起、固定、形成斑块，斑块深层可以发生软化及溃疡，形成黄色粥状物。

### （三）高血糖

高血压、肥胖、胰岛素抵抗、高三酰甘油血症等因素常常共同存在，加速动脉粥样硬化。据报道，70%～80%的糖尿病患者死于与动脉粥样硬化有关的疾病，其次的死因为小血管病变，所以对高血糖的预防非常重要。

### （四）吸烟

吸烟是动脉粥样硬化的一个独立的危险因素。吸烟不仅影响呼吸道健康，也危害其他器官的健康。吸烟可影响血管内皮的功能，引起血栓，导致中风、心肌梗死等。流行病学研究结果表明：吸烟导致冠心病的危险与吸烟量成正比；吸烟者动脉硬化的程度严重于非吸烟者；被动吸烟者受到同样的危害；年纪愈轻，相对危险度愈高；戒烟可降低其危险性。

## 四、心血管病的防制

### （一）心血管病的防制策略

心血管病的防治策略包括：①面向全人群，控制和降低人群整体心血管病发病危险因素的人群策略。②针对高危者的筛查和干预的高危策略。

1. 心血管病全人群策略　全人群策略以全社会人群或全体社区居民为对象，通过健康教育、卫生宣传和具体指导来实施，即针对心血管疾病的危险因素或病因，改变不良的生活方式、行为因素及社会、经济和环境因素，以达到普遍降低或控制全人群内危险因素水平的目标。全人群策略的制定必须与国家宏观卫生工作方针相一致，必须与当地的社会经济水平发展相一致。现阶段我国开展心血管疾病预防控制的指导思想是：心血管病的预防不仅仅是单纯的技术工作，不应仅由卫生部门单独来完成，而应该树立社会大卫生观念，通过政府领导、多部门协作和全社会参与来开展。心血管病防制的全人群策略有以下几方面。

（1）我国城乡按经济发展状况分为经济落后地区、经济发展中地区和经济发达地区。

（2）经济落后地区面临的心血管疾病主要是风心病、肺心病和脑出血，心血管疾病的防治重点主要是治疗现患患者。

（3）经济发展中地区所面临的心血管疾病主要是高血压和冠心病。

（4）经济发达地区面临的心血管疾病主要是高血压、脑梗死和冠心病。

（5）对于经济发展中和发达地区，防治重点应放在预防方面，在发展经济的同时，应消除或减少致病危险因素的流行。

2. 高危人群策略　高危人群策略是指对有特殊发病危险因素的群体和社区居民进行预防。高危策略首先需要检出高危个体，采取有针对性的预防措施，纠正其高危险因素。医务人员在日常卫生医疗服务中发现高危人群，应及时对他们开展有针对性的教育和干预指导，实现高危策略。

### （二）心血管病的预防应包括“三级预防”措施

1. 第一级预防　心血管病的一级预防就是消除或减少致病的危险因素，以达到降低发病的可能性。

（1）限盐增钾：①WHO 建议每人每日摄盐量不超过 6g；②增加钾摄入量主要是多食用新鲜蔬菜水果，中国营养学会推荐成人每日应摄食新鲜蔬菜 400～500g，水果 30～50g。

（2）减少脂肪摄入：我国成人摄入脂肪占总热量的比值应控制在 25% 为宜，每日胆固醇摄入应低于 300mg。

（3）禁烟限酒：控制吸烟主要通过健康教育来实现。过量饮酒对健康有害，应提倡节制饮酒，降低饮酒量。

（4）适量运动：有规律的有氧运动能预防和治疗高血压，降低心血管疾病的发病率和死亡率。

（5）控制体重：超重和肥胖是心血管疾病的重要危险因素。研究表明：控制饮食与有规律运动相结合是最有效的控制体重和防制肥胖的方法。

（6）心理平衡：要重视社会心理因素对心血管系统的危害，强调心理平衡对保护心脏健康的重要性。

2. 第二级预防　心血管病的二级预防就是通过各种途径对高血压等心血管病患者早发现和早诊断，并采用药物和非药物的手段，预防病情发展及并发症的发生。

（1）二级预防的有效实施涉及两个方面：即提高医生的诊治水平以及改善患者的依从性。

（2）二级预防的重要手段是：普查、筛查、定期健康体检、高危人群重点项目检查以及设立专科门诊。

3. 第三级预防　主要是针对发病后期的心血管病患者进行合理、适当的康复治疗措施，防止病情恶化，预防严重并发症，防止伤残的发生，尽量延长有活力健康期望寿命。

心血管病的分级预防措施具体见表 6-2。

表 6-2　心血管病的分级预防措施

| 心脑血管疾病 | 一级预防 | 二级预防 | 三级预防 |
|---|---|---|---|
| 肺心病 | 改善居住穿衣条件，防治上呼吸道感染和慢性支气管炎 | 及时治疗肺气肿或早期肺心病，强化治疗 | 改善呼吸和循环功能，提高生活质量 |
| 风心病 | 改善居住穿衣条件，防治风湿热，避免反复 | 及时治疗风湿性心脏病或瓣膜病，手术 | 改善循环功能，提高生活质量 |
| 高血压 | 限盐，控制体重，节酒，适度体力活动 | 早期检出和治疗，强化治疗心血管并发症 | 并发症恢复，提高生活质量 |
| 脑卒中 | 限盐，控制血压，合理膳食，避免诱因 | 早期治疗（包括 TIA），强化治疗并发症 | 康复治疗，防止复发，提高生活质量 |
| 冠心病 | 控制血压，合理膳食，禁烟，适度体力活动 | 早期治疗，长期服用阿司匹林，强化治疗重症 | 康复体育治疗，防止复发，提高生活质量 |

# 第三节　糖尿病的防制

糖尿病（diabetes mellitus，DM）是由于胰岛素分泌不足和（或）胰岛素抵抗（insulin resistance，IR）引起的以高血糖为主要特点的全身代谢紊乱性疾病。它是继心血管病和肿瘤之后又一严重危害人类健康的慢性非传染病。目前，糖尿病的发病全球呈上升趋势，是全球重大公共卫生问题。

根据 1999 年 WHO 咨询报告和国际糖尿病联盟西太区委员会提出的分型方案，临床上将糖尿病分为 1 型糖尿病、2 型糖尿病、妊娠糖尿病和其他特殊类型糖尿病 4 种类型，其中 2 型糖尿病占 90% 以上，是预防和健康教育的重点。本节将着重介绍 2 型糖尿病。

## 一、糖尿病的流行特征

### （一）地区分布

发达地区 2 型糖尿病患病率居高不下，北美和西太平洋区最高，成年人约 1/3 ~ 1/2 人群患有 2 型糖尿病。发达国家发病率明显高于发展中国家。我国地区分布有差异，即城市高于农村。

### （二）时间分布

近几十年来，全球 2 型糖尿病呈持续增长趋势，发展中国家上升速度快于发达国家。我国增速十分惊人，导致患病率升高的主要原因是人口老龄化、肥胖及生活方式的改变。此外，诊断水平及保健水平的提高、死亡率下降等也是患病率升高的影响因素。

### （三）人群分布

1. 年龄　患病率随年龄增长而上升，40 岁后增速加快。近年来有年轻化趋势，我国亦然。

2. 性别　欧美国家女性患病率高于男性，日本、韩国男性高于女性，我国男女基本相等。不同国家性别差异主要与环境和行为有关，而与种族因素无关。

3. 职业　脑力劳动者的患病率高于体力劳动者。我国的个体商业、服务人员和干部的糖尿病发病增长较快。

4. 种族　糖尿病有家族聚集性。

5. 社会经济地位　在发达国家，2 型糖尿病的患病率贫穷阶层高于富裕阶层，可能与卫生知识和医疗保健水平有关。在发展中国家,富裕者高于贫困者,可能与饮食因素、活动少等有关。

## 二、糖尿病的危险因素

糖尿病是由于遗传和环境因素长期相互作用而致,95% 以上是由遗传、环境、行为等多种危险因素共同参与或相互作用而引起的多因子病。它的发病危险因素主要包括:遗传因素、高能高脂饮食、肥胖、体力活动不足、糖耐量受损(impaired glucose tolerance,IGT)、早期营养不良、长期精神紧张等。遗传因素是糖尿病发生的潜在因素,具有遗传易感性的个体在肥胖、体力活动不足及生活水平迅速提高等诸多环境因素的作用下,更易发生 2 型糖尿病。肥胖是糖尿病最重要的危险因素。此外,老龄化和长期精神紧张也是 2 型糖尿病的危险因素。

### (一) 遗传因素

1 型糖尿病具有遗传易感性,近年来,已经发现一些与 1 型糖尿病遗传易感性有关的基因位点。2 型糖尿病具有更强的家族聚集性,并且相继确定了一些 2 型糖尿病的遗传基因。家系调查显示,糖尿病一级亲属的患病率较一般人群高 5 ~ 21 倍。我国人群糖尿病的遗传度约为 60% 。

### (二) 超重与肥胖

2 型糖尿病患者中约 60% 是超重或肥胖。体质指数(BMI)与 2 型糖尿病的发生呈正相关关系,向心性肥胖与糖尿病的关系更为密切。男女各年龄组中,体重指数≥25 的超重和肥胖者糖尿病患病率显著高于非超重者 3 ~ 5 倍。

### (三) 膳食因素

一直以来膳食因素均被认为与糖尿病的发生有关。高能量饮食是明确肯定 2 型糖尿病的重要膳食危险因素。高纤维膳食特别是谷物中的水溶性纤维素可增加胰岛素的敏感性,缓解胰岛素抵抗,可降低糖尿病的危险性。妇女中饮酒者 2 型糖尿病的发病率升高。

### (四) 体力活动减少

许多研究显示体力活动不足是 2 型糖尿病发生的独立危险因素,每日静态生活时间超过 4 小时者与不足 1 小时者相比,糖尿病患病率增加 50% 。

### (五) 糖耐量受损

是指患者血糖水平介于正常人和糖尿病之间的一种中间状态。IGT 是 2 型糖尿病的高危险因素,IGT 在诊断后 5 ~ 10 年复查时,大约有 1/3 的人发展为糖尿病。

### (六) 高血压

许多研究发现,高血压患者发展为糖尿病的危险高于正常血压者,可能与共同的危险因素有关。

### (七) 妊娠

妊娠糖尿病的妇女在其后发生显性糖尿病的比例相当高,15 年随访累积发病率为 35% ~ 40% 。怀孕期间发生糖尿病的母亲,其子女发生 2 型糖尿病的危险性远比父亲患有糖尿病或母亲非孕期患糖尿病的子女高;妊娠次数多者发生 2 型糖尿病的危险性高于妊娠次数少者。

### (八) 病毒感染

病毒一直被认为是有可能引发 1 型糖尿病的启动因子,病毒感染后主要造成自身免疫性胰岛 β 细胞的损害。

### (九) 自身免疫

90% 的 1 型糖尿病新发病例血浆中有胰岛细胞自身抗体。研究表明糖尿病是由自身免疫机制导致胰岛 β 细胞破坏所引起的一种慢性病。

### （十）其他

生命早期营养及喂养方式、吸烟行为、脂肪代谢紊乱（尤其是高三酰甘油血症）、社会心理因素、文化程度、服药史等，在糖尿病的发生中都有一定的意义。

## 三、糖尿病的防制

糖尿病的防制主要是针对不同的目标人群，采取“三级预防”措施。

### （一）第一级预防

是针对一般人群控制的危险因素，以达到降低糖尿病发病率的目的。主要措施如下。

1. 健康教育和健康促进　提高人们对糖尿病危害的认识，普及糖尿病的防治知识与技能，增强自我保健和自我管理。

2. 合理膳食　糖尿病的发生与能量及动物性脂肪摄入量过多等营养不平衡因素有密切关系，因此，科学合理的营养与膳食指导是糖尿病预防及健康管理的基本手段。控制总热能摄入，合理分配碳水化合物、脂肪和蛋白质的比例，限制脂肪摄入量，多吃蔬菜水果及纤维素。

（1）控制总能量：控制总能量是糖尿病膳食治疗的首要原则，能量摄入以能够维持理想体重或略低于理想体重为宜。理想总能量摄入的参考标准如下。

理想摄入总能量＝理想体重×生活强度（25～35）

理想体重＝身高－105；生活强度：轻度（如司机及脑力劳动者）按25计，中度（如电工、木工）按30计，重度按35计。

（2）合理分配碳水化合物、脂肪和蛋白质的比例：在合理控制总能量的基础上，合理分配碳水化合物、脂肪和蛋白质的比例。碳水化合物应占总能量的55%～65%；要限制脂肪（包括植物油）的摄入量，使其占总热能的25%以下；蛋白质的摄入量则占总热能的15%。主食选择低糖、淀粉类碳水化合物，特别是富含淀粉、膳食纤维、维生素和矿物质的杂粮及全谷食品（面食），少吃或禁食单糖及双糖类的食物，合理选用有利于控制糖尿病。每天主食量250～300g。消瘦者和重体力劳动者可适当增加主食量至400～500g；轻体力劳动者，每天主食量250～400g；肥胖者应酌情减少，主食量200～300g。严格控制脂肪的摄入量，尤其是饱和脂肪酸（动物性脂肪）的摄入，能够延缓和防止糖尿病并发症的发生与发展。植物油如豆油、花生油、菜子油等含不饱和脂肪酸多的油脂，增加单不饱和脂肪酸的摄入，选择橄榄油、山茶油作为烹调用油。控制胆固醇摄入量在每天200mg以下，防止并发症的发生。限制含胆固醇高的食物如动物肝、肾、脑等内脏类食物。蛋白质是生命的物质基础，摄入量应接近正常人的标准，其中以鱼类和大豆蛋白来源为主。

（3）每天进食充足的蔬菜和水果，补充足够的维生素和矿物质。维生素和矿物质可促进新陈代谢，对糖和脂肪的代谢有着积极作用。可多吃富含维生素、矿物质且含糖量少的蔬菜、水果，如苦瓜、番茄、黄瓜、猕猴桃、火龙果等。

（4）高纤维素与低盐膳食：高纤维膳食可降低糖类在胃肠中的吸收速度及餐后血糖的高峰值，并带走一部分油脂，同时还可以降低血液中的胆固醇，预防心血管病的发生。因此，提倡糖尿病患者采用高纤维膳食，每天20～35g，以食用天然食物（如：豆类、蔬菜、粗谷物、含糖低的水果等）为佳。

（5）合理分配热能：根据个人的饮食习惯来确定分配比例，定时定量，常用的能量分配比例为早餐20%、午餐40%、晚餐40%；或早餐30%、午餐40%、晚餐30%。

（6）戒烟、戒酒、限盐：有助于控制病情，预防并发症。WHO建议食盐摄入量每天应低于6g。

3. 增加体力活动　体力活动除有助于控制体重外，还可增加胰岛素的敏感性，改善代谢功能,是预防糖尿病的有效措施。注意运动量要循序渐进,运动方式可多种多样。

4. 维持理想体重　限制热能摄入和加强体育锻炼及适量的体力劳动是控制体重的关键。

5. 缓解精神紧张　长期精神紧张的工作和生活可影响内分泌和代谢功能,增加患糖尿病的风险。

### (二) 第二级预防

主要是针对糖尿病高危人群进行筛检,早发现、早诊断和早治疗,预防糖尿病并发症的发生和进展。

筛检方法包括空腹血糖和口服葡萄糖耐量试验,前者更简便、快速、价廉,是最常用的人群筛检方法。筛检既要查出隐性患者也要查出IGT。对查出的早期患者和IGT均应进行积极治疗,控制血糖并预防并发症的发生。治疗包括心理治疗、饮食治疗、药物治疗及健康教育和行为指导等。

### (三) 第三级预防

对尚未发生并发症的患者进行规范化的治疗和管理,如药物治疗、饮食治疗、体育锻炼、控制血糖、血糖自我监测,预防并发症的发生,提高生活质量。

对已发生并发症的患者对症治疗、防止病情恶化和伤残、加强康复,降低病死率,延长寿命。

# 第四节　恶性肿瘤的防制

恶性肿瘤一般统称为癌症(cancer),是一组严重威胁人类健康的疾病。2012 中国肿瘤年报指出,癌症是世界严重的公共卫生问题。据国际癌症研究机构公布的数据显示,每年全球约800万人死于癌症。严重威胁我国居民健康的癌症主要为肺癌,男性其他主要导致死亡肿瘤为肝癌、胃癌、食管癌等,女性其他主要导致死亡的肿瘤为乳腺癌、胃癌、肝癌等。目前我国肿瘤的发病率为285.91/10万,平均每天每分钟有6人被诊断为恶性肿瘤。

## 一、恶性肿瘤的流行特征

### (一) 地区分布

1. 全球范围内　恶性肿瘤的发病率和死亡率均逐年上升,不同国家和地区之间存在着差别(表6-3)。

2. 同一种癌症不同地区的分布　如肺癌在工业经济发达地区及大城市的发病率和死亡率高于经济欠发达地区及农村。鼻咽癌在我国南部(广东、广西、福建等)及东南亚地区高发,旅居新加坡、日本、泰国和美国的华侨中鼻咽癌的发病率也高于当地人。肝癌在欧美罕见,日本、马来西亚、印度尼西亚、新加坡和我国沿海地区长江以南诸省(江苏启东县、广西扶绥县)高发,莫桑比克某地区肝癌发病率为美国或西欧的500～1000倍。食管癌在伊朗东北部、南非(班图族)、肯尼亚、中亚地区、智利(北部)、瑞士、法国等国较多见;在我国河南、山西、河北及北京为高发地区,以太行山为中心,向四周逐渐减低,大体呈一个不规则的同心圆分布,其中河南林县食管癌死亡率高达139.80/10万。美国肠癌发病率高达51.8/10万,西欧、加拿大次之,日本随着战后饮食习惯的欧美化,大肠癌发病率已逐年上升;我国肠癌发病率也呈逐年上升趋势,长江以南高于华北地区。乳腺癌在发达国家中占女性恶性肿瘤的首位,近年来乳腺癌死亡率上升30%～50%;我国乳腺癌发病率也呈上升趋势。

表 6-3　常见恶性肿瘤发病率地区间差异

| 恶性肿瘤部位 | 性别 | 高发病率地区 | 低发病率地区 | 高发区与低发区之比* |
|---|---|---|---|---|
| 食管 | 男 | 伊朗东北部 | 尼日利亚 | 300 |
| 肝 | 男 | 莫桑比克 | 英国 | 100 |
| 鼻咽 | 男 | 东南亚华裔 | 英国 | 40 |
| 肺、支气管 | 男 | 英国 | 尼日利亚 | 35 |
| 胃 | 男 | 日本 | 乌干达 | 25 |
| 子宫颈 | 女 | 哥伦比亚 | 以色列犹太族 | 15 |

*35～64 岁标化发病率之比，以世界人口作为标准人口

### （二）时间分布

从全球范围看，恶心肿瘤的发病率和死亡率均逐年升高。据估计，过去十年间，全球癌症的发病率和死亡率增长了约 22%。多数国家肺癌的发病率和死亡率都在增长，已成为全球最主要的癌症，年发病达 120 万人，死亡 110 万人。20 世纪 70 年代起，我国卫生部共在全国范围内进行过三次死因调查，调查结果显示，我国恶性肿瘤的死亡率 30 年间增了一倍。1973 年至 1975 年，我国男女合计恶性肿瘤死亡率为 74. 2/10 万；到 1990 年至 1992 年，这一数字上升至 108. 26/10 万，增长 45. 9%；2004 年至 2005 年，此数字已攀升至 135. 88/10 万。恶性肿瘤已成为我国的第二位死因，且呈逐年上升趋势。尤其是肺癌发病率和死亡率均呈明显上升，且在男性中尤为明显；乳腺癌、白血病也呈上升趋势，宫颈癌、食管癌下降，胃癌的发病率和死亡率趋于稳定。

### （三）人群分布

1. 年龄　任何年龄都可发生恶性肿瘤，且发病率多随年龄同步增长。儿童期最多见的是白血病、脑瘤及恶性淋巴瘤；青壮年时期常见的是肝癌及白血病；中年及老年期多以胃、食管、宫颈、肝及肺癌为主。乳腺癌则多见于青春期及更年期的两个高峰。

2. 性别　除女性特有肿瘤外，大多数恶性肿瘤发病率男性高于女性。男性发病率明显高于女性的恶性肿瘤主要有肺癌、肝癌、食管癌、胃癌、肠癌、膀胱癌、鼻咽癌、白血病等。女性发病率明显高于男性的有乳腺癌、甲状腺癌和胆囊癌等。

3. 婚育状况　早婚多育妇女宫颈癌多发，未婚者及犹太妇女中罕见（可能与犹太族男性有幼时割包皮习俗有关），说明与性行为有关。宫颈癌低发区宫体癌及乳腺癌发病率较高。未婚未育未哺乳的妇女乳腺癌发病率较高。

4. 种族　恶性肿瘤有种族分布特征。鼻咽癌多在中国广东方言人群中发病率最高，移居国外的华侨及其后代仍呈高发；原发性肝癌多见于非洲班图人；印度人口腔癌高发；哈萨克人食管癌较常见；犹太人的阴茎癌和宫颈癌则很罕见；皮肤癌和不同人种皮肤色素的沉着多少有关。

5. 职业　癌症的职业分布与职业性致癌因素的分布一致。职业性膀胱癌主要发生在染料（生产 α、β 萘胺、联苯胺等染料）、橡胶、电缆制造等行业；职业性皮肤癌多见于煤焦油和石油产品行业；石油化工、制鞋业的白血病高发；职业性肺癌以接触 PAH、石棉、砷、铬、镍以及放射性矿开采等行业为多。

6. 移民　日本胃癌死亡率高，美国很低，相差约 5 倍；美国肠癌死亡率高，日本很低，相差也约 5 倍；美籍日本人中胃癌死亡率下降，在美出生的第二代日本人胃癌死亡率更低，而肠癌死亡率在逐渐上升，说明这两种癌的发病可能与环境因素密切，而与遗传因素的关系较小。

## 二、恶性肿瘤的危险因素

恶性肿瘤的危险因素除了人口老龄化外,更主要的是人们的生活方式、社会环境和遗传因素。大量研究表明癌症是环境暴露与遗传易感性交互作用所致。常见恶性肿瘤的危险因素见表6-4。

**表6-4 常见恶性肿瘤的危险因素**

| 部位 | 危险因素 |
| --- | --- |
| 肺 | 吸烟,大气污染,室内空气污染,被动吸烟,绿色蔬菜及水果摄入不足,遗传因素 |
| 胃 | 幽门螺杆菌,高盐食品(腌制食品),蔬菜摄入不足,吸烟,遗传因素 |
| 肝脏 | 乙型肝炎病毒,丙型肝炎病毒,饮酒,吸烟 |
| 大肠 | 动物性饱和脂肪摄入过多,蔬菜摄入不足,缺乏运动,遗传因素 |
| 胰腺 | 吸烟,糖尿病、慢性胰腺炎病史,遗传因素 |
| 胆道 | 胆石症,胆囊炎 |
| 食管 | 吸烟,饮酒,喜食过热食品 |
| 白血病 | 电离辐射,职业性接触苯、甲苯、氯乙烯等化学因素,遗传因素,人类T淋巴细胞白血病病毒 |
| 膀胱 | 吸烟,染料(如苯胺),遗传因素 |
| 前列腺 | 动物性饱和脂肪摄入过多,遗传因素 |
| 乳腺 | 妊娠次数和生产次数少,初潮年龄低,初产年龄高,闭经年龄高,肥胖,脂肪摄入过多,良性乳腺病史,遗传因素 |
| 子宫颈 | 人类乳头瘤病毒,Ⅱ型单纯疱疹病毒,初交年龄低,多性伙伴 |
| 卵巢 | 妊娠次数和生产次数少,口服避孕药,遗传因素 |

## 三、恶性肿瘤的防制

综上所述,恶性肿瘤的危险因素主要有吸烟、膳食不合理、感染及职业危害等。因此,控制及消除危险因素是恶性肿瘤预防与控制最根本的措施。

### (一) 第一级预防

1. 控制吸烟　实践已证实,控制吸烟可减少大约80%以上的肺癌和30%的癌症总死亡率,同时控制吸烟还可减少慢性肺病、脑卒中、缺血性心脏病和肺结核等的发病率。如果全球烟草消费减半,2025年以前将防止2000万~3000万人,2050年前将防止1.7亿~1.8亿人死于烟草所致的癌症。因此控制吸烟是癌症预防与控制的主要策略之一,对减轻我国总的疾病负担举足轻重。我国的控烟策略包括以下几方面。

(1) 加强烟草控制中的综合性立法建设:①提高烟草制品的税率;②禁止各种直接或间接的烟草广告及赞助、促销活动;③提高烟草警示程度;④扩大禁烟的公共场所;⑤禁止向未成年人销售香烟等。

(2) 制定完整的传播策略,通过媒体开展强有力的控制吸烟健康教育。

(3) 开展综合性社区干预活动,控制烟草流行(如创建无烟家庭、无烟学校及无烟单位,开展戒烟竞赛活动,开展社区健康促进项目等)。控烟措施主要两方面:吸烟者个人戒烟和创造不利于吸烟的环境。

2. 合理膳食　从全球范围看,饮食不合理是仅次于吸烟的第二个重要的、可避免的癌症危险因素。人类癌症中约有1/3与膳食不当有关。如超重和肥胖与乳腺癌、结直肠癌等有关,蔬菜和水果摄入不足与结直肠癌、胃癌、乳腺癌及食管癌等有关。近年来食品中非法添加问题引起社会广泛关注,加上居民的膳食结构及生活方式发生了明显的“西方化”趋势,是结肠癌、直肠癌及乳腺癌上升的重要原因。而在贫困地区,一些营养素的缺乏仍然与某些癌症的高发密切相关(如硒的缺乏与食管癌)。饮食因素也是其他慢性疾病(如心脑血管病、糖尿病及慢性呼吸道疾病等)的共同危险因素。因此,营养干预具有综合防病效益。

3. 控制感染　感染因素与癌症关系密切,如乙肝、丙肝病毒感染与原发性肝癌,EB病毒感染与鼻咽癌等。感染乙肝病毒可使肝癌危险性增加40倍。我国人群中乙肝病毒的感染率高是造成慢性肝炎、肝硬化及肝癌的主要原因。控制乙型肝炎最有效的预防措施是为新生儿接种乙肝肝炎疫苗,切断母婴传播,并保证输血安全。另外,人类乳头瘤病毒(HPV)感染与宫颈癌密切相关,目前美国研制的HPV疫苗已进入Ⅲ期临床试验,有望在人群中建立大规模免疫接种。

4. 消除职业危害　职业危害及由此所致癌症呈现较严重态势。2001年我国“职业病防治法”颁布后,公布的“职业病目录”中,将石棉所致肺癌、间皮瘤;联苯胺所致膀胱癌;苯所致白血病;氯甲醚所致肺癌;砷所致肺癌、皮肤癌等已明确为职业性恶性肿瘤。卫生部还于2002年发布了国家职业卫生标准,对已确认的致癌物质规定了职业接触限值。2010年国际劳工组织(ILO)已经将职业肿瘤扩展到20种,而我国是制造业大国,存在着大量的职业接触。当前应禁止和控制致癌性物质的生产和使用,尽力用非致癌物质或危害较少的物质替代致癌物质,加强卫生监督和监测,使生产环境的暴露浓度控制在法定卫生标准以下。对经常接触致癌因素的职工,要定期体检,及时诊治。

### (二) 第二级预防

癌症的早期发现、早期诊断及早期治疗是降低死亡率及提高生存率的主要策略之一。应用简便可靠的筛检和诊断方法,对高危人群进行预防性筛检,积极治疗癌前病变,阻断癌变发生。早期筛检是达到早期检出的有效手段,国际公认比较有效的筛检包括:宫颈脱落细胞涂片筛检宫颈癌;乳腺自检、临床检查及X线摄影检查乳腺癌;大便潜血、肛门指诊、乙状结肠镜和结肠镜检查结肠直肠癌;血清前列腺特异性抗原监测前列腺癌。对经常接触职业性致癌因素的职工,要定期体检,及时诊治;开展防癌宣传,警惕癌前症状。

肿瘤10大前驱症状是:①身体任何部位的肿块,尤其是逐渐增加的肿块;②身体任何部位的非外伤性溃疡,特别是经久不愈的溃疡;③不正常的出血或分泌物,如中年以上妇女出现阴道不规则流血或分泌物增多;④进食时胸骨后闷胀、灼痛、异物感和进行性吞咽困难;⑤久治不愈的干咳、声音嘶哑和痰中带血;⑥长期消化不良、进行性食欲减退、消瘦而原因不明者;⑦大便习惯改变或有便血;⑧鼻塞、鼻出血、单侧头痛或伴有复视者;⑨黑痣突然增大或有破溃出血;⑩无痛性血尿。

### (三) 第三级预防

对癌症患者,应提供规范化诊治方案和康复指导,通过综合治疗,防止手术后残疾和肿瘤细胞的转移,并对患者进行心理疏导。对慢性患者进行姑息镇痛疗法,尽可能减轻患者痛苦,提高生存率和生存质量,对晚期患者施行止痛和临终关怀。

## 第五节　慢性阻塞性肺部疾病的防制

慢性阻塞性肺部疾病(chronic obstructive pulmonary disease,COPD)　简称“慢阻肺”,是以气流受限为特征,具有进行性、不可逆转的常见、多发、高致残率和高病死率的慢性呼吸系统疾病。主要包括慢性阻塞性支气管炎和慢性阻塞性肺气肿,支气管哮喘晚期气流受限也属于COPD。临床表现为长期反复咳嗽、咳痰和喘息,久而久之演变成肺心病,最后可能累及全身各系统。但慢阻肺是一种可以预防、可以治疗的疾病。

在2013年11月20日第12个"世界慢阻肺日"的系列报道中,据WHO估计,全球目前有6亿人患有慢阻肺,平均每年约有270万人死于慢阻肺,是仅次于肿瘤、心脑血管病和艾滋病的人类第四大死因;目前我国慢阻肺患者总数高达4300万人,主要是40岁以上吸烟男性,每年致死人数超过100万,平均每分钟就有2.5人死于慢阻肺,严重威胁中老年人健康。在我国,COPD是肺心病的主要基础病,患者常死于呼吸衰竭和肺源性疾病。慢阻肺又被称为"沉默的杀手",早期的咳、痰、喘症状易被患者忽视,确诊时已造成较重危害。

## 一、慢性阻塞性肺部疾病的危险因素

### (一)遗传因素

α1-抗胰蛋白酶缺乏是目前唯一被证实与COPD相关的遗传因素。重度α1-抗胰蛋白酶缺乏与非吸烟者的肺气肿形成有关。慢阻肺有家族聚集性,这种聚集性可能与遗传易感性效应有关。基因多态性在COPD的发病中有一定作用。

### (二)环境因素

1. 吸烟　吸烟是发生COPD最主要的危险因素。吸烟者呼吸道症状、肺功能受损程度以及患病后病死率均明显高于非吸烟者。吸烟可以增高气道阻力,造成气道阻塞性损害,使肺通气功能下降,而且吸烟越多、烟龄越长、气道损害的程度越严重。被动吸烟亦可引起COPD的发生。

2. 职业性粉尘和化学物质　当吸入职业性的有机、无机粉尘或烟尘及化学剂和其他有害烟雾等支气管的慢性刺激物,浓度过大或接触时间过长,可引起COPD的发生。

3. 室内、室外空气污染　流行病学资料表明,空气污染可使呼吸系统疾病发病率增高。在通风欠佳的居所中采用生物燃料烹饪和取暖所致的室内空气污染是COPD发生的危险因素之一。同时,杀虫剂和除臭剂的喷洒亦是不能忽略的常见诱因之一。

4. 感染　童年时期频发呼吸系统感染是COPD的危险因素之一,即儿童期严重的呼吸道感染与成年后肺功能的下降和呼吸道症状有关。我国80%的慢性支气管炎起因于上呼吸道感染,并因上呼吸道感染而复发、加重病情及增加COPD的死亡率。

5. 社会经济状况　COPD发病与社会经济状况相关。这可能与低收入阶层存在室内、室外空气污染暴露,居住环境拥挤,营养不良等状况有关。

### (三)其他

如特异体质、气道高反应性、过敏史、气候因素(高原寒湿、温差大)、饮食中的维生素C缺乏、ABO血型中的A等位基因对COPD的发病有一定影响。

## 二、慢性阻塞性肺部疾病的防制

COPD的预防主要是避免发病的高危因素、急性加重的诱发因素以及增强机体免疫力。戒烟是预防COPD的重要措施,也是最简单易行的措施,在疾病的任何阶段戒烟都有益于防止COPD的发生和发展。控制职业和环境污染,减少有害气体或有害颗粒的吸人,可减轻气道和肺的异常炎症反应。积极防治婴幼儿和儿童期的呼吸系统感染,有助于减少以后COPD的发生。流感疫苗、肺炎链球菌疫苗、细菌溶解物、卡介菌多糖核酸等对防止COPD患者反复感染有益。加强体育锻炼,增强体质,提高机体免疫力。此外,对于有COPD高危因素的人群,应定期进行肺功能监测,以尽可能早期发现COPD并及时予以干预。COPD的早期发现和早期干预重于治疗。

### (一)第一级预防

加强COPD的健康教育,促使人们改变不良的生活行为方式,以达到减少COPD危险因素的目的。戒烟是最有效、成本效益最佳的降低COPD风险并延缓其进展的干预措施。同时,要消除大气污染,加强职业性危险因素的控制与管理,注意改善室内居住条件,减少室内空气污染。平时注意加强耐寒锻炼和运动,以增强体质。

### (二) 第二级预防

早发现、早诊断并积极治疗早期 COD 是防治的关键。

### (三) 第三级预防

指导 COPD 患者积极防治上呼吸道感染,对易感者注射流感疫苗,避免与呼吸道感染者接触,提高抗病能力和预防复发。通过综合治疗,达到延缓疾病的进展、提高自理能力、改善生命质量和延长寿命的目的。

## 目 标 检 测

### 一、名词解释

1. 慢性非传染性疾病　2. 心血管病　3. 糖尿病
4. 慢性阻塞性肺部疾病

### 二、选择题

1. 属于恶性肿瘤第一级预防的措施是(　　)
   A. 及时切除肿瘤　B. 注意康复治疗
   C. 早期筛检　D. 戒烟
   E. 出现进行性吞咽困难后进行体检
2. 已有明确证据的致癌生物因素,下列除外(　　)
   A. 乙型肝炎病毒　B. 甲型肝炎病毒
   C. 幽门螺杆菌　D. 人类疱疹病毒
   E. 乳头状瘤病毒
3. 属于心血管病第二级预防的措施是(　　)
   A. 早期发现心血管病
   B. 禁烟限酒
   C. 积极康复治疗
   D. 合理膳食,适量运动
   E. 预防严重并发症
4. 根据 1999 年 WHO 咨询报告和国际糖尿病联盟西太区委员会提出的分型方案,糖尿病分为(　　)
   A. 2 型　B. 3 型
   C. 4 型　D. 5 型
   E. 6 型
5. 糖尿病的预防与控制策略为(　　)
   A. 全人群策略　B. 高危人群策略
   C. 双向策略　D. 三级预防
   E. 健康促进
6. 儿童期死亡率较高的恶性肿瘤是(　　)
   A. 肝癌　B. 肺癌
   C. 胃癌　D. 食管癌
   E. 母细胞瘤
7. 女性发病率明显高于男性的恶性肿瘤是(　　)
   A. 肺癌　B. 膀胱癌
   C. 胆囊癌　D. 胃癌
   E. 肝癌
8. 中国广东方言人群中发病率最高的恶性肿瘤是(　　)
   A. 口腔癌　B. 鼻咽癌
   C. 肝癌　D. 胃食管癌
   E. 阴茎癌
9. 职业性接触联苯胺可引起的恶性肿瘤是(　　)
   A. 膀胱癌　B. 胃癌
   C. 肝癌　D. 肺癌
   E. 直肠癌
10. 最有效、成本效益最佳的降低 COPD 风险并延缓其进展的干预措施是(　　)
    A. 解除大气污染
    B. 减少室内空气污染
    C. 戒烟
    D. 加强耐寒锻炼和运动
    E. 加强职业危险因素的控制与管理

### 三、论述题

举例说明慢性病的三级预防措施。

### 四、案例分析

某市疾病预防控制中心开展高血压防制工作,选定 36050 人、老龄人口占 11.6% 的一个社区作为试点。请回答以下问题:

(1) 为了摸清社区人群高血压病的发病情况,首先需要进行哪方面的工作? 工作的重点是什么?

(2) 如果在工作过程中发现高血压的新发病例,首先应对患者做哪方面的指导?

(江育萍)

# 第七章　伤害的预防与控制

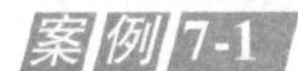

南方某城市某年8月早上2点，一辆载有57位乘客的大客车在盘山公路行驶过程中，为了避让迎面而来的一辆大货车，驾驶员不慎将客车翻下30m深的山沟，当时客车上乘客大多数还在沉睡中，在没有意识的状态下事故导致了严重伤亡，现场7人死亡，救治过程中又有9人死亡，其他诸如脏器伤、颅脑伤等各种轻重伤23人。交通管理部门对该车祸发生原因进行调查后得出结论为：该驾驶员因为长时间疲劳驾驶，为避开迎面而来的一辆大型货车而不慎翻车。

**问题：**（1）导致本案伤害发生的原因？

（2）形成本次伤害事故发生的构成因素有哪些？

（3）本事件导致的伤害是属于意外伤害还是故意伤害？

## 第一节　伤害的概念及分类

世界卫生组织的报告，伤害与传染病、慢性非传染性疾病已成为危害人类健康的三大疾病负担。伤害已成为当前严重威胁人类健康与生命安全的重要公共卫生问题，也是世界各国的主要死亡原因之一。发生于2008年5月的汶川大地震所造成的重大伤亡突显了伤害这一公共卫生问题的重要性。目前，中国伤害死亡人数约占总死亡人数的10%，中国几乎承担了全球伤害负担的20%，68%的伤害死亡属于意外伤害，32%是故意伤害。当前最为常见的伤害主要有交通运输伤害、自杀、溺水、中毒、跌落等，导致的死亡例数占全部伤害死亡的79%左右。因而，全面认识伤害对居民健康和国家可持续发展均具有重要意义。

### 一、概　　念

伤害(injury)是指由于运动、热量、化学、电或放射线的能量交换超过机体组织的耐受水平而造成的组织损伤和由于窒息而引起的缺氧，以及由此引起的心理损伤。伤害的本质特征指身体组织或思想感情受到损害，即包括躯体伤害和精神伤害两个方面。随着心理和行为科学的发展以及人类认知的深化，伤害的内涵不仅拓展到精神伤害、突发事件应急管理、残疾预防和老年人跌倒，且外延到了运动伤害、娱乐伤害、玩具伤害、农业伤害、校园以及社区安全等。

### 二、伤害分类

**（一）按伤害发生的地点分类**

发生地点有：①家庭；②公共场所；③劳动场所；④体育和运动场所；⑤道路伤害；⑥其他。

**（二）按造成伤害的意图分类**

1. 故意伤害　指有目的、有计划地自害或加害于他人所造成的伤害。主要包括自杀或自害、他杀或加害、虐待、疏忽、斗殴、行凶、遗弃、与酒精和毒品消耗相关伤害、暴力性加害和战争。

2. 非故意伤害　指无目的（无意）造成的伤害。主要包括交通伤害、坠落/跌倒、医疗事故、烧烫伤、中毒、溺水和窒息、运动与休闲伤害、产品(消费品)伤害、职业伤害和其他,如割/刺伤、叮咬伤、碰撞/打击伤、电击伤、火器伤、训练伤、爆炸伤、气压伤等。

### (三) 按伤害的性质分类

伤害的性质有:①骨折;②扭伤/拉伤;③锐器伤、咬伤、开放伤;④挫伤、擦伤;⑤烧烫伤;⑥脑震荡、脑挫裂伤;⑦器官系统损伤;⑧不清楚;⑨其他。

# 第二节　伤害的流行特征

## 一、全球伤害的流行特征

伤害是一个世界性公共卫生问题,是威胁人类健康与生命的主要原因,是人类主要死亡原因之一。全球死亡的十分之一是伤害致死,发展中国家的伤害死亡率高于发达国家;伤害是低年龄人群的首位死因,伤害死亡的高发年龄为15~59岁,伤害死亡中男性占三分之二,大多数伤害的发生率和死亡率均为男性高于女性;伤害的死亡原因主要是交通事故、自杀、战争伤害、火灾与烧伤、暴力、职业伤害和溺水等;儿童、青少年伤害死亡呈上升趋势;由于危险职业从业人员的减少和自动化程度提高,以及交通工具和道路等的安全性能的提高等因素,在发达国家职业性伤害和道路交通伤害的发生有逐步下降的趋势。

## 二、我国伤害的流行特征

在中国,伤害日益成为一个严重的公共卫生问题。我国居民伤害死亡率为52.6/10万;伤害死亡前三位原因是自杀、道路交通伤害和溺水。自杀已成为15~34岁人群的第一位死因。《中国伤害预防报告》显示:儿童青少年和老年人是伤害发生的高危人群,我国14个省7~18岁中小学生中,在过去一段时间内发生过伤害的占35%~50%,其中13~15岁明显高发,主要伤害是跌伤、锐器伤、碰撞伤、交通伤和烧烫伤。老年人的伤害首位原因是跌倒,发生率约20.7%,且女性多于男性,农村多于城市。我国道路交通伤害以东部地区最高,中部最低,比较严重的地区为西藏、宁夏、新疆、青海等西部地区和浙江、广东沿海地区。道路交通伤害死亡人员中男性多于女性,男女性别比为3∶1。中国道路交通伤害的影响因素是机动车数量剧增,道路建设发展速度低于经济增长速度,道路安全系统不能满足道路交通发展的需要,而发生道路交通伤害的主要原因是司机的不良驾驶行为和不遵守交通规则,其中超速行驶更是最危险的因素。

# 第三节　伤害的研究内容

## 一、伤害发生的原因及影响因素

### (一) 伤害导致原因

1. 生物因素　动物、昆虫和有毒/有害的植物。

2. 物理因素　动能、热能、电能、辐射能、压力和窒息等。

3. 化学因素　化学品及其反应产物所造成的急、慢性危害。

### (二) 影响伤害发生的因素

1. 宿主因素　①年龄、性别、职业、民族、文化程度等;②生理、心理、性格、嗜好和行为、生活方式等。

2. 环境因素　①自然环境因素:气温、气湿、气压、地理地貌、地域差异等;②社会环境因素:亦称社会支持环境,指的是一个国家和地区是否有相应的伤害预防的法律、法规及其执行的程度。包括生产和生活环境、安全法规、安全设施、经济与消费水平、教育、医疗条件等。

## 二、伤害的测量指标

常用伤害的测量指标包括:伤害发生率、伤害死亡率、潜在减寿年数、伤残调整寿命年。

1. 伤害发生率　指单位时间内(通常是年)伤害发生的人数与同期人口数之比,是进行伤害研究与监测常用的指标。

2. 伤害死亡率　指因伤害致死的频率。可以计算伤害的总死亡率,也可以按照伤害的种类计算分年龄、性别等人群特征的死亡率。

$$伤害死亡率=\frac{某人群因伤害死亡的人数}{同时期该人群平均人口数}\times 100000/10\text{万}$$

3. 潜在减寿年数(potential years of life lost,PYLL)　指某病某年龄组人群死亡者的期望寿命与实际死亡年龄之差的总和。即死亡所造成的寿命损失。PYLL是人群中疾病负担测量的一个直接指标。也是评价人群健康水平的一个重要指标。可用于衡量某种死因对一定年龄组人群的危害程度,也即是反映出对各年龄组人群的危害大小。

4. 伤残调整寿命年(disability-adjusted life years,DALY)　指从发生伤害到死亡(或康复)所损失的全部健康生命年。是因早死所致生命损失年(years of life lost,YLL)和疾病所致的伤残引起的健康生命损失年(years of life lived with disability,YLLD)两部分的和。DALY是因各种疾病造成的早死与残疾对健康寿命年损失的综合指标。

**链接**

伤害研究的方法:最常用的是现况研究、病例对照研究、队列研究、社区干预研究及类实验研究等。新近引入的流行病学研究方法有:①病例交叉设计(case crossover design)1991年由Machire M提出,用以研究暴露的瞬间效应对罕见、急性疾病发生的作用;②Meta分析(Meta-analysis):是将许多目的相同、相互独立的研究结果,进行质量评估、定量综合后得出比较精确的结论;③巢式病例对照研究(nested case-control study)将队列研究和病例对照相结合的研究方法;④捕捉-标记-再捕捉法(capture-mark-recapture,CMR)为估计某地有某病或某种特征人数多少的一种快速流行病学调查方法。

# 第四节　伤害的预防与干预

对于伤害的防制是一项社会系统工程,涉及多个部门和机构的相互合作,诸如医疗卫生、公检法、工农业、交通运输、文化教育、宣传、技术监督、社会保障、工商、旅游、残联等。伤害防制必须把健康教育与健康促进、自救互救、现场调查、临床救护、功能恢复、基础研究以及社会各界的积极参与有机地结合起来,建立和发挥学科间、部门间的有效协作,才能达到减少伤害的发生、死亡和残疾。

## 一、伤害的三级预防

1. 伤害预防的策略　①全人群策略:针对全人群,可以是社区居民、工厂职工、学校师生开展伤害预防的健康教育;②高危人群策略:针对伤害的高危险人群有针对性地开展伤害预防教育与培训;③健康促进策略:针对所处的环境,提出环境与健康的整合策略。

2. 伤害的三级预防措施　一级预防即病因预防,在伤害发生前采取相应的预防措施;二级预防是在伤害发生时采取院前急救与医院治疗等措施；三级预防是在伤害发生后期阶段对受试者施行康复与照料等措施。

## 二、伤害的综合干预

伤害防制的根本在于设计、装备、立法、监督和教育，政府行为在此过程中所起的作用是至关重要的。国外学者把伤害的防制作为一项政府行为进行综合干预，即五“E”干预，其主要内容为以下几方面。

1. 经济干预（economic intervention）　通过强制惩处制度或经济鼓励的手段规范人们行为，远离伤害。

2. 工程干预（engineering intervention）　通过对环境改善与产品的设计和革新，减少和消除伤害发生的危险。

3. 教育干预（educational intervention）　通过健康教育和普及安全知识，增强人们对伤害危险的认识、自我保护意识及行为方式的改变达到预防伤害的目的。

4. 即时援助和紧急护理（emergency care and first aid）　通过建立伤害急救系统，采取针对性自助或援助措施，使受伤害的个体或群体即时有效的现场处理或送往医院途中的紧急救护，挽救伤害患者生命，减少伤残发生、提供生命质量。

5. 强制干预（enforcement intervention）　国家通过法律及法规对伤害的危险行为进行干预，防范伤害。

## 三、常见伤害的防制

交通伤害、自杀、溺水、跌倒与职业伤害和中毒目前造成的死亡超过了全部伤害死亡的80%以上，在中国伤害死亡构成中，自杀占30%，车祸占20%，溺水占13%，伤害带来的潜在寿命损失和疾病负担已明显高于癌症和心血管疾病，是现阶段预防控制工作的重点。以下针对前三项进行简要概述。

### （一）交通伤害的防制

交通伤害包括机动车交通事故与机动车以外的运输事故，是目前世界各国面临的一个主要的、不容忽视的、可预防和控制的公共卫生问题。我国道路交通伤害的危害性与严重性不仅造成居民的死伤和残疾，而且带来每年超过12.5亿美元的经济损失和1260万潜在寿命损失，在各种伤害中对劳动人口健康的威胁最大。

1. 危险因素　①自然环境方面，如气候、地理、地域等；②驾驶员方面，如视力、技术经验、疲劳、心理、生活事件、酗酒、疾病等；③道路规划管理状况。

2. 防制措施　①建立健全交通安全法规，加强交通管理；②开展广泛的道路交通安全健康教育工作；③加强道路工程建设，优化路况；④加强管理机构建设，提高管理人员素质；⑤提高交通工具的安全性能；⑥建立健全急救机构；⑦加强交通伤害监测。

### （二）自杀的防制

自杀包括自杀未遂和自杀死亡，是很多国家前10位死因之一，是伤害中前两位的死因之一。根据国际卫生组织的资料，我国每年约有200万人自杀未遂，即每分钟有3人自杀未遂。1998年全国自杀及自伤共造成883.7万伤残调整寿命年（DALY）损失占全部疾病负担的4.2%。研究表明，每发生1例自杀，至少将有5～6名与自杀者密切相关人员会遭受严重的心理创伤。

1. 危险因素　自杀的主要危险因素是精神障碍、负性生活事件和年老。诸如重大疾病、精神疾病、酒精或其他物质滥用、绝望或冲动、寻求卫生保健障碍、人际或社会关系丧失、失业或经济困难、自杀未遂史或家族史等。

2. 防制措施　①全球各国多部门合作，提高公众自杀预防意识；②加强自杀预防政策和规划研究，对高危人群进行疏导和治疗；③减少自杀工具的可及性；④社区初级卫生保健人员的培训；⑤建立社区预防工作网络；⑥高发地区进行自杀预防专项研究；⑦加强社区健康教育和咨询服务。

### （三）溺水的防制

溺水是非故意伤害的一种。我国溺水死亡率呈逐年下降趋势，但总体较之发达国家仍属较高水平。流行病学分布特征表现为：农村高于城市，主要集中在南方各省；一年四季均有发生，7 月份为高峰；男性高于女性，年龄高峰为 1 ~ 4 岁，随后呈现下降趋势，15 岁以后平稳。

1. 危险因素　年龄小、不识水性、不识环境、游泳或失足落水、车船事故、职业工作等导致。

2. 防制措施　①开展社区健康教育，加强对儿童等高危人群的监管保护；②隔离水体，提高安全性，在危险地带设立警示标志或防护设施；③救护技术培训，提高溺水后及时援助和急救能力；④针对水上作业人员作业特点，进行安全教育，严格遵守操作规程；⑤加强监测提高管理服务能力。

## 目标检测

**选择题**

1. 伤害发生的基本条件有（　　）
   A. 致病因子　　B. 宿主
   C. 环境　　D. 以上都是
   E. 以上都不是
2. 伤害按照发生的地点分类，最常见的是（　　）
   A. 溺水　　B. 跌倒
   C. 交通事故　　D. 自杀
   E. 家庭伤害
3. 关于我国伤害分布特征的说法以下正确的是（　　）
   A. 伤害的发生率和死亡率男性低于女性
   B. 伤害的发生率和死亡率农村高于城市
   C. 男性伤害死亡中占首位的是自杀
   D. 14 岁以下儿童以跌倒为主要死因
   E. 各种伤害死亡率近年来均呈现下降趋势
4. 下列哪种能量类型因素不属于伤害致病因子（　　）
   A. 机械能　　B. 电能
   C. 化学能　　D. 辐射能
   E. 生物能
5. 下列不属于伤害干预措施的有（　　）
   A. 工程干预　　B. 教育干预
   C. 强制干预　　D. 经济干预
   E. 法律干预
6. 下列不属于意外伤害类型的有（　　）
   A. 溺水　　B. 跌倒
   C. 交通事故　　D. 自杀
   E. 烧伤
7. 下列属于伤害二级预防措施的有（　　）
   A. 康复　　B. 紧急救护
   C. 健康教育　　D. 改善生产环境
   E. 改善生活环境
8. 对于摩托车驾驶员规定必须戴头盔，属于以下哪项干预措施（　　）
   A. 教育干预　　B. 工程干预
   C. 强制干预　　D. 经济干预
   E. 环境改变

（徐　刚）

# 第八章　突发公共卫生事件及其应急策略

随着各类新的传染病疫情、自然灾害以及恐怖袭击事件的陆续发生，突发公共卫生事件逐渐成为世界各国关注的焦点。我国是世界上少数多灾国家之一，各种自然灾害频发，同时新发、再发传染病及不明原因疾病的频繁暴发，化学污染、中毒和放射事故不断出现。此类事件不仅会给人们的身心健康带来严重的伤害，而且还会极大地危及社会经济发展和国家安全。建立和完善突发公共卫生事件应急机制，制定、宣传和落实针对性地突发公共卫生事件应急预案，是保障人民群众健康和国家安全的重要手段。

## 第一节　突发公共卫生事件概述

突发公共卫生事件主要包括自然灾害和人为事件两大类，属于突发公共事件中的重要一类。2003 年 5 月 12 日国务院公布施行《突发公共卫生事件应急条例》标志着我国突发事件应急处理工作纳入法制化轨道。突发公共卫生事件是指突然发生、造成或者可能造成社会公众健康严重损害的重大传染病疫情、群体性不明原因疾病、重大食物和职业中毒以及其他严重影响公众健康的事件。

### 一、突发公共卫生事件的特征与危害

#### （一）突发公共卫生事件的特征

1. 突发性　或称为意外性。突发事件虽然存在着发生征兆和预警可能，但往往很难对其做出预警和及时识别。绝大多数事件真实发生的时间、地点具有一定的不可预见性，突发事件的形成常常需要一个过程，如传染性非典型肺炎。

2. 不确定性　发生在公共卫生领域中，危害的对象不是特定个体而是不特定的社会群体。

3. 危害性　突发公共卫生事件涉及范围广，影响范围大，对公众健康构成威胁甚至可能造成严重损害，造成社会混乱，影响经济发展。

4. 复杂性　突如其来，事件的性质和原因有时难以立刻判别，而且常与违法行为、违章操作、责任心不强等有直接关系。

5. 处理的综合性和系统性　许多突发公共卫生事件不仅仅是一个公共卫生的问题，还是一个社会问题，需要各有关部门共同努力，甚至全社会都要动员起来参与这项工作。突发公共卫生事件的处理涉及多系统、多部门，政策性很强，因此必须在政府的领导下才能最终恰当应对，将其危害降低到最低程度。

#### （二）突发公共卫生事件的危害

1. 直接危及公众的身体健康和生命安全　发生在 1918 年的“西班牙流感”，致使 2000 万人在流感中死亡，受这次流感的影响，美国人的平均寿命下降了 10 岁。

2. 对公众心理产生负面影响　突发公共卫生事件发生突然，危害重大，常常超出人们正常的心理准备，尤其在突发事件发生初期，由于对事件或疾病不认识或认识程度不深，疾病预防控制人员不知该采取何种预防和控制措施；临床医生不知该采取何种治疗方案；政府官员

由于得不到专业人员的明确建议,无法及时做出决策;大众得不到有效的宣传和教育;容易造成焦虑、忧郁、恐慌等严重心理问题。

3. 影响经济发展和国家安全　突发公共卫生事件不仅仅是一个公共卫生领域的问题。而且是一个社会问题。突发事件的影响涉及交通运输、教育秩序、商品销售、旅游、餐饮服务等领域,同时,政府能否及时有效地控制突发公共卫生事件,也关系到政府的国际形象。如2003年在抗击传染性非典型肺炎的战斗中,我国旅游业遭受重创。据估计,传染性非典型肺炎流行给香港造成10亿美元的损失,英国出现疯牛病后第一年的经济损失介于10.7亿到14亿美元之间,2002年日本疯牛病造成的损失也达2000多亿日元。

## 二、突发公共卫生事件的分类与分级

### (一) 突发公共卫生事件的分类

1. 重大传染病疫情　指某种传染病在短时间内发生、波及范围广泛,出现大量的患者或死亡病例,其发病率远远超过常年的发病率水平。比如:1988年在上海发生的甲肝暴发流行,涉及近30万人患病。2004年的青海鼠疫疫情等。

2. 群体性不明原因疾病　是指在短时间内,某个相对集中的区域内同时或者相继出现具有共同临床表现的患者,且病例不断增加,范围不断扩大,又暂时不能明确诊断的疾病。此类突发公共卫生事件,因为原因不明而没有快捷有效的控制方法,而且政府也没有针对此种事件的检测预警系统,同时群众缺乏相应的防护知识,一旦暴发,后果较为严重。如2003年袭击全球的传染性非典型肺炎,在暴发初期就属于该类。在传染性非典型肺炎疫情发生之初,由于病源方面认识不清,虽然知道这是一组同一症状的疾病,但对其发病机制、诊断标准、流行途径等认识不清,这便是群体性不明原因疾病的典型案例,随着科学的深入,才逐步认识到其病原体是由冠状病毒的一种变种所引起的。

3. 重大食物和职业中毒事件　指由于食品污染和职业危害的原因而造成的人数众多或者伤亡较重的中毒事件。如2002年9月南京市汤山镇发生一起特大投毒案,造成395人中毒,死亡42人;2002年初保定市白沟镇苯中毒事件,数名工人陆续出现中毒症状,有6名工人死亡。

4. 其他严重影响公众健康的事件　自然灾害、药品或免疫接种引起的群体性反应或死亡事件;严重威胁公众健康的水、环境、食品污染和放射性、有毒有害化学性物质丢失、泄漏等;生物、化学、核辐射等恐怖袭击事件;有潜在威胁的传染病动物宿主、媒介生物发生异常;学生因意外事故自杀或他杀出现1例以上的死亡。如2003年11月重庆开县井喷硫化氢事件对公众的健康造成严重威胁。

### (二) 突发公共卫生事件的分级

根据突发公共卫生事件性质、危害程度、涉及范围,在2006年的《国家突发公共卫生事件应急预案》中将之划分为特别重大(Ⅰ级)、重大(Ⅱ级)、较大(Ⅲ级)和一般(Ⅳ级)四级,依次用红色、橙色、黄色和蓝色进行预警。其中,特别重大突发公共卫生事件(Ⅰ级)包括以下几点。

(1) 肺鼠疫、肺炭疽在大、中城市发生并有扩散趋势,或肺鼠疫、肺炭疽疫情波及2个以上的省份,并有进一步扩散趋势。

(2) 发生传染性非典型肺炎、人感染高致病性禽流感病例,并有扩散趋势。

(3) 涉及多个省份的群体性不明原因疾病,并有扩散趋势。

(4) 发生新传染病或我国尚未发现的传染病发生或传入,并有扩散趋势,或发现我国已消灭的传染病重新流行。

(5) 发生烈性传染病菌株、毒株、致病因子等丢失事件。

(6) 周边以及与我国通航的国家和地区发生特大传染病疫情,并出现输入性病例,严重危及我国公共卫生安全的事件。

上述新传染病是指全球首次发现的传染病。我国尚未发现传染病是指埃博拉、猴痘、黄热病、人变异性克雅氏病等在其他国家和地区已经发现,在我国尚未发现过的传染病。我国已消灭传染病是指天花、脊髓灰质炎等传染病。

# 第二节　突发公共卫生事件应急处理原则与程序

## 一、突发公共卫生事件的应急处理原则

突发公共卫生事件应急处置工作,是运用“三级预防”的理念,通过有组织地实施预防控制策略,有效地防止突发公共卫生事件的发生和发展,防患于未然,以减少或消除其危害程度,保障公众健康。应急处理原则是:

1. 预防为主,常备不懈　提高全社会对突发公共卫生事件的防范意识,落实各项防范措施,做好人员、技术、物资和设备的应急储备工作。对各类可能引发突发公共卫生事件的情况要及时进行分析、预警,做到早发现、早报告、早处理。

2. 统一领导,分级负责　根据突发公共卫生事件的范围、性质和危害程度,对突发公共卫生事件实行分级管理。各级人民政府负责突发公共卫生事件应急处理的统一领导和指挥,各有关部门按照预案规定,在各自的职责范围内做好突发公共卫生事件应急处理的有关工作。

3. 依法规范,措施果断　地方各级人民政府和卫生行政部门要按照相关法律、法规和规章的规定,完善突发公共卫生事件应急体系,建立健全系统、规范的突发公共卫生事件应急处理工作制度,对突发公共卫生事件和可能发生的公共卫生事件做出快速反应,及时、有效开展监测、报告和处理工作。

4. 依靠科学,加强合作　突发公共卫生事件应急工作要充分尊重和依靠科学,要重视开展防范和处理突发公共卫生事件的科研和培训,为突发公共卫生事件应急处理提供科技保障。各有关部门和单位要通力合作、资源共享,广泛组织、动员公众参与突发公共卫生事件的应急处理,有效应对突发公共卫生事件。

**链 接**

国际安全科学领域里,有一条著名的“海恩法则”:每一起严重事故的背后,必然有29次轻微事故和300起未遂先兆,而这些征兆的背后又有1000个事故隐患。“海恩法则”是德国飞机涡轮机的发明者帕布斯·海恩提出的一个关于飞行安全的法则。它说明了飞行安全与事故隐患之间的必然联系。这种联系不仅仅表现在飞行领域,而且适合于各类应急管理。“海恩法则”的警示意义是任何一起突发事件都是有原因的、有征兆的,大多数突发事件是可以控制和避免的,至少可以把事件造成的损失降到最低。

## 二、突发公共卫生事件的应急处理程序

社区医疗机构是城市公共卫生和基本医疗服务体系的基础,同时也是遏制防范突发公共卫生事件大规模传播的基本单元,在突发公共卫生事件的管理中承担着重要的职能。一旦发生突发公共卫生事件,应按如下流程开展工作进行应对。

### (一) 风险管理

在疾病预防控制机构和其他专业机构指导下,乡镇卫生院、村卫生室和社区卫生服务中心(站)协助开展传染病疫情和突发公共卫生事件风险排查、收集和提供风险信息,参与风险

评估和应急预案制(修)订。

### (二) 发现和登记

乡镇卫生院、村卫生室和社区卫生服务中心(站)应规范填写门诊日志、出/入院登记本、X线检查和实验室检测结果登记本。首诊医生在诊疗过程中发现或怀疑为突发公共卫生事件时,应按要求填写《突发公共卫生事件相关信息报告卡》。

### (三) 报告

1. 报告程序与方式　具备网络直报条件的机构,应在规定时间内进行传染病和/或突发公共卫生事件相关信息的网络直报;不具备网络直报条件的,应按相关要求通过电话、传真等方式进行报告,同时向辖区县级疾病预防控制机构报送《传染病报告卡》和/或《突发公共卫生事件相关信息报告卡》。

2. 报告时限　发现甲类传染病和乙类传染病中的肺炭疽、传染性非典型肺炎、脊髓灰质炎、人感染高致病性禽流感患者或疑似患者,或发现其他传染病、不明原因疾病暴发和突发公共卫生事件相关信息时,应按有关要求于2小时内报告。发现其他乙、丙类传染病患者、疑似患者和规定报告的传染病病原携带者,应于24小时内报告。

3. 订正报告和补报　发现报告错误,或报告病例转归或诊断情况发生变化时,应及时对《传染病报告卡》和/或《突发公共卫生事件相关信息报告卡》等进行订正;对漏报的传染病病例和突发公共卫生事件,应及时进行补报。

### (四) 处理方式与处理措施

突发公共卫生事件应急处理方式是"边调查、边处理、边抢救、边核实",确保有效控制事态发展。主要处理措施为:

1. 医疗救治　按照有关规范要求,对传染病患者、疑似患者采取隔离、医学观察等措施,对突发公共卫生事件伤者进行急救,及时转诊,书写医学记录及其他有关资料并妥善保管。

2. 检疫与隔离　开展传染病接触者或其他健康危害暴露人员的追踪、查找,对集中或居家医学观察者提供必要的基本医疗和预防服务,实施医学观察、检疫或隔离。

3. 流行病学调查　协助对本辖区患者、疑似患者和突发公共卫生事件开展流行病学调查,收集和提供患者、密切接触者、其他健康危害暴露人员的相关信息。进行突发公共卫生事件现场调查时首先要做的工作是核实诊断。

4. 疫点疫区处理　做好医疗机构内现场控制、消毒隔离、个人防护、医疗垃圾和污水的处理工作。协助对被污染的场所进行卫生处理,开展消毒、杀虫与灭鼠等工作。

5. 应急接种和预防性服药　协助开展应急接种、预防性服药、应急药品和防护用品分发等工作,并提供指导。

6. 卫生宣传和心理干预　根据辖区传染病和突发公共卫生事件的性质和特点,开展相关知识技能和法律法规的宣传教育。

## 三、医疗机构的作用与应急反应措施

### (一) 医疗机构的作用

1. 医疗服务　医疗机构在应急反应阶段的中心任务是向突发公共卫生事件的受害者提供医疗服务,包括患者的鉴定分类、转运、扩大收容、医疗内隔离区域的划分、患者的消毒处理、应急人员的防护、后备人员的组织、家属咨询、患者的精神卫生支持以及与其他医疗卫生机构的协作等。

2. 协调与联络　处在医疗救治工作第一线的医疗机构,需要得到来自各个方面的协助才能使医疗工作得以顺利开展。医疗机构虽然不承担组织、领导的职能,但却不可避免地要与各个有关方面进行协调与联络,以保证工作的正常进行。

3. 信息传递　用及时、准确、权威的信息稳定公众的情绪,消除他们的恐惧,切断谣言的传播,维护社会稳定,分享在应急反应过程中获得的关于医疗、科研、管理等方面的经验和成果。

**(二)医疗机构的应急反应措施**

1. 开展患者接诊、收治和转运工作,实行重症和普通患者分开管理,对疑似患者及时排除或确认。对因突发公共卫生事件而引起身体伤害的患者,任何医疗机构不得拒绝接诊。

2. 协助疾病预防控制机构人员开展标本的采集、流行病学调查工作。

3. 做好医院内现场控制、消毒隔离、个人防护、医疗垃圾和污水处理工作,防止院内交叉感染和污染。

4. 做好传染病和中毒患者的报告。

5. 对群体性不明原因疾病和新发传染病做好病例分析与总结,积累诊断治疗的经验。重大中毒事件,按照现场救援、患者转运、后续治疗相结合的原则进行处置。

6. 开展与突发事件相关的诊断试剂、药品、防护用品等方面的研究。开展国际合作,加快病源查寻和病因诊断。

## 第三节　群体性不明原因疾病的应急处理

《群体性不明原因疾病应急处置方案(试行)》由卫生部于2007年1月16日颁布。本方案适用于在中华人民共和国境内发生的,造成或者可能造成社会公众身心健康严重损害的群体性不明原因疾病事件的应急处置工作。

### 一、群体性不明原因疾病的概述

1. 群体性不明原因疾病的概念与特点

群体性不明原因疾病是指一定时间内(通常是指2周内),在某个相对集中的区域(如同一个医疗机构、自然村、社区、建筑工地、学校等集体单位)内同时或者相继出现3例及以上相同临床表现,经县级及以上医院组织专家会诊,不能诊断或解释病因,有重症病例或死亡病例发生的疾病。

群体性不明原因疾病具有临床表现相似性、发患者群聚集性、流行病学关联性、健康损害严重性的特点。这类疾病可能是传染病(包括新发传染病)、中毒或其他未知因素引起的疾病。鉴于传染病对人群和社会危害较大,因此,在感染性疾病尚未明确是否具有传染性之前,应按传染病进行救治。

2. 群体性不明原因疾病的分级

(1)Ⅰ级(特别重大群体性不明原因疾病事件):在一定时间内,发生涉及两个及以上省份的群体性不明原因疾病,并有扩散趋势;或由国务院卫生行政部门认定的相应级别的群体性不明原因疾病事件。

(2)Ⅱ级(重大群体性不明原因疾病事件):一定时间内,在一个省多个县(市)发生群体性不明原因疾病;或由省级卫生行政部门认定的相应级别的群体性不明原因疾病事件。

(3)Ⅲ级(较大群体性不明原因疾病事件):一定时间内,在一个省的一个县(市)行政区域内发生群体性不明原因疾病;或由地市级卫生行政部门认定的相应级别的群体性不明原因疾病事件。

## 二、群体性不明原因疾病应急处置原则

### (一) 统一领导、分级响应的原则

1. 发生群体性不明原因疾病事件时,事发地的县级、市(地)级、省级人民政府及其有关部门按照分级响应的原则,启动相应工作方案,作出相应级别的应急反应,并按事件发展的进程,随时进行调整。

2. 特别重大群体性不明原因疾病事件的应急处置工作由国务院或国务院卫生行政部门和有关部门组织实施,开展相应的医疗卫生应急、信息发布、宣传教育、科研攻关、国际交流与合作、应急物资与设备的调集、后勤保障以及督导检查等工作。事发地省级人民政府应按照国务院或国务院有关部门的统一部署,结合本地区实际情况,组织协调市(地)、县(市)人民政府开展群体性不明原因疾病事件的应急处置工作。

3. 特别重大级别以下的群体性不明原因疾病事件的应急处置工作由地方各级人民政府负责组织实施。超出本级应急处置能力时,地方各级人民政府要及时报请上级人民政府和有关部门提供指导和支持。

### (二) 及时报告的原则

报告单位和责任报告人应在发现群体性不明原因疾病2小时内以电话或传真等方式向属地卫生行政部门或其指定的专业机构报告,具备网络直报条件的机构应立即进行网络直报(参照《国家突发公共卫生事件相关信息报告管理工作规范》)。

### (三) 调查与控制并举的原则

对群体性不明原因疾病事件的现场处置,应坚持调查和控制并举的原则。在事件的不同阶段,根据事件的变化调整调查和控制的侧重点。若流行病学病因(主要指传染源或污染来源、传播途径或暴露方式、易感人群或高危人群)不明,应以调查为重点,尽快查清事件的原因。对有些群体性不明原因疾病,特别是新发传染病暴发时,很难在短时间内查明病原的,应尽快查明传播途径及主要危险因素(流行病学病因),立即采取针对性的控制措施,以控制疫情蔓延。

### (四) 分工合作、联防联控原则

各级业务机构对于群体性不明原因疾病事件的调查、处置实行区域联手、分工合作。在事件性质尚不明确时,疾病预防控制机构负责进行事件的流行病学调查,提出疾病预防控制措施,开展实验室检测;卫生监督机构负责收集有关证据,追究违法者法律责任;医疗机构负责积极救治患者;有关部门(如农业部门、食品药品监督管理部门、安全生产监督管理部门等)应在各级人民政府的领导和各级卫生行政部门的指导下,各司其职,积极配合有关业务机构开展现场的应急处置工作;同时对于涉及跨区域的群体性不明原因疾病事件,要加强区域合作。一旦事件性质明确,各相关部门应按职责分工开展各自职责范围内的工作。

### (五) 信息互通、及时发布原则

各级业务机构对于群体性不明原因疾病事件的报告、调查、处置的相关信息应建立信息交换渠道。在调查处置过程中,发现属非本机构职能范围的,应及时将调查信息移交相应的责任机构;按规定权限,及时公布事件有关信息,并通过专家利用媒体向公众宣传防病知识,传达政府对群众的关心,正确引导群众积极参与疾病预防和控制工作。在调查处置结束后,应将调查结果相互通报。

## 三、群体性不明原因疾病暴发调查

群体性不明原因疾病发生后,首先应根据已经掌握的情况,尽快组织力量开展调查,分

析，查找病因。

若流行病学病因（主要是传染源、传播途径或暴露方式、易感人群）不明，应以现场流行病学调查为重点，尽快查清事件的原因。在流行病学病因查清后，应立即实行有针对性的控制措施。

若怀疑为中毒事件时，在采取适当救治措施的同时，要尽快查明中毒原因。查清中毒原因后，给予特异、针对性的治疗，并注意保护高危人群。

若病因在短时间内难以查清，或即使初步查明了病原，但无法于短期内找到有效控制措施的，应以查明的传播途径及主要危险因素（流行性病因）制定有针对性的预防控制措施。

## 四、医疗机构的职责与临床救治原则

### （一）医疗机构的职责

医疗机构主要负责病例（疫情）的诊断和报告，并开展临床救治。有条件的医疗机构应及时进行网络直报，并上报所在辖区内的疾病预防控制机构。同时，医疗机构应主动配合疾病预防控制机构开展事件的流行病学和卫生学调查、实验室检测样本的采集等工作，落实医院内的各项疾病预防控制措施；并按照可能的病因假设采取针对性的治疗措施，积极抢救危重病例，尽可能减少并发症，降低病死率；一旦有明确的实验室检测结果，医疗机构应及时调整治疗方案，做好病例尤其是危重病例的救治工作。医疗机构接诊不明原因疾病患者，具有相似临床症状，并在发病时间、地点、人群上有关联性的要及时报告。

### （二）临床救治原则

1. 疑似传染病的救治　在群体性不明原因疾病处置中，鉴于传染病对人群和社会危害较大，因此，在感染性疾病尚未明确是否具有传染性之前，应按传染病进行救治。治疗原则：隔离患者，病原治疗，一般治疗与病情观察和对症治疗。

2. 疑似非传染性疾病的救治

（1）疑似食物中毒：①停止可疑中毒食品；②在用药前采集患者血液、尿液、吐泻物标本，以备送检；③积极救治患者。

（2）疑似职业中毒：①迅速脱离现场：迅速将患者移离中毒现场至上风向的空气新鲜场所安静休息，避免流动，注意保暖，必要时给予吸氧。密切观察 24 ~ 72 小时。医护人员根据患者病情迅速将病员分类，做出相应的标志，以保证医务人员抢救。②防止毒物继续吸收：脱去被毒物污染的衣物，用流动的清水及时反复清洗皮肤毛发 15 分钟以上，对于可能经皮肤吸收中毒或引起化学性烧伤的毒物更要充分冲洗，并可考虑选择适当中和剂中和处理，眼睛溅入毒物要优先彻底冲洗。③对症支持治疗：保持呼吸道通畅，密切观察患者意识状态、生命体征变化，发现异常立即处理。保护各脏器功能，维持电解质、酸碱平衡等对症支持治疗。

# 第四节　急性化学中毒的应急处理

## 一、急性化学中毒概述

1. 急性化学中毒的概念　急性化学事故是指一种或多种化学物释放的意外事件，短时间内损害人体健康或污染环境，使机体引起中毒病变、化学损伤、残疾或死亡。化学事故的类型从救援角度出发，一般可分为两类：一般性化学中毒事故和灾害性化学事故。

2. 急性化学中毒的特点　在短时间内吸入或吸收较大量的化学毒物，迅速造成人体发病的称为急性化学中毒。急性化学中毒的特点有：发生突然，防救困难；病变特异，演变迅速，受害广泛；污染环境，不易洗消；影响巨大，危害久远。

3. 急性化学中毒的临床表现　毒物在吸收、代谢、排泄过程中可给人体组织、器官造成直接或继发性损害。其损害的临床表现主要体现在神经系统损害、呼吸系统损害、循环系统损害、消化系统损害、血液系统损害及泌尿系统损害。

4. 急性化学中毒的诊断　诊断的关键是掌握吸收毒物（病因）及吸收毒物后引起损害（疾病）的根据，综合分析其因果关系，做好鉴别诊断，以得出正确的结论。诊断的分析方法：①病因诊断，即根据中毒的特异性症状和体征进行诊断。②定位诊断，即根据中毒的临床表现，推导毒物作用的靶器官或病变部位进行诊断。③鉴别诊断，即根据国家职业病诊断标准按中毒程度分为观察对象（刺激反应）、轻度中毒、中度中毒、重度中毒。

## 二、急性化学中毒的主要毒物

1. 刺激性气体　是指对机体眼、呼吸道和皮肤黏膜有刺激性作用的一类化学物质。如氯气、氨气、二氧化硫等。高浓度的刺激性气体短时间作用于机体，对局部造成很强的刺激作用，引起眼睑及结膜充血、水肿，晶状体混浊，甚至失明，皮肤黏膜坏死；还可引起中毒性肺水肿、喉头水肿、电击样死亡。

2. 窒息性气体　分为单纯性窒息性气体和化学性窒息性气体。

（1）单纯性窒息性气体：如 $N_2$、$CO_2$ 等，高浓度时占位排斥使环境中氧的相对含量大幅下降，导致动脉血和肺内氧分压下降，引起机体缺氧。

（2）化学性窒息性气体：如 CO、$H_2S$ 等，主要是对血液或者组织产生特殊的化学反应，使体内氧的运输或利用发生障碍，造成组织缺氧，出现一系列缺氧的临床症状和体征，甚至导致死亡。

3. 易于经皮肤吸收的毒物　有苯胺、有机磷酸酯等。有机磷农药可以经呼吸道、消化道、皮肤黏膜进入机体引起中毒。

4. 其他毒物　汞盐、砷等经口中毒，可以发生急性胃肠炎病变，导致电解质紊乱、酸中毒和多脏器损害；苯胺、硝基化合物可以导致高铁血红蛋白血症；砷化氢、苯肼可以导致溶血性贫血；苯酚、乙二醇可以导致中毒性肾病。

## 三、急性化学中毒的急救与处理

现场急救是抢救成功的关键，可降低伤亡率，减少并发症、后遗症。“时间就是生命”，必须争分夺秒抢救伤员。

### （一）现场处理要点

（1）尽快脱离事故现场，疏散受害人员。

（2）立即采取控制，阻断毒源。

（3）初步判断病因，为正确施治提供依据。

（4）分类管理，通知医疗机构做好接诊准备。

（5）通报上级有关部门，成立抢救指挥部。

### （二）现场医学救援要点

（1）做好生命体征的维持措施。

（2）尽早给予解毒、排毒及对症处理。

（3）保护重要脏器（心肺脑肝肾）功能。

（4）镇静、合理氧疗。

（5）给予糖皮质激素、纳洛酮等非臭氧层性拮抗剂。

(6) 对症支持疗法。

**(三) 急救处理要点**

(1) 脱离中毒环境。

(2) 彻底清除和清洗污染衣物及眼、皮肤、毛发等。

(3) 口服毒物应迅速催吐、洗胃、灌肠或导泻。

(4) 吸入中毒者要保持呼吸道通畅。

(5) 心跳呼吸骤停时,应立即实施心肺复苏术。

(6) 做好诊断及鉴别诊断,防止误诊、误治。

(7) 尽早使用解毒、排毒剂。

**(四) 综合排毒措施**

(1) 输液利尿。

(2) 血液净化疗法。

(3) 高压氧等。

## 第五节　电离辐射损伤的应急处理

### 一、电离辐射概述

**(一) 电离辐射的概念**

电离辐射是指能使物质发生电离现象的辐射,即通常所说的放射性。包括具有放射性的X射线、γ射线和高速带电粒子辐射(α粒子、β粒子、质子等)。

电离辐射来自于宇宙射线、天然放射性核素以及人工辐射。人工辐射广泛存在,如核原料勘探、开采、冶炼与精加工;核燃料及反应堆的生产、使用及研究;农业上辐照育种,蔬菜、水果保鲜,粮食储存;医药卫生行业使用X射线、γ射线、放射性核素等进行诊断和治疗;工业上使用的各种加速器、射线发生器及带有放射性核素的彩电显像管、高压电子管等。

**(二) 电离辐射的危害与特点**

人体一次或一定时间(数日)内遭受体外大剂量强力射线或比较均匀地受到全身照射仪器的损伤称为急性电离辐射损伤。一般由于放射事故或特殊的医疗过程所致,表现为急性放射病及其若干年后的远期效应。长期小剂量的照射危害主要是遗传效应和致癌作用。电离辐射具有如下特点。

(1) 放射性不能由人的感觉器官直接察觉,必须依靠辐射探测仪器。

(2) 绝大多数放射性核素的毒性远超过一般的化学毒物。

(3) 辐射具有一定的穿透力。

(4) 放射性核素具有可变性。

(5) 放射性活度只能自然衰变得以减弱,不随温度、压力、温度等变化而变化。

**(三) 电离辐射事故的分级**

电离辐射事故是电离辐射源失控引起的异常事件,直接或间接产生对生命、健康或财产的危害。电离辐射事故可分为4级。

1. 特大事故　造成大范围严重辐射污染或者放射性同位素和射线装置失控导致3人以上(含3人)急性死亡。

2. 重大事故　导致2人以下(含2人)急性死亡或者10人以上(含10人)急性重度放射病、局部器官残疾。

3. 较大事故 导致9人以下(含9人)急性重度放射病、局部器官残疾。

4. 一般事故 导致人员受到超过年剂量值的照射。

## 二、急性放射病临床表现与诊治原则

### (一)临床表现

1. 骨髓型急性放射病 是以骨髓造血组织损伤为基本病变,以白细胞数减少、感染、出血等为主要临床表现的急性放射病。

2. 肠型急性放射病 是以胃肠道损伤为基本病变,以频繁呕吐、严重腹泻以及水、电解质代谢紊乱为主要临床表现的严重的急性放射病。

3. 脑型急性放射病 是以脑组织损伤为基本病变,以意识障碍、定向力丧失、共济失调、肌张力增强、抽搐、震颤等中枢神经系统症状为临床表现的极其严重的放射病。

### (二)诊断原则

放射病的临床诊断必须依据受照史、现场受照个人剂量调查及生物剂量的结果、临床表现和实验室检查,并结合健康档案加以综合分析,对受照个体是否造成放射损伤以及伤情的严重程度作出正确的判断。

### (三)治疗原则

根据病情程度和不同类型放射型放射病各期的特点,尽早采取中西医结合的治疗措施。住院严密观察,早期给予抗放射药物,并积极采取以抗感染、抗出血、纠正代谢紊乱为主的综合治疗措施,必要时进行造血干细胞移植以及有效的对症支持疗法。

## 三、电离辐射事故应急控制

### (一)应急策略

1. 迅速控制事故发展,防止事故扩大 及时、真实地将事故状况报告卫生监督部门和上级主管部门;控制事故现场,严禁无关人员进出,避免放射性污染的扩散与蔓延。

2. 抢救事故现场的受照人员 参与抢救的人员必须采取安全可靠的防护措施,通过限制受照时间和其他方法,使其受照剂量控制在发生严重非随机效应的阈值之下。

3. 快速进行事故后果的评价 预测事故发展趋势,并根据实际的或潜在的事故后果大小,决定是否需要采取保护公众措施。

4. 及时处理受影响的地区环境,使其恢复到正常状态。

### (二)受照人员的医学处理原则

(1) 首先尽快消除有害因素的来源,同时将事故受照人员撤离现场。检查受照人员受危害的程度。并积极采取救护措施,同时向上级部门报告。

(2) 根据电离辐射事故的性质、受照的不同剂量水平、不同病程,迅速采取相应对策和治疗措施。在抢救中应首先处理危及生命的外伤、出血和休克等,对估计受照剂量较大者应选用抗放射药物。

(3) 对疑有体表污染的人员,首先应进行体表污染的监测,并迅速进行去污染处理,防止污染的扩散。

(4) 对电离辐射事故受照人员逐个登记并建立档案,除进行及时诊断和治疗外,尚应根据其受照情况和操作程度进行相应的随访观察,以便及时发现可能出现的远期效应,达到早期诊断和治疗的目的。

(5) 对外照射急性放射患者、放射性皮肤损伤的患者进行综合性治疗;对超限值内照射人员进行医学观察和积极治疗,并注意远期效应。

（6）对内照射事故受照人员的医学处理

1）尽早清除初始进入部位的放射性核素。

2）根据放射性核素的种类和进入量，尽早选用相应药物进行促排治疗。

### （三）放射性污染的控制与防护措施

（1）控制污染，保护好事故现场，阻断一切扩散污染的可能途径。

（2）隔离污染区，禁止无关人员和车辆随意进出现场。

（3）必须穿戴个人防护用具，方可通过缓冲区进入污染区。

（4）从污染区出来的人员，要进行个人监测；由污染区携带出来的物品必须在缓冲区检查和处理，达到去污标准后，才能带入清洁区。

（5）污染的监测记录用一定面积的平均计数率值表示。

（6）个人去污：用肥皂、温水和软毛刷认真擦洗。洗消要按顺序进行，先轻度污染部位后重度污染部位，防止交叉污染；要特别注意手部，尤其是指甲沟、手指缝的擦洗；必要时可用弹力粘膏敷贴2～3小时，揭去粘膏后再用水清洗或采用特种去污剂清洗；擦洗头发一般用大量肥皂和水，要特别注意防止肥皂泡沫流入眼睛、耳、鼻和嘴。每次洗消前后要进行监测，对比去污效率。除污用过的废水须收集、经监测后方可酌情处理。

（7）受过严重放射性污染的车辆或设备，即使其表面经除污达到了许可水平，在检修、拆卸内部结构时仍要谨慎，要进行监测或控制，防止结构内部污染的扩散。

（8）应急对策：①个人防护：用手帕、毛巾、纸等捂住口鼻减少吸入；用帽子、围巾、雨衣、手套、靴子等日常服装防止体表污染。②隐蔽：隐蔽于室内、关闭门窗和通风系统，可减少外照射及吸入剂量。③控制食物和水：防止放射性核素通过消化道进入体内。④撤离或搬迁。

## 目标检测

### 一、选择题

1. 以下事件均在突发公共卫生事件的范围中，除（　　）外
   A. 重大食物中毒
   B. 重大职业中毒
   C. 重大传染病疫情
   D. 重大非传染性疾病
   E. 群体性不明原因疾病

2. 突发公共卫生事件分为（　　）级
   A. 1　B. 2
   C. 3　D. 4
   E. 5

3. 不属于突发公共卫生事件特征的是（　　）
   A. 个体性　B. 突发性
   C. 社会危害严重性　D. 公共属性
   E. 意外性

4. 下列属于通常所指的突发公共卫生事件范畴的是（　　）
   A. 自然灾害
   B. 有害因素污染造成的群体急性中毒
   C. 人为因素造成的伤亡
   D. 恐怖活动
   E. 环境污染引起的慢性损害

5. 突发公共卫生事件应急处理方式是（　　）
   A. 边调查、边处理、边上报、边抢救
   B. 边抢救、边处理、边上报、边核实
   C. 边调查、边处理、边抢救、边核实
   D. 边调查、边核实、边上报、边抢救
   E. 边处理、边上报、边调查、边核实

6. 目前我国突发公共卫生事件监测与报告信息管理的方式是（　　）
   A. 监测报告　B. 信息管理
   C. 网络直报　D. 信息报告
   E. 电话报告

7. 进行突发公共卫生事件现场调查时首先要做的工作是（　　）
   A. 核实诊断　B. 开展实地调查
   C. 结论报告　D. 现场预防
   E. 现场讨论

8. 发生群体不明原因疾病的责任报告单位和报告

人应在(　　)内报告

A. 2 小时　　B. 6 小时

C. 12 小时　　D. 24 小时

E. 48 小时

9. 尚未明确是否具有传染性的群体不明原因疾病处置方式中,应先按(　　)进行救治

A. 传染病　　B. 感染病

C. 食物中毒　　D. 急性化学中毒

E. 一般事故

10. 下列哪项不属于突发公共卫生事件?(　　)

A. 重大传染病疫情

B. 群体性不明原因疾病

C. 重大食物中毒事件

D. 重大职业中毒事件

E. 重大交通事故

## 二、简答题

1. 突发公共卫生事件的应急处理原则有哪些?
2. 简述突发公共卫生事件的应急处理方式与处理措施。
3. 简述群体不明原因疾病应急处置要点。

(上官致阳)

# 第九章 预防服务

## 第一节 健康教育与健康促进

### 一、健康相关行为及其干预

#### (一) 行为与健康

1. 行为的概念　人的行为是指具有认知、思维能力、情感、意志等心理活动的人在生活中表现出来的生活态度及具体的生活方式,它是在一定的物质条件下,不同的个人或群体,在社会文化制度、个人价值观念的影响下,在生活中表现出来的基本特征,或内外环境因素作出的能动反应,这种反应可能是外显的,也可能是内隐的。人类的行为受文化因素、心理因素、社会因素等的影响和制约。人的行为由5个基本要素组成:行为主体-人、行为客体-行为的指向目标、行为环境-主体与客体发生联系的客观环境、行为手段-主体作用于客体所应用的工具或使用的方法、行为结果-主体预期的行为与实际完成行为至今的符合程度。

2. 行为与健康的关系　行为与健康的关系是一种双向关系,人的行为既是健康状态的反映,同时又对人的健康产生重要的影响。20世纪中叶以来,全球以心脑血管疾病、恶性肿瘤为代表的慢性非传染性疾病呈逐年上升趋势,而行为因素具有重要的致病作用。据估计,2010年中国至少有5.8亿人具有1种或以上的与慢性病有关的危险因素。据预测,在未来20年里,40岁以上人群中慢性病患者人数将增长1~2倍。国内外的研究均显示,行为与生活方式因素在疾病的发生发展中占据了突出地位。2008年世界卫生组织调查显示,50%的死亡是由于行为生活方式因素、30%为环境因素、10%为生物因素、10%为医疗服务因素。许多环境中的有害因素以及卫生保健服务常通过人自身的行为作为中介来作用于人体。行为可以加强、减弱或避免对环境有害因素的接触,人的行为也影响着对卫生保健服务的接受、利用或排斥。不良的行为方式不仅与慢性病有关,也是感染性疾病、意外伤害和职业危害的重要危险因素。世界银行报告认为,50%以上的慢性病负担可通过改变生活方式和控制行为风险来预防。发达国家的经验证实,干预行为生活方式可有效降低慢性非传染性疾病发病率。

3. 健康相关行为　健康相关行为(health related behavior)指的是人类个体和群体与健康和疾病有关的行为。按其对健康的影响性质分为两大类:一类是促进健康的行为,包括积极的休息与适量睡眠,合理营养与平衡膳食,适度运动锻炼,预警行为(如驾车系安全带、遇险后自救等),避开环境危险,合理利用卫生服务(如定期体检、预防接种),积极应对紧张生活环境,戒除不良嗜好等;一类是危害健康的行为,包括不良生活方式与习惯(如高脂、高盐饮食、缺乏运动、吸烟、酗酒、吸毒、乱性),不良疾病行为(如疑病、瞒病、讳疾忌医),以及致病性行为模式(A型与C型行为)。

当人的行为呈一系列日常活动的行为表现时称之为生活方式,生活方式一旦形成就有其动力定型。不良生活方式则是一组习以为常的、对健康有危害的行为习惯。不良生活方式具有潜伏期长、特异性差、协同作用强、变异性大、广泛存在等特点,且存在于日常生活中不易引起人们的重视,比其他危险因素对人群整体的健康危害更大。基于行为与生活方式因素同疾病发生发展的关系及它的可改变性，采取措施改善服务对象人群的健康相关行为，无疑是当前临床医学和预防医学共同的任务。

4. 影响健康行为的因素及健康行为改变的理论

(1) 影响健康行为的因素：人类的行为是一个复杂过程，人的行为受到多种因素及在多个层次上影响。影响健康行为因素包括个体内部因素(遗传、生理、心理)及外部因素(自然环境、社会经济、文化、公共政策因素等)。这些因素和水平间既存在相互联系又相互作用，即健康行为的生态模式。影响健康行为的因素概括地讲可分为如下三个方面。

1) 倾向因素：指为行为改变提供理由或动机的先行因素。倾向因素先于行为，是产生某种行为的动机、愿望，或是诱发某行为的因素，包括学习对象的知识、态度、价值观、个人技巧等。

知识是个人和群体行为改变的基础和先决条件。一般来说随着知识的增长和积累，需求和愿望也随之增大，并逐步渗透到信念、态度和价值观中去。可以认为知识是行为改变的必要条件，但不是充分条件。国外研究发现受教育水平低的群体更容易采取不健康的行为方式，如吸烟、超重、不运动等，而这些不良的生活方式又导致了这一人群的死亡率高于受教育水平较高的群体。

信念是指一个人坚信某种观点的正确性，并支配自己行动的个性倾向。信念是激励一个人按照自己的观点、原则和世界观去行动的思想倾向，是一个人在长期的实践活动中，根据自己的生活内容和积累的知识经过深思熟虑所决定的努力方向和奋斗目标。信念是强大的精神力量，有了坚定的信念，就能精神振奋、克服困难。

态度是指个体对人或对事物所持有的一种具有持久性又有一致性的或相对稳定的情感倾向，反映人们的爱憎。常以喜欢与不喜欢、积极与消极加以评价。

价值观是指人们认为最重要的信念和标准。个人的价值观和行为的选择是紧密联系在一起的。但是自相冲突的价值观是相当普遍的。绝大多数人都希望健康而不愿意生病，希望长寿而不愿意短命，可是，有些人却不愿意为了保持健康而摈弃一时的欢乐和自我放纵，也不愿为预防疾病而忍受改变。因此，帮助人们解决健康价值观的冲突是健康教育的一种重要技术。

不言而喻，倾向因素是产生行为的引子或促动力，即动机直接影响行为的发生、发展。健康教育的重要任务就是要促进个体或群体形成动机，自愿地改变不健康的行为。

2) 促成因素：指允许行为动机或愿望得以实现的先行因素，即实现或达到某行为所必需的技术和资源，包括干预项目、服务、行为和环境改变的必需资源、行为改变所需的新技能等。另外，行政的重视与支持、法律政策等也可归入该类。是实施社区健康教育的基本条件。

在教育过程中如果不考虑促成因素，行为的目标就可能达不到。人群的健康行为与当地医疗服务、资源的可获得性和是否方便有很大的关系和影响。因此，除了教育以外，还应为靶人群提供卫生服务并创造行为改变所必须的条件。

3) 强化因素：指对象实施某行为后所得到的加强或减弱该行为的因素。

强化因素是使行为维持、发展或减弱的外界因素。例如，用奖励或惩罚以使某种行为得以巩固或增强、淡化或消除。强化因素多指同事、父母、朋友，上司等亲密人员对健康所持的态度和采取的行为对个人健康观的影响。如高血压患者的强化因素为配偶或亲属，他们经常督促患者按时服药，巩固患者依从性。强化因素积极与否主要取决于重要人物的态度和行为，大量的研究表明，青少年的吸烟行为与其密友和父母的态度及行为影响最为明显。据美国一项统计，医生每年与至少70%以上的吸烟者有所接触，在如此多的接触中，医生只需对其吸烟行为给予一定程度的影响，也会使吸烟者的行为发生实质性改变。实践也证明医生是协助人们戒烟的最合适的人选。临床试验表明：医生为吸烟者提供简单的医学告诫通常能达到

5%～12%的戒烟率，要想达到更高的戒烟率，需花费医生更多的时间和咨询的频度。

(2) 健康行为改变的理论：健康行为转变是一个复杂的过程，各国学者、专家提出多种转变行为的理论。应用较多也比较成熟的理论模式有健康信念模式、行为转变阶段模式、知信行模式。

1) 健康信念模式：健康信念模式认为人们要接受医生的建议而采取某种有益健康的行为或放弃某种危害健康的行为，健康信念模式的形成主要涉及以下几个方面因素。

①对某种疾病或危险因素的威胁的认知，并进一步认识到问题的严重性。包括对疾病严重性和对疾病易感性的认知。相信其后果越严重，越可能采纳相关健康行为。

②对采取健康行为后的结果的估计，包括：对行为有效性(即健康行为的得益)的认识和对实施或放弃行为的困难的认识。对健康行为得益的信念越强，采纳健康行为的障碍越小，个体采纳健康行为的可能性越大。

③提示因素，是指诱发健康行为的因素，包括大众传媒的影响，他人劝告，医生建议，家人、朋友生病的体验等。

④自我效能。自我效能是指个体对自己能否在一定水平上完成某一活动所具有的能力判断、信念或主体自我把握与感受。也就是个体在面临某一任务活动时的胜任感及其自信、自珍、自尊等方面的感受。自我效能的形成主要受五种因素的影响，包括行为的成败经验(成功的经验可以提高自我效能感)；替代性经验(个体能够通过观察他人的行为获得关于自我可能性的认识)；言语劝说；情绪的唤起以及情境条件。

2) 行为转变阶段模式：改变一个人的固有的行为生活方式是一个复杂和困难的过程，在一次行为干预中成功机率并不高(特别是成瘾行为)，研究表明是由于所处行为转变阶段不同所致。

行为转变分为以下5个阶段：没有准备阶段；犹豫不决阶段；准备阶段；行动阶段；维持阶段。行为干预首先要确定靶人群所处阶段，然后用相应的干预措施才能收到事半功倍的效果。

3) 知信行模式：是改变人类健康相关行为的模式之一，它将人类行为的改变分为获取知识，产生信念及形成行为三个连续过程，即知识—信念—行为。

知(知识和学习)是基础，信(信念和态度)是动力，行(促进健康行为)是目标。以吸烟有害为例，健康教育工作者通过多种方法和途径把吸烟危害等卫生保健知识和信息传授给人们；人们通过接受知识，认真思考，加强了保护自己和他人健康的责任，建立积极、正确的信念和态度；在信念支配下，逐步建立起不吸烟的健康行为模式。

4) 其他理论：包括社会认知理论，格林模式(又称为PRECEDE-PROCEED模式)。

### (二) 成瘾行为的干预

1. 成瘾行为的概述

(1) 成瘾行为的概念：成瘾行为是指在一种不是出于医疗或其他正当需要，额外的超乎寻常的嗜好形成过程中(即成瘾形成过程中)，个体表现出强烈的、被迫的、连续或周期性地进行某种有害健康的活动，其目的是取得或维持某种特殊的心理快感，或为了避免停止这种活动所导致的痛苦的一系列内外行为。要成瘾必需有致瘾原，即使成瘾者产生强烈快感和满足感的东西。常见的易瘾原有①麻醉药品，如鸦片、吗啡、海洛因、氯胺酮("K"粉)、美沙酮、三唑仑。②镇静催眠药。③中枢神经系统兴奋剂，如可卡因、苯丙胺、二亚甲基双氧安非他明(摇头丸)、麻古。④大麻。⑤致幻剂，如麦角二乙胺、苯环己哌啶。⑥芳香溶剂。⑦酒精。⑧烟草。⑨此外，如赌博、麻将、电子游戏、网络及某些文艺作品等精神性致瘾原。成瘾还有一个非常重要的条件——易成瘾者的存在。社会中不同的人对不同的成瘾原的感受性差异很大，那些特别易成瘾的人被称为成瘾者，他们的某些性格特征，造成了他们对致瘾原有成瘾的反应。此外,还有一些相关社会因素的作用,如遭受重大挫折者在寻求不到任何解脱方式时,也很容易卷入成瘾者的行列而不能自拔。

(2) 成瘾行为的特征:①它已成为成瘾者生命活动中必需的部分,但这种行为本身并不是一般正常人生活(包括生物、心理、社会诸方面)所必需的;②成瘾行为的另一重要特征是戒断症状;③戒断后复发;④慢性使用成瘾物质,可产生耐受性;⑤成瘾行为危害个人、家庭和社会。

(3) 成瘾行为发生的原因:造成成瘾行为的原因极其复杂,对成瘾行为的研究是一个跨学科的新兴课题,不同学科对成瘾行为有着不同解释,既有生物学因素也有社会心理学因素。归纳起来有如下几方面。

1) 致瘾原本身的作用:致瘾原能使成瘾者产生强烈快感和满足感。麻醉药品、精神药物、烟草、酒精和某些挥发性有机溶剂容易产生药物依赖性。

2) 个体生物学因素方面的作用:成瘾物质都作用于中枢神经系统,引起快感或满足感,或者是消除疼痛、焦虑等难受感,快感的引起和难受感的消除起强化作用,使用药者主动求药,以至成瘾。近年来,由于对各种成瘾物质的脑内药理学机制的不断了解,对于依赖性、戒断综合征、耐受性都有不同的学说解释,成瘾现象有其物质基础是不容置疑的。遗传因素与酗酒起作用,已经证明,对酒精的代谢,人群中有酶组成的差异。吸毒的遗传素质以及对毒品的心理生理效应的普遍易感性。躯体性的早熟也被作为危险因素之一。

3) 个体心理及社会环境因素的作用:社会文化因素(包括法律环境、社会对成瘾物质的规范、成瘾物质获得的难易、经济状况和邻里环境等);人际间因素人际关系指父母的吸毒、酗酒、吸烟等成瘾行为和对成瘾物质的看法、家庭的冲突以及朋友圈中成瘾物质消费情况、不明的家庭角色分配等,同伴、权威人士以及新闻媒体中的吸烟、饮酒等影响;心理行为方面的因素(包括过早出现并且持续存在的越轨行为、学业的失败、对成瘾物质消费的认可和过早介入成瘾物质等);个人的心理、情感因素,如具有反社会,情绪调节差、易冲动,缺乏有效防御机制,追究立即的满足的人易染毒瘾。社会环境方面看,好奇心、寻求刺激、不良社交行为(如把抽烟喝酒作为成年的标志、社交需要,作为吸引异性的一种方式)、利用成瘾物质来应付各种精神刺激以逃避现实、解除烦恼,是部分人容易染上成瘾物质。行为学习理论认为,人们首次使用成瘾物质后,可能由于体验到成瘾物质的作用所带来的欣快感受而再次使用该物质。根据操作性条件反射原理,这时成瘾物质的作用所带来的欣快感成为一种阳性的强化因素,通过奖励机制促使人们再次重复使用行为,直至成瘾。而停用成瘾物质所引起的戒断症状又是一种阴性强化因素,戒断症状的出现是一种"惩罚",为了逃避这种"惩罚",成瘾者只好继续使用成瘾物质。

2. 成瘾行为矫治与健康促进　成瘾行为的产生有其复杂的社会、心理及生理原因,一旦成瘾,一般很难自动戒除。对于成瘾行为的控制,必须靠多部门的合作,由政府组织发动全社会的支持,从组织上、法律上、经济上予以保证,通力合作,要从社会、心理、医疗等诸多方面采取综合防治措施才能解决这个复杂的问题。

(1) 制订、实施和强化综合性成瘾行为控制的政策和规划:成瘾行为的有效控制离不开政府、卫生部门和全社会的支持。在综合性国家成瘾行为控制规划和政策中,首先要求政府把制定相关法规置于优先位置。制定成瘾行为控制健康教育和公共信息规划,包括成瘾行为控制规划也是十分重要的。如在以往控烟经验清楚地表明:成功地降低烟草使用的国家往往是受到政府、卫生部门和大众的支持。瑞典、挪威吸烟率的明显下降,全国性的吸烟与健康机构起了重要作用。实践证明,成瘾行为控制工作是极其复杂和艰巨的工作,仅有健康教育而没有政策支持是难以奏效的。反之,只有政策而没有健康教育,政策也难以贯彻。

(2) 制定相关的法律和法规,对成瘾行为的控制来说,具有良好的效果:法律与法规是科学知识和社会政策体现的有力工具,制订综合性相互协作的法律和法规应成为控制成瘾行为的重要组成部分。我国二十世纪五十年代扫除鸦片烟害有着很成功的经验。近年来打击“黄、赌、毒”的战役和综合治理工作也有效地遏制了毒品蔓延的势头。通过对药品管理立法,加强药政管理力度,也起到了堵住医疗药品依赖源头的作用。《中华人民共和国未成年人保护法》规定禁止未成年人进入网吧,对防止青少年过多接触网络有一定作用。1990年世界卫生大会进一步强调了要多部门参与共同开展综合性控烟策略并要求政府通过立法和其他有效措施保护不吸烟者免受烟害,建立无烟环境,特别注意对妊娠妇女和儿童的保护;提供资金支持,进一步严格限制,最终消除所有室内外广告、促销和烟草公司对体育、文艺的一切赞助;对全球的禁烟运动起了非常大的推动作用。1989年起把每年5月31日定为世界无烟日。我国制定的《中国烟草危害控制法》对我国控制烟害提供了法律上的保障。包括对烟草生产者的立法内容有:全面禁止所有烟草广告;提高烟税和烟价;在烟盒上写明健康警语、焦油和尼古丁含量;禁止生产和销售无烟烟草,如鼻烟、嚼烟等。WHO报道,若仅或主要靠采取宣传和教育进行控烟的国家,其效果远不及采取宣传、教育加立法相结合的国家。根据美国伊利诺伊州伍来吉地区的研究,该地区于1989年5月通过禁止向18岁以下青少年售烟法,经随访,零售商能严格执行本规定,学生(12~14岁)的吸烟率从1989年的46%下降到1991年的23%,每日吸烟率从16%下降到5%,表明该措施对青少年是非常有效的措施。

(3)开展积极的健康教育:WHO专家委员会强调如无健康教育,就没有一项法律法规能达到预期效果。因此,采取强有力的健康教育活动对控制成瘾行为是相当重要的。

1)加强对各种成瘾行为预防为主的健康教育:控制成瘾行为的战略是从青少年开始,提供和改善学校健康教育课程,强调对成瘾行为开始发生的靶年龄进行教育。如开始吸烟的靶年龄为11~15岁,因此,控制吸烟的健康教育对此年龄组最为有效。成瘾行为的教育内容应强调社会、家庭、同学等影响,帮助他们提高各种成瘾行为的认识、态度和信念以及掌握相应的技巧。

2)进行社区干预及配合各种社会支持、心理治疗来重建人格与行为模式:对成瘾行为的控制应当从群体(社区、学校、医院、企业)开始,而不是从单个个体考虑,以社区为单位开展控制成瘾行为是最为有效的方法。然而,成瘾行为的控制如不配合各种社会支持、心理治疗来重建人格与行为模式,则难以维持戒除成瘾的长久效果。帮助成瘾者戒除成瘾行为是综合性措施中重要的内容之一,要使成瘾者自觉改变成瘾行为是十分艰巨、细致和复杂的工作,必须有针对性。

3)采取医学干预戒除成瘾行为:成瘾是一种病态的生活方式,通过行为干预戒除成瘾行为是培养健康的生活方式,但行为矫正是个艰苦的过程。由于成瘾是一种慢性复发性疾病,同时还伴有多种精神疾病共病和因成瘾行为所导致的各种躯体疾病,不可能在短期内完全停止使用药物和彻底治愈,绝大部分患者需要长期和反复的治疗,有的甚至需要终生使用药物进行治疗。虽然,有许多对物质成瘾的医学干预治疗手段,但是无论单独使用何种方法,其效果都不很理想,复发率相当高,说明单纯医疗介入的局限性。因此,只有在使用药物有效控制戒断症状和各种躯体疾病症状的前提下,充分发挥社区工作的优势,结合各种心理行为治疗和康复治疗,成瘾控制工作的效果才能有所保证。

### (三)体力活动促进

体力活动是指任何由骨骼肌收缩引起的,导致能量消耗的身体运动。日常生活的体力活动可以分为有体力活动组成三要素:频率、持续时间、强度的工作、家务、体育运动、娱乐活动等。其他因素有体力活动类型和环境。

随着社会的发展和人们生活方式的改变,体力活动不足对健康的影响已经成为全球性的问题,是21世纪最重要的公共健康问题。人群中大约有11%~24%人属于静坐生活方式,还有31%~51%的人体力活动不足(大多数情况下每天活动不足30分钟),目前有68%的人没有达到推荐的有益健康的体力活动量。

1. 体力活动不足对健康的危害　大量研究表明缺乏体力活动给人们健康带来的危害是显而易见的,尤其是静坐生活方式。1992 年美国心脏协会发表报告,将缺乏体力活动列为心脏病第四大可改变危险因子。WHO 于 2002 年的报告把缺乏体力活动列为导致发达国家人口死亡的十大原因之一,每年大概有一百九十万人死亡与缺乏体力活动有关。2004 年英国发表报告称英国国民有三分之二的成年男性及四分之三的女性缺乏体力活动,同时有近四分之一的成年人群达到肥胖。

静坐生活方式是指在工作、家务、交通行程期间或在休闲时间内,不进行任何体力活动或仅有非常少的体力活动。静坐生活方式不仅可作为独立的危险因素直接影响健康,和其他危险因素协同可对健康造成更大的影响。静坐生活方式者如果同时又进食高能量膳食更易导致肥胖、血胆固醇及血糖水平升高,增加导致心脑血管疾病、糖尿病、乳腺癌、结肠癌等慢性病发生的风险。有数据显示,22% 的冠心病、11% 的缺血性卒中、14% 的糖尿病、10% 的乳腺癌、16% 的大肠癌都是由缺乏体力活动所致。除此之外,缺乏体力活动还会导致骨质疏松、情绪低落、关节炎等疾病,也会产生生活质量下降、缩短寿命等后果。静坐生活方式是导致全球死亡的第八位主要危险因素。因静坐生活方式导致的疾病负担占全球疾病总负担的 3%~4%。

2. 体力活动促进的策略及措施　体力活动不足对健康的负面影响日益受到重视,许多国家把体力活动促进列为公共卫生工作的重要议事议程。从 20 世纪 60 年代起,欧美国家已开始了体育锻炼的健康促进项目。美国卫生总署(USSG)1996 年推荐的标准是:“每个成年人在一周的每一天或绝大部分天内都应该有累计 30 分钟的中等强度的体力活动”。若以控制体重为目的,特别是对那些从事静坐职业者,则“一周的每一天都要有 60 分钟的体力活动”。我国的全民健身运动也已具一定的规模,国务院为此颁布了《全民健身计划纲要》。但体力活动不足仍然是一个全球问题。

体力活动促进的策略及措施包括。

(1) 信息策略及措施:①全社区信息宣传运动,如网络、电视、报纸、宣传栏等媒体;②楼梯口、电梯旁定点宣传鼓励人们爬楼梯。

(2) 行为与社会策略及措施:①学校体育课程;②社区内建立社会支持干预,如建立锻炼小组或彼此签定锻炼合约来完成一定量的体力活动;③个体化的健康行为干预,如制定自身体力活动(运动项目)目标和自我监测计划、构建社会及社区体力活动支持网络体系营造积极氛围以及通过自我激励(奖惩)来达到行为强化。

(3) 环境及政策干预:营造支持体力活动环境,如活动场地、体育设施完备、体育项目培训和组织等。作为政府部门应当从法律、政策上支持、鼓励全民健身活动开展。自 1995 年 6 月 20 日国务院发布《全民健身计划纲要》来,我国全民健身事业取得了令人瞩目的成就,《纲要》确定的奋斗目标和主要任务顺利完成,城乡居民体育健身意识普遍提高,体育健身活动广泛开展,群众体育组织不断加强,群众健身的环境和条件明显改善,参与体育健身活动人数大幅增加,国民体质显著增强,具有中国特色的全民健身体系基本建成。

当前我国全民健身事业发展存在的主要问题:我国的体育发展资源整体有限,全民健身的发展需求与社会所能提供的体育资源相对不足的矛盾依然突出;政府提供公共体育服务的职能未能得到充分发挥,公共体育事业投入不足,基层公共体育服务能力薄弱,公共体育服务的均等化差距较大;基层群众体育组织覆盖面不广,组织力量薄弱,活力不足,作用发挥不够,群众体育的科学化水平有待提高;经常参加体育锻炼的人口比例不高,结构不合理,特别是青少年儿童体育锻炼普遍不足,体质亟待增强;新型群众体育管理体制与机制未能完全建立,社会力量兴办全民健身的积极性有待进一步发挥,全民健身法制建设需进一步加强。

## 二、健康教育

健康教育(health education)作为一个专业领域出现,始于20世纪20年代,发展于70年代,但真正被重视还是近30多年的事。世界健康教育的发展大致分为3个阶段:①医学阶段:20世纪70年代前,以疾病为中心的医学年代,强调治疗与预防疾病,集中于生理学危险因素;②行为阶段:20世纪70年代早期开始引入行为(或生活方式)的手段;③社会、环境阶段:20世纪80年代以后,人们行为与生活方式的改善很大程度上取决于社会与自然环境因素(生态学)的制约,因而健康促进的概念得到进一步的扩展。1986年我国成立了中国健康教育研究所及中国健康教育协会,自此后健康教育这个专业开始建立并得到较快发展,健康教育作用愈来愈被重视并提高到战略高度来认识,国务院颁布的《21世纪议程》和《中国卫生发展与改革纲要》都把开展全民健康教育作为战略重点。

1. 健康教育概念 健康教育是通过有计划、有组织、有系统的社会和教育活动;以教育、传播、干预为手段;以帮助人们改变不良行为和生活方式,建立健康行为为目标,以促进健康和提高生活质量为目的所进行的系列活动及其过程。健康教育的核心问题是促使个体和群体改变不健康的行为和生活方式。

健康教育不同于卫生宣传:健康教育是有计划、有组织、有系统的教育活动,提供改变行为所必需的条件以促使个体、群体和社会的行为改变;卫生宣传通常只指卫生知识的单向传播。卫生宣传的特点是:宣传对象比较泛化;不注重反馈信息和行为改变效果;往往带有"过分渲染"的色彩,主要实际效果侧重于改变人们知识结构和态度。因此,卫生宣传是健康教育的一种重要手段。

2. 健康教育的意义与作用

健康教育的意义:①健康教育居初级卫生保健八大要素之首,是卫生工作的开路先锋;②健康教育作为卫生保健的战略措施,已经得到全世界公认;③健康教育与健康促进是一项投入少、产出高、效益大的保健措施。

健康教育的作用:①健康教育是预防、控制慢性非传染性疾病的主要手段;②健康教育能有效地控制传染病的传播与流行;③健康教育帮助人们建立健康的生活方式,是我国精神文明建设的重要内容和手段;④健康教育能够有效地遏制医疗费用的急剧上涨;⑤健康教育能够适应人民群众对卫生保健服务日益增长多方面、多层次的需求;⑥健康教育是健康促进的重要环节。

## 三、健康促进

1. 健康促进的概念 健康促进一词早在20世纪20年代已见于公共卫生文献,近20余年来受到广泛重视。有关健康促进的含义,随着健康促进的迅速发展而不断发展。WHO曾经给健康促进作如下定义:健康促进是促进人们维护和提高他们自身健康的过程,是协调人类与他们所处环境之间的策略,规定了个人与社会对健康各自所负的责任。

美国健康教育学家格林的定义:健康促进是指一切能促使行为和生活条件向有益于健康改变的教育与环境支持的综合体。其中环境包括社会的、政治的、经济的和自然的环境,而支持指政策、立法、财政、组织、社会开发等各个系统。

WHO西太区办事处给健康促进的定义为:健康促进是指个人与其家庭、社区和国家一起采取措施,鼓励健康的行为,增强人们改进和处理自身健康问题的能力。包含了个人、群体行为以及政府行为(社会环境)改变三个方面。

从国际角度上的健康促进突出了两个重点:支持的环境和公正合理性。支持的环境是开展其他活动的土壤，虽然不是独立的决定性因素，确是十分重要的基本条件之一。

政府的承诺、政策、法规、组织和环境的支持等是对健康教育强有力的支持，如果没有健康促进，健康教育虽然可以成功地帮助个体行为改变，但是，对整个群体的行为改变则显得软弱无力和不够完善。健康教育和健康促进相辅相成，相互保证，相互支撑、支持。

2. 健康促进的策略　1986年国际健康促进大会《渥太华宪章》明确指出了健康促进的5条行动领域和3个基本策略。健康促进的5条行动领域是指：①制定健康的公共政策；②创造支持性环境；③强化社区行动；④发展个人技能；⑤调整卫生服务方向。健康促进的3个基本策略：①倡导；②赋权；③协调。《渥太华宪章》提出的5条策略是健康促进成功的要素，现已证明综合性手段对健康的发展最为有效，5条策略综合运用要比单一手段更为有效。这些策略是健康促进的核心要素，对所有的国家都合适。

1997年第四届国际健康促进大会通过了《雅加达宣言》，宣言指出了21世纪健康促进的重点是：①提高全社会对健康的责任感；②增加对健康发展的投资；③巩固与扩大健康领域中的伙伴关系；④提高社区能力并赋予个体权力；⑤保证健康促进所需的基础结构，有助于针对各种公共卫生问题和挑战作出反应。

# 第二节　临床预防服务

## 一、临床预防服务与健康管理概述

1. 临床预防服务　医学模式的转变和人类疾病谱的改变，越来越多的要求临床医生把预防保健与医疗工作相结合。1976年加拿大卫生福利部首先提出了临床预防的理论体系和研究方法，组织了专家组专门研究和提供有效的健康促进和疾病预防的服务方案，并于1979年出版了他们对78种疾病检测方法的系统总结。1984年美国预防医学专家组采纳了加拿大临床预防服务的理论与方法提供临床预防服务方案，1989年美国预防医学专家组出版了第一版《临床预防服务指南》，临床预防服务越来越得到重视，它已经成为当今医学发展的一种趋势。

临床预防服务(clinical preventive service)是指由医务人员在临床场所(包括社区卫生服务工作者在家庭和社区场所)对健康者和无症状“患者”的健康危险因素进行评价，然后实施个体的预防干预措施来预防疾病和促进健康。它是在临床环境下把第一级和第二级预防相结合，推行临床与预防一体化的卫生服务。在具体预防措施下，它强调注意纠正人们的不良生活方式。临床预防服务主要针对个体的健康者和无症状“患者”，服务提供者是临床医生。

2. 健康管理　健康管理(health management)活动最早起源于美国、加拿大等西方国家开展的临床预防性服务，它是伴随着一系列健康风险评估技术和方法的开发和运用逐步发展起来的。健康管理受到了众多企业、保险公司、医疗机构以及政府部门的重视，并得到了快速发展。

健康管理是以不同健康状态下人们的健康需求为导向，通过对个体和群体健康状况以及各种健康危险因素进行全面监测、分析、评估及预测，向人们提供有针对性的健康咨询和指导服务，并制定相应的健康管理计划，协调个人、组织和社会的行动，针对各种健康危险因素进行系统干预和管理的过程。其宗旨就是调动个人、集体和社会的积极性，有效地利用有限的物力资源来达到最大健康效果。具体做法就是为个人和群体(包括政府)提供针对性强的准确健康信息并创造条件采取行动来改善健康。健康管理既针对个体，也针对群体其服务提供者主要是健康管理师。

随着健康管理实践活动的不断深入，人们越来越认识到如果忽略对宏观社会条件和结构因素，个体、社会层面的健康管理行动就难以取得预期效果。WHO有关健康社会因素决定理论提出,要求人们在重视微观生物、行为、生活方式等危险因素干预的基础上,重视对各种社会条件和结构性健康影响因素的干预和管理。对健康管理提出更高要求,现代健康管理新特点:①健康管理呈现多层次化,形成了多水平的健康管理系统;②健康管理的内容、对象和范围不断拓展;③健康管理手段日趋多样化;④强调横向与纵向健康管理和协调机制的建立。

3. 临床预防服务的意义 随着人们生活水平提高以及人类疾病谱的改变。目前,威胁我国城乡居民健康的疾病和死因主要为慢性非传染性疾病,而慢性非传染性疾病形成非常复杂,与行为生活方式、环境、卫生服务和生物遗传因素关系密切,其中行为生活方式因素最为重要。要预防这些健康问题单纯靠传统公共卫生方式(预防保健人员为主体)已难于胜任,必须由医生来完成,即临床预防服务。全科医师是最佳角色。预防与治疗一体化服务的方式是最佳的医学服务模式,而临床医务人员占整个卫生队伍的多数,且大约78%的"患者"每年至少要去看一次医务人员,平均一年三次,临床医务人员比其他卫生工作者有更多机会接触"患者"。医务人员以其特殊的方式与"患者"直接接触,通过实现个体健康危险性的评估,制定健康危险因素的健康干预策略。患者对医务人员的建议也有较大的依从性,医务人员可通过随访了解患者的健康状况和行为改变的情况,及时有针对性地提出预防保健的建议,有利于管理个人的健康状况,纠正不良的健康行为、早期发现疾病并及时治疗,有利于改善患者生活质量并延长寿命。临床预防服务在卫生服务中得到较为广泛的应用,成为医学发展的一个趋势,而临床预防服务也已成为全科医师主要工作之一。

4. 临床预防服务的内容及注意事项 临床预防服务的内容包括以下几方面。

(1) 求医者的健康咨询:通过收集求医者的健康危险因素,与求医者共同制订改变不良健康行为的计划,随访求医者执行计划情况等一系列教育活动,促使他们自觉地采纳有益于健康的行为和生活方式,消除或减轻影响健康的危险因素,预防疾病、促进健康、提高生活质量。

(2) 疾病筛检:指运用快速、简便的实验、检查或其他手段(如危险因素监测与评估)手段,在表面健康的人群中去发现未被识别的可疑患者或有健康缺陷的人。目的是:早期发现病例、筛查高危人群、研究疾病的自然史以便开展流行病学监测。

(3) 免疫接种:是指将抗原或抗体注入机体,使人体获得对某些疾病的特异性抵抗力。免疫接种可以保护个体或构成人群免疫屏障而控制疾病流行,甚至消灭某些传染病。

(4) 化学预防:指对无症状者使用药物、营养素(包括矿物质)、生物制剂或其他天然物质作为第一级预防措施,提高人群抵抗疾病的能力,防止某些疾病的发生。

实施临床预防服务的注意事项:①重视危险因素的收集;②对健康问题医患双方共同作出决策。③临床预防服务要与其他医疗保健措施紧密结合,保证临床预防服务的连续性;④选择合适的健康筛检;⑤不同人群特点开展针对性的临床预防服务。

## 二、健康危险因素评价

1. 健康危险因素评价的概念

健康危险因素(health risk factor)是指能使疾病或死亡发生的可能性增加的因素,或者是能使健康不良后果发生概率增加的因素,包括环境、生物、社会、经济、心理、行为等因素。

健康危险因素评价(health risk factors appraisal,HRA):是研究危险因素与慢性病发病及死亡之间数量依存关系及其规律性的一种技术方法。健康危险因素评价的目的是促进人们改变不良的行为生活方式,降低危险因素,提高生活质量和改善人群健康水平。全科医师把健康危险因素评价成为采集病史、体检和实验室检查中不可缺失的一部分,健康危险因素评价对疾病筛检的合理安排也很重要。

2. 健康危险因素评价的过程及评价原则

(1) 通过流行病学调查资料对健康危险因素的鉴定,并评定暴露特征及剂量反应关系。

(2) 健康危险因素收集:健康危险因素收集就是收集健康危险因素的过程。由于健康危险因素种类多、潜伏期长、特异性弱、联合作用及广泛存在等特点,因此,在收集健康危险因素时应根据下面的原则进行:①危险因素导致的特定疾病的严重性;②危险因素是否有普遍性;③危险因素的危险程度;④某危险因素能否被准确地检测;⑤有无证据表明采取干预措施后可促进健康;⑥上述各方面与其他优先的健康问题相比如何。

(3) 危险度强度的评定:是根据所收集到的健康危险因素,对引起个人健康状况恶化?及未来患病和(或)死亡危险性可能性的健康效应量化估计。危险因素评估是阐明一系列健康问题必不可少的起点。在临床预防服务中,大多数被服务对象还没有发生特定的疾病,因此要求医务人员具备将患者的危险因素与未来可能发生的主要健康问题联系起来的思维模式。

(4) 健康危险因素的评价原则:①选择对健康威胁最为严重的疾病作为研究对象(选择一种疾病而不是一类疾病);②选择普遍存在的、对疾病有确定联系、易于评价的危险因素作为重点;③对与疾病尚未确定有因果联系的危险因素,一般不宜列入评价,但要积极研究,得出肯定或否定的结论;④要重视在行为生活方式和环境中存在的危险因素,通过积极的干预措施,降低发病率及死亡率;⑤采用比较准确、完整、易于收集的死亡资料进行健康危险因素评价。

## 三、健康维护计划的制订与实施

1. 健康维护计划概念　健康维护计划(health maintenance schedule)是指在特定的时期内,依据患者的年龄、性别以及危险因素等而计划进行的一系列干预措施。具体包括:做什么、间隔多长时间做一次、什么时候做等。

全科医师可根据健康维护计划的一般原理,结合患者的状况作相应的变更和完善计划,设计和使用健康维护计划是全科医师的基本任务。

2. 健康维护计划制定的原则　①根据危险度评估结果找出最主要的危险因素进行干预;②结合患者的具体情况(性别、年龄等)、资源的可用性和实施的可行性,选择合适的、具体的干预措施(包括健康咨询、筛查、免疫接种和化学预防等);③计划的制订应与患者共同商量确定;④制定行为改变的目标要切实可行,应该从小而简单的开始,健康维护计划应当个体化;⑤确定筛检频率的两个因素是筛检试验的灵敏度和疾病的进展,而不是疾病发生的危险度。

3. 健康维护计划的实施　首先是建立健康维护流程表。为了便于健康维护计划的实施与监督,一般要求患者制定一张健康维护流程表,并把它放在患者的医疗记录里。在具体操作时,医生应根据患者的特征与需求增删项目,并注明注意事项,从而使健康流程表体现个体化。已建成的流程表也允许医生在患者的随访中根据患者需要而改变患者的实施状况。在此基础上,为了有效地纠正某些高危人群的行为危险因素,还需与“患者”共同制定另外一份单项健康危险因素干预行动计划,如酗酒者的戒酒计划、吸烟者的戒烟计划、静坐生活方式者体力活动计划等,纠正行为危险因素最好是逐项进行,由易到难,目标由低到高逐步推进,使患者树立信心、长期坚持,以达到维护健康的效果。在健康维护实施的过程中还应为患者提供健康教育资料,使患者掌握重要的自我保健知识,强调患者在改变不良行为与生活方式中的责任和作用,充分发挥患者主观能动性。在实施过程中,需要加强健康维护的随访,跟踪“患者”执行计划的情况以及感受和要求,以便及时发现曾被忽视的问题,及时调整,最终达到健康维护目的。

# 第三节 社区预防服务

## 一、社区预防服务的概念及特点

1. 社区预防服务(Community preventive services) 是采用健康促进的策略,以健康为中心、以社区为范围、全人群为对象、动员社区内多部门合作和人人参与的综合性疾病预防服务。是人群健康落实到社区卫生工作的具体体现,所以有时又称为社区公共卫生服务。

2. 社区预防服务的特点 以社区全人群而不是以个体为服务对象,强调社区内多部门的合作和社区的参与,共同确定社区优先的健康问题,共同制定、实施和评估干预计划。目的是促进健康、预防伤害、疾病、失能和早逝。社区预防服务与临床预防服务(以个体为对象)相辅相成,与医疗、康复等其他卫生服务一起,保障社区居民健康,实现“人人享有卫生保健”。

## 二、社区预防服务的内容

社区预防服务的内容:社区预防服务项目按目标人群或场所可分为社区健康促进、学校健康促进、职业人群健康促进和医院健康促进等。目前我国要求实施的社区预防服务内容包括如下方面。

1. 社区卫生信息管理 ①社区诊断:调查社区居民的总体健康状况、主要健康问题及影响健康的主要危险因素,制定社区健康促进计划,定期组织开展社区诊断;②家庭健康档案管理:为社区居民建立健康档案,并实行健康档案计算机动态管理;③社区日常信息收集,建立社区健康档案。

2. 健康教育 对辖区居民进行宣传普及卫生知识。对0~36个月儿童、青少年、妇女、老年人、残疾人等重点人群进行相应的健康教育。开展合理营养、控制体重、加强锻炼、应付紧张、改善睡眠、戒烟、限盐、限酒、控制药物依赖等可干预的健康危险因素基本知识健康教育。对重点慢性病和传染病健康教育,以及针对公共卫生问题如食品卫生、突发公共卫生事件等卫生问题开展健康教育。

3. 传染病防治 ①疫情报告和监测;②预防接种;③结核病防治;④性病、艾滋病防治;⑤地方病、寄生虫病防治;⑥其他常见传染病防治;⑦环境消杀等爱国卫生指导。

4. 慢性非传染性疾病防治 慢性非传染性疾病的社区预防是通过危险因素干预和慢性病社区管理降低发病率、致残率、死亡率和医疗花费。①重点慢性病筛查:通过建立家庭健康档案及高危人群筛查,针对人群的吸烟、酗酒、缺乏锻炼、心理压力等危险因素进行健康教育和健康促进,预防慢性病的发生;②重点慢性病病例管理:如高血压、糖尿病等常见慢性病患者的病情监控,改善预后状况及生命质量,降低医疗负担。

5. 精神卫生 对辖区内诊断明确、在家居住的重性精神疾病患者建立健康档案和随访管理。

6. 妇女保健 ①孕前保健;②孕产期保健;③更年期保健;④妇女常见病筛查。

7. 儿童保健 ①新生儿保健;②婴幼儿保健。

8. 老年保健。

9. 残疾康复。

10. 计划生育技术服务。

## 三、社区预防服务项目实施与管理

社区预防服务的基本步骤包括社区动员、社区诊断、实施、监测与评价五个连续阶段。其中任何步骤都离不开“社区参与”,它贯穿于社区预防服务计划的始终。

1. 社区动员　是把满足社区居民需求的社会目标转化为社区动员广泛参与的社会行动过程,使其依靠自己的力量实现特定社区健康发展目标的群众性运动。社区动员的目的:①是社区人群主动参与项目的整个管理过程,包括需求评估、计划、实施、评价的过程;②获得社区卫生工作所需要的资源;③建立强有力的行政和业务技术管理体系。

2. 社区诊断(community diagnosis)　是指社区卫生工作者通过一定的定性与定量的调查研究方法,收集必要的资料,通过科学、客观地分析确定并得到社区人群认可的该社区主要的公共卫生问题及社区现有资源状况,为社区预防服务计划的制订提供科学依据。社区诊断有如下几个目的:①确定社区的主要公共卫生问题;②寻找造成这些公共卫生问题的可能原因和影响因素;③确定本社区预防服务要解决的健康优先问题与干预重点人群及因素;④为社区预防服务效果的评价提供基线数据;⑤为社区其他工作打下基础。

社区诊断一般可分为四个步骤:①确定社区诊断所需要的信息;②收集信息;③分析信息;④做出诊断。

3. 社区预防服务实施、监测与评价　对于一个工作或管理过程来说,一般要经过计划、实施、评价三个步骤。其中的计划步骤,是规定了预期要达到的目标。以及达到这个目标要采取的策略和方法,并通过后续的实施和评价步骤,验证计划的科学性和可行性,从而推动工作不断向前发展。

制定社区预防服务计划以社区诊断所获得的信息为基础,先确定其中需优先解决的健康问题,然后设定出解决优先问题的目标、策略和方法。其主要内容:①明确社区重要问题及优先顺序;②设定目标;③确定实现这些目标的策略和方法。社区预防服务计划的步骤:①明确现存问题和优先领域;②制定目标;③制定实现目标的策略;④确定可能的解决办法;⑤确定优先解决办法;⑥制定实施计划。

社区监测与评价是社区参与收集资料,以测量和评价社区健康计划的各项活动的一个过程。社区监测可以帮助社区管理者定期了解当地健康服务计划的现状和社区实现项目目标的进度,使之及时对工作进行调整,以重点支持社区健康既定的工作计划。

评价则是把已取得的成绩与既定的目标相比较,看多大程度上达到了?怎么达到的?是成功了还是失败了?评价的目的是提高社区卫生服务管理的效率、效益和效果。社区预防服务评价的类型包括:①形成评价:对将要实施的项目的合理性、可行性及科学性进行评价;②过程评价:是测量项目的活动、质量、实施效率,有利于对实施过程中存在的问题作出及时的调整(监测);③总结评价:包括近期影响的评价和远期效果评价。

社区监测与评价的不少步骤与社区诊断很相似。不同的是社区诊断在社区工作开始时进行,而监测、评价贯穿于整个计划的实施过程,以测量和评估计划中所安排的各项活动的进展及有关目标的达标情况。

(陈　维)

# 下篇　人群健康状况的研究方法

# 第十章　医学统计学方法

**案例 10-1**

某医师研究中药治疗感冒的疗效，在进行简单的设计后，随机抽取 50 例感冒患者作为研究对象，经用药观察，治愈 48 人，他认为治愈率为 96%，该药治疗感冒有效。

**问题与思考：**（1）该医师的实验设计是否合理？

（2）该医师下的结论是否正确？

统计学（statistics）是运用数理统计的原理和方法，研究数据的收集、整理、分析与推断的科学，是认识社会和自然现象客观规律的数量特征的重要工具。

医学统计学（health statistics）是应用数理统计学的原理与方法研究居民健康状况以及卫生服务领域中数据的收集、整理和分析的一门科学。它主要包括：①健康统计：医学人口统计、疾病统计和生长发育统计。②卫生服务统计：包括卫生资源利用、医疗卫生服务的需求、医疗保健体制改革等方面的统计学问题。统计学是认识社会和自然现象数量特征的重要工具，合理的统计分析能帮助我们正确认识事物客观存在的规律性。基础医学、临床医学和预防医学各个方面的科学研究以及医疗卫生实践和居民健康状况研究，都需要根据设计去搜集、整理资料进行合理的统计分析。所以，医学工作者掌握一定的医学统计的基本理论、基本技能是非常必要的。本章主要介绍医学统计学的基本概念、基本步骤、基本方法等内容。

电子计算机的普及与统计软件（如 SAS、SPSS）的开发，为数据信息的储存、整理和分析提供了十分便利的条件，同时也促进了统计学方法的迅速发展和不断完善。

## 第一节　医学统计学概述

**案例 10-2**

某医师研究中药治疗感冒的疗效，随机抽取 100 例感冒患者作为研究对象，用随机方法将研究对象分为实验组和对照组（每组各 50 例），实验组用中药治疗，对照组给予安慰剂，经用药观察，实验组治愈 48 人，治愈率为 96%；对照组治愈 45 人，治愈率为 90%，该医师认为中药治疗感冒有效。

**问题与思考：**（1）该医师的实验设计是否合理？

（2）该医师下的结论是否正确？

## 一、医学统计学中几个基本概念

### (一) 同质(homogeneity)和变异(variation)

严格地讲,同质是指被研究指标的影响因素完全相同。但在医学研究中,有些影响因素往往是难以控制的(如遗传、营养等),甚至是未知的。所以,在统计学中常把同质理解为对研究指标影响较大的、可以控制的主要因素尽可能相同。例如研究儿童的身高时,要求性别、年龄、民族、地区等影响身高较大的、易控制的因素要相同,而不易控制的遗传、营养等影响因素可以忽略。

同质基础上的个体差异称为变异。如同性别、同年龄、同民族、同地区的健康儿童的身高、体重不尽相同。事实上,客观世界充满了变异,生物医学领域更是如此。哪里有变异,哪里就需要统计学。

同质是相对的而变异是绝对的。统计学的任务就是在同质的基础上,对个体变异进行分析研究,揭示由变异所掩盖的同质事物内在的本质和规律。

### (二) 总体(population)和样本(sample)

总体是根据研究目的确定的同质观察单位的全体,或者说是同质的所有观察单位某种观察值(变量值)的集合。例如欲研究河南省 2010 年 7 岁健康男孩的身高,那么,观察对象是河南省 2010 年的 7 岁健康男孩,观察单位是每个 7 岁健康男孩,变量是身高,变量值(观察值)是身高测量值,则河南省 2010 年全体 7 岁健康男孩的身高值构成一个总体。它的同质基础是同地区、同年份、同性别、同为健康儿童。总体又分为有限总体和无限总体。有限总体是指在某特定的时间与空间范围内,同质研究对象的所有观察单位的某变量值的个数为有限个,如上例;无限总体是抽象的,无时间和空间的限制,观察单位数是无限的,如研究碘盐对缺碘性甲状腺病的防治效果,该总体的同质基础是缺碘性甲状腺病患者,同用碘盐防治;该总体应包括已使用和设想使用碘盐防治的所有缺碘性甲状腺病患者的防治效果,没有时间和空间范围的限制,因而观察单位数无限,该总体为无限总体。

在实际工作中,所要研究的总体无论是有限的还是无限的,通常都是采用抽样研究。样本是按照随机化原则,从总体中抽取的有代表性的部分观察单位的变量值的集合。如从上例的有限总体(河南省 2010 年 7 岁健康男孩)中,按照随机化原则抽取 100 名 7 岁健康男孩,他们的身高值即为样本。从总体中抽取样本的过程为抽样,抽样方法有多种,抽样研究的目的是用样本信息推断总体特征。

统计学好比是总体与样本间的桥梁,能帮助人们设计与实施如何从总体中科学地抽取样本,使样本中的观察单位数(亦称样本含量)恰当,信息丰富,代表性好;能帮助人们挖掘样本中的信息,推断总体的规律性。

### (三) 参数(parameter)与统计量(statistic)

总体的统计指标被称为参数,如总体均数、标准差,采用希腊字母分别记为$\mu$、$\sigma$;样本的统计指标被称为统计量,如样本均数、标准差,采用拉丁字母分别记为$\bar{x}$、s。

### (四) 误差(error)

1. 系统误差(systematic error)　在搜集资料的过程中,由于仪器不准、标准试剂未经校正、医生掌握疗效标准偏高或偏低等原因,可使观察结果呈倾向性偏大或偏小。系统误差可影响原始资料的准确性,应力求避免。如已发生,则要查明原因,予以校正。

2. 随机测量误差(random error of measurement)　在资料搜集过程中即使方法统一,仪器及标准试剂已经校正,但由于偶然因素的影响,造成同一对象多次测定的结果不完全一致,这种误差往往没有固定的倾向,而是有的偏高、有的偏低。随机测量误差是不可避免的,但应努力做到仪器性能及方法稳定，使其控制在一定的允许范围内。

3. 抽样误差（sampling error）　由于总体中存在个体变异，抽样研究中所抽取的样本，只包含总体中一部分个体，因而样本均数（率）往往不等于总体均数（率），这种由抽样引起的差异称为抽样误差。抽样误差愈小，用样本推断总体的精确度愈高，反之，其精确度愈低。由于生物的个体变异是客观存在的，因而抽样误差是不可避免的，但抽样误差有一定的规律性，以后将讨论和应用这种规律性。

### （五）概率（probability）

医学研究的现象，大多数是随机现象，对随机现象进行实验或观察称为随机试验。随机试验的各种可能结果的集合称为随机事件，亦称偶然事件，简称事件。例如用相同治疗方案治疗一批某病的患者，治疗转归可能为治愈、好转、无效、死亡四种结果，对于一个刚入院的患者，治疗后究竟发生哪一种结果是不确定的，可能发生的每一种结果都是一个随机事件。对于随机事件来说，在一次随机试验中，某个随机事件可能发生也可能不发生，但在一定数量的重复试验后，该随机事件的发生情况是有规律可循的。概率是描述随机事件发生的可能性大小的数值，常用 P 表示。例如，投掷一枚均匀的硬币，随机事件 A 表示“正面向上”，用 n 表示投掷次数；m 表示随机事件 A 发生的次数；f 表示随机事件 A 发生的频率（$f=m/n$），$0\leqslant m\leqslant n$，$0\leqslant f\leqslant 1$。用不同的投掷次数 n 作随机试验，结果如下：$m/n=8/10=0.8$，$7/20=0.35$，……，$249/500=0.498$，$501/1000=0.501$，$10001/20000=0.5000$，由此看出当投掷次数 n 足够大时，$f=m/n\rightarrow 0.5$，称 $P(A)=0.5$，或简写为：$P=0.5$。当 n 足够大时，可以用 f 估计 P。

随机事件概率的大小在 0 与 1 之间，即 $0<P<1$，常用小数或百分数表示。$P$ 越接近 1，表示某事件发生的可能性越大；$P$ 越接近 0，表示某事件发生的可能性越小。$P=1$ 表示事件必然发生，$P=0$ 表示事件不可能发生，它们是确定性的，不是随机事件，但可以把它们看成随机事件的特例。

若随机事件 A 的概率 $P(A)\leqslant\alpha$，习惯上，当 $\alpha=0.05$ 时，就称 A 为小概率事件。其统计学意义是小概率事件在一次随机试验中不可能发生。“小概率”的标准 $\alpha$ 是人为规定的，对于可能引起严重后果的事件，如术中大出血等，可规定 $\alpha=0.01$，甚至更小。

频率也是某事件出现的可能性大小的度量，只不过概率是对总体而言，频率是对样本而言。统计学中常用频率来估计概率。

**链接**

例如，某城市大街上疾驶的汽车撞伤行人的事件的发生概率为 1/万，但大街上仍有行人，这是因为“被撞”事件是小概率事件，所以行人认为自己上街这“一次试验”中不会发生“被撞”事件。

## 二、医学统计资料的类型

统计资料按其性质，一般分为数值变量资料、分类变量资料两种类型。各种资料可以根据需要相互转化。不同类型的统计资料，应选择不同的统计指标与统计分析方法，所以弄清楚统计资料的类型，才能选用正确的统计指标与统计分析方法。

### （一）数值变量资料（numerical variable data）

对观察单位用定量的方法测定某项指标所得的结果，这样的资料称为数值变量资料，亦称为定量资料。计量资料对于某一个观察单位的某一项指标来说是一个确切的数，一般都有度量衡单位，如身高（cm）、体重（kg）、血压（mmHg、kPa）、脉搏（次/min）和白细胞计数

$(\times10^9/L)$等。大多数的数值变量为连续型变量,如身高、体重、血压等;而有的数值变量的测定值只能是正整数,如脉搏、白细胞计数等,在医学统计学中把它们也视为连续型变量。

### (二) 分类变量资料(catagorical variable data)

将观察单位先按某种属性或特征进行分组,然后再分别计算各组观察单位的个数,这样的资料称为分类变量资料。分类变量可分为无序分类变量和有序分类变量两类。

1. 无序分类变量(unordered categorical variable)　是指所分类别或属性之间无程度和顺序的差别。它又可分为①二项分类,如性别(男、女),药物反应(阴性和阳性)等;②多项分类,如血型(O、A、B、AB),职业(工、农、商、学、兵)等。对于无序分类变量的分析,应先按类别分组,清点各组的观察单位数,编制分类变量的频数表,所得资料为无序分类资料,亦称计数资料。

2. 有序分类变量(ordinal categorical variable)　各类别之间有程度的差别。如尿糖化验结果按-、±、+、++、+++分类;疗效按治愈、显效、好转、无效分类。对于有序分类变量,应先按等级顺序分组,清点各组的观察单位个数,编制有序变量(各等级)的频数表,所得资料称为等级资料。

**链 接**

**变量类型不是一成不变的,根据研究目的的需要,各类变量之间可以进行转化。例如血红蛋白量(g/L)原属数值变量,若按血红蛋白正常与偏低分为两类时,可按二项分类资料分析;若按重度贫血、中度贫血、轻度贫血、正常、血红蛋白增高分为五个等级时,可按等级资料分析。有时亦可将分类资料数量化,如可将患者的恶心反应以0、1、2、3表示,则可按数值变量资料(定量资料)分析。**

## 三、医学统计工作的基本步骤

统计学对统计工作的全过程起指导作用,任何统计工作和统计研究的全过程都可分为以下四个步骤。

### (一) 统计设计(design)

在进行统计工作和研究工作之前必须有一个周密的设计。设计是在广泛查阅文献、全面了解现状、充分征询意见的基础上,对将要进行的研究工作所做的全面设想。其内容包括:明确研究目的和研究假说,确定观察对象、观察单位、样本含量和抽样方法,拟定研究方案、预期分析指标、误差控制措施、进度与费用等。设计是整个研究工作中最关键的一环,也是指导以后工作的依据。

### (二) 搜集资料(collection of data)

遵循统计学原理采取必要措施得到准确可靠的原始资料。及时、准确、完整是收集统计资料的基本原则。卫生工作中的统计资料主要来自以下三个方面:①统计报表:是由国家统一设计,有关医疗卫生机构定期逐级上报,提供居民健康状况和医疗卫生机构工作的主要数据,是制定卫生工作计划与措施、检查与总结工作的依据。如法定传染病报表,职业病报表,医院工作报表等。②经常性工作记录:如卫生监测记录、健康检查记录等。③专题调查或实验。

### (三) 整理资料(sorting of data)

收集到的资料在整理之前称为原始资料,原始资料通常是一堆杂乱无章的数据。整理资料的目的就是通过科学的分组和归纳,使原始资料系统化、条理化,便于进一步计算统计指标和分析。其过程是:首先对原始资料进行准确性审查(逻辑审查与技术审查)和完整性审查;

再拟定整理表，按照“同质者合并，非同质者分开”的原则对资料进行质量分组，并在同质基础上根据数值大小进行数量分组，最后汇总归纳。

**（四）分析资料（analysis of data）**

其目的是计算有关指标，反映数据的综合特征，阐明事物的内在联系和规律。统计分析包括统计描述（descriptive statistics）和统计推断（inferential statistics）。前者是用统计指标与统计图（表）等方法对样本资料的数量特征及其分布规律进行描述；后者是指如何抽样，以及如何用样本信息推断总体特征。进行资料分析时，需根据研究目的、设计类型和资料类型选择恰当的描述性指标和统计推断方法。

统计工作的四个步骤紧密相连、不可分割，任何一步的缺陷，都将影响整个研究结果。

## 目标检测

### 选择题

**$A_1$ 型题**

1. 为了由样本推断总体，样本应当是总体中（　　）
   A. 任意一部分　B. 的典型部分
   C. 有价值的一部分　D. 有意义的一部分
   E. 有代表性的一部分
2. 抽样误差是指（　　）
   A. 不同样本指标之间的差别
   B. 样本指标与总体指标之间由于抽样产生的差别（参数与统计量之间由于抽样而产生的差别）
   C. 由于抽样产生的观测值之间的差别
   D. 样本中每个个体之间的差别
   E. 随机测量误差与过失误差的总称
3. 概率是描述某随机事件发生可能性大小的数值，以下对概率的描述哪项是错误的（　　）
   A. 其值的大小在 0 和 1 之间
   B. 当样本含量 n 充分大时，我们有理由将频率近似为概率
   C. 随机事件发生的概率小于 0.05 或 0.01 时，可认为在一次抽样中它不可能发生
   D. 必然事件发生的概率为 1
   E. 其值必须由某一统计量对应的概率分布表中得到

**$A_2$ 型题**

A. 数值变量　B. 独立的两类
C. 不相容的多类　D. 类间有程度差别
E. 以上均不是

4. 白细胞数属于（　　）
5. 血型 A、B、AB、O 属于（　　）
6. 痊愈、显效、进步、无效属于（　　）

# 第二节　数值变量资料的统计分析

**案例 10-3**

某地随机抽样调查了部分健康成人的血红蛋白含量（g/L），结果见表 10-1。

**表 10-1　某年某地健康成人的血红蛋白含量（g/L）**

| 性别 | 例数 | 均数 | 标准差 | 标准值 |
|---|---|---|---|---|
| 男 | 350 | 135.6 | 9.2 | 140.2 |
| 女 | 275 | 116.8 | 10.1 | 124.7 |

**问题与思考：**（1）有人认为该地健康男性和女性的血红蛋白含量均低于标准值，且男性血红蛋白含量高于女性。你是否赞同该结论？

（2）如何估计男性和女性血红蛋白含量的总体均数和正常参考值范围，两者如何区别？

## 一、数值变量资料的频数分布

统计描述是用统计指标、统计表或统计图描述资料的分布规律及其数量特征。频数表是统计描述中经常使用的基本工具之一。

### (一) 频数表(frequency table)的编制

所谓频数就是观察值的个数。频数分布就是观察值在其所取值的范围内,于各组段中分布的情况。所谓频数表指一种统计表同时列出观察值的可能取值及其出现频数。具体做法是,先根据观察值数量大小进行分组,然后求出每组中观察值出现的次数。由于这种资料的表达方式较完整的体现了观察值的分布规律,所以叫做频数分布表。简称频数表。

**例 10-1** 某医院产科 20 天接产的 144 个初生儿体重资料(克):

3410 3550 3420 3450 3510 3540 3520 3430 3500 3440 3530 3400 2710
3130 2840 3000 3110 3140 3120 2920 3150 2980 3130 3140 4300 4410
4350 4360 4340 4380 4370 4390 4310 4400 4380 4420 3160 3390 3300
3320 3350 3380 3360 3310 3340 3320 3370 3150 3570 3670 3580 3610
3630 3660 3640 3590 3620 3600 3650 3560 4070 4160 4100 4110 4090
4120 4140 4130 4080 4150 4130 4170 3880 3960 3890 3910 3920 3930
3900 3950 3920 3910 3940 3870 3690 3760 3700 3720 3740 3750 3710
3760 3730 3710 3750 3680 3780 3830 3790 3810 3800 3850 3860 3800
3870 3770 3820 3840 4190 4210 4220 4220 4250 4230 4240 4260 4280
4290 4200 4230 3980 4030 3990 4020 4000 4050 4060 4010 4070 3970
4020 4040 4430 4460 4470 4550 4780 4700 4720 4830 4840 4890 4450
4680

1. 求全距(range) 找出观察值中的最大值(4890)与最小值(2710),其差值即为全距(极差),用 R 表示,本例 R=最大值-最小值=2180。

2. 定组段和组距 根据样本含量的大小确定“组段”数(k),一般设 8~15 个组段,观察单位较少时组段数可相对少些,观察单位较多时组段数可相对多些,常用全距的 1/10 取整作组距(i),i=R/k,以便于汇总和计算。本例 i=2180/10=218≈200。

3. 确定各组段的上、下限 各组段的起点和终点分别称为下限和上限,某组段包含下限,但不包含上限而最后一个组段既包含下限又包含上限。相邻两组段的下限之差为组距,第一组段应包括全部观察值中的最小值,根据本例最小的变量值是 2710,确定第一组段的下限为 2700,该组段的上限是下限加组距为 2900,该值也是下一个组段的下限值。其余各组段依此类推,要求最末组段应包括全部观察值中的最大值。

4. 列表划记 确定组段界限后,列成表 10-2 的形式,采用计算机或用划记法将原始数据汇总,得出各组段的观察例数,即频数。表 10-2 即频数表。

### (二) 频数分布的特征

由频数表可看出频数分布的两个重要特征:集中趋势(central tendency)和离散趋势(tendency of dispersion)。身高有高有矮,但多数人身高集中在中间部分组段,以中等身高居多,此为集中趋势;由中等身高到较矮或较高的频数分布逐渐减少,反映了离散趋势。对于数值变量资料,可从集中趋势和离散趋势两个侧面去分析其规律性。

表 10-2　144 名初生儿出生时体重的频数表(克)

| 分组(1) | 频数(2) | 分组(1) | 频数(2) |
|---|---|---|---|
| 2700~ | 2 | 3900~ | 24 |
| 2900~ | 3 | 4100~ | 21 |
| 3100~ | 9 | 4300~ | 16 |
| 3300~ | 16 | 4500~ | 5 |
| 3500~ | 20 | 4700~4900 | 3 |
| 3700~ | 25 | 合计 | 144 |

### (三) 频数分布的类型

频数分布有对称分布和偏态分布之分。对称分布是指多数频数集中在中央位置,两端的频数分布大致对称。偏态分布是指频数分布不对称,集中位置偏向一侧,若集中位置偏向数值小的一侧,称为正偏态分布;集中位置偏向数值大的一侧,称为负偏态分布,如冠心病、大多数恶性肿瘤等慢性病患者的年龄分布为负偏态分布。临床上正偏态分布资料较多见。不同的分布类型应选用不同的统计分析方法。

### (四) 频数表的用途

可以揭示资料分布类型和分布特征,以便选取适当的统计方法;便于进一步计算指标和统计处理;便于发现某些特大或特小的可疑值。

## 二、集中趋势的统计描述指标

描述一组同质观察值的平均水平或中心位置的指标称为集中趋势指标,常用指标有算术平均数、几何均数、中位数等。

### (一) 算术平均数(arithmetic mean)

常用 $\bar{x}$ 表示样本均数,$\mu$ 表示总体均数。均数用于反映一组同质观察值的平均水平,适用于正态或近似正态分布的数值变量资料。其计算方法有:

1. 直接法　用于样本含量较少时,其公式为:

$$\bar{x} = \frac{\sum x}{n} = \frac{x_1 + x_2 + \cdots + x_n}{n} \tag{10-1}$$

式中,希腊字母 Σ(读作 sigma)表示求和;$x_1, x_2, \cdots, x_n$ 为各观察值;$n$ 为样本含量,即观察值的个数。

**例 10-2**　某地 10 名 10 岁健康男同学身高(cm)分别为 116.8,125.6,123.2,119.5,120.5,127.1,120.6,132.5,116.3,130.8,试计算其均数。

代入公式(10-1)得:

$$\bar{x} = \frac{x_1 + x_2 + x_3 + \cdots + x_n}{n} = \frac{116.8 + 125.6 + \cdots + 130.8}{10} = \frac{1232.9}{10} = 123.29(\mathrm{cm})$$

2. 加权法　即频数表法,样本观察单位数较多时用加权法。

当样本观察单位较多时,则可对原始资料进行整理分组,形成频数分布表以方便用加权法计算算术平均数。首先用数据编制频数表(表 10-3),计算各组的组中值,即每个组的下限与相邻组的下限之和除以 2 得到。如第一组的组中值则为(2700+2900)/2=2800,列于表 10-3 第(2)栏,第(3)栏为各组的频数 f(又称作权数),第(4)为 Σfx 即各组的组中值与该组的频数相乘,第(3)、(4)栏最后一行则分别是总频数和全部样本观察单位变量值的总和。一般地，组的权数越大则该组的权数与值中值乘积越大，在计算平均水平以及变异水平时的作用也大；权数小，该组的权数与值中值乘积就小，在计算平均水平以及变异水平时的作用也越小。

**表 10-3　144 名初生儿平均体重计算表**(加权法)

| 分组(1) | 组中值 $x_{0i}$ (2) | 频数 $f_i$ (3) | $f_i x_{0i}$ (4) |
|---|---|---|---|
| 2700～ | 2800 | 2 | 5600 |
| 2900～ | 3000 | 3 | 9000 |
| 3100～ | 3200 | 9 | 28800 |
| 3300～ | 3400 | 16 | 54400 |
| 3500～ | 3600 | 20 | 72000 |
| 3700～ | 3800 | 25 | 95000 |
| 3900～ | 4000 | 24 | 96000 |
| 4100～ | 4200 | 21 | 88200 |
| 4300～ | 4400 | 16 | 70400 |
| 4500～ | 4600 | 5 | 23000 |
| 4700～4900 | 4800 | 3 | 14400 |
| 合计 | — | 144 | 556800 |

计算公式为：

$$\bar{x}=\frac{f_1x_{01}+f_2x_{02}+\cdots+f_kx_{0k}}{f_1+f_2+\cdots+f_k}=\frac{\sum fx_0}{\sum f} \tag{10-2}$$

式中，$x_{01},x_{02},\cdots,x_{0k}$ 与 $f_1,f_2,\cdots,f_k$ 分别为频数表资料中各组段的组中值和相应组段的频数(或相同观察值与其对应的频数)。

将表 10-3 中的 $\sum fx_0$、$\sum f$ 的数据代入式(10-2)得：

$$\bar{x}=\frac{556800}{144}=3866.67$$

### (二) 几何均数(geometric mean)

用 $G$ 表示，适用于①对数正态分布，即数据经过对数变换后呈正态分布的资料；②等比关系资料，即观察值之间呈倍数或近似倍数变化的资料。如医学实践中的抗体滴度、平均效价等。其计算方法有：

1. 直接法　当观察值的个数不多时，用直接法计算。

$$G=\sqrt[n]{x_1x_2\cdots x_n}$$

或

$$G=\lg^{-1}\left(\frac{\lg x_1+\lg x_2+\cdots+\lg x_n}{n}\right)=\lg^{-1}\left(\frac{\sum \lg x}{n}\right) \tag{10-3}$$

**例 10-3**　有 5 份血清的抗体效价为 1∶10，1∶20，1∶40，1∶80，1∶160。求其平均效价。本例可将各抗体效价的倒数代入公式(10-3)，得平均效价数的倒数。

$$G=\lg^{-1}\left(\frac{\lg x_1+\lg x_2+\cdots+\lg x_n}{n}\right)=\lg^{-1}\left(\frac{\lg 10+\lg 20+\cdots+\lg 160}{5}\right)=40$$

该 5 份血清的平均抗体效价为 1∶40。

2. 加权法　当观察值的个数较多或观察值为频数表资料用加权法。

$$G = \lg^{-1}\left(\frac{f_1\lg x_1 + f_2\lg x_2 + \cdots + f_k\lg x_k}{f_1 + f_2 + \cdots + f_k}\right) = \lg^{-1}\left(\frac{\sum f_i\lg x_i}{\sum f}\right) \tag{10-4}$$

**例 10-4**　现有 50 人份的血清抗体效价，分别是：5 份 1∶10，9 份 1∶20，20 份 1∶40，10 份 1∶80，6 份 1∶160，求平均效价。

将数据的倒数代入公式(10-4)，得：

$$G = \lg^{-1}\left(\frac{\sum f_i\lg x_i}{\sum f_i}\right) = \lg^{-1}\left(\frac{5\lg10 + 9\lg20 + \cdots + 6\lg160}{5 + 9 + 20 + 10 + 6}\right) = \lg^{-1}(1.62012) = 41.70$$

即 50 人份血清的抗体平均效价为 1∶41.70。

注意：计算几何均数时观察值中不能有 0，因 0 不能取对数；一组观察值中不能同时有正或负值；若全为负值时，先按正值运算，得出结果后再加负号。

### (三) 中位数(median)

用 $M$ 表示。中位数是一组由小到大按顺序排列的观察值中位次居中的数值。中位数可用于描述①非正态分布资料(对数正态分布除外)；②频数分布的一端或两端无确切数据的资料；③总体分布不清楚的资料。在全部观察中，小于和大于中位数的观察值个数相等。

1. 直接法　当观察值的个数不多时，用直接法计算。将观察值由小到大排列，按式(10-5)或式(10-6)计算。

$n$ 为奇数，
$$M = x_{\left(\frac{n+1}{2}\right)} \tag{10-5}$$

$n$ 为偶数，
$$M = \frac{1}{2}\left[x_{\frac{n}{2}} + x_{\left(\frac{n}{2}+1\right)}\right] \tag{10-6}$$

式中下标 $\frac{n}{2}$、$\frac{n}{2}+1$、$\frac{n+1}{2}$ 为有序数列的位次。$x_{\left(\frac{n+1}{2}\right)}$、$x_{\left(\frac{n}{2}\right)}$、$x_{\left(\frac{n}{2}+1\right)}$ 为相应位次的观察值。

**例 10-5**　某病患者 9 名，其发病的潜伏期为 5，17，3，8，4，2，7，3，2 小时，求中位数。

先按大小顺序将 9 个数字排序：2，2，3，3，4，5，7，8，17

本例 $n=9$，为奇数，按公式 10-5 计算

$$M = x_{\left(\frac{n+1}{2}\right)} = x_{\frac{9+1}{2}} = x_5 = 4$$

如果上例再加上一名患者的潜伏期 40 天，应按公式 10-6 计算，得：

$$M = \frac{1}{2}\left[x_{\frac{n}{2}} + x_{\left(\frac{n}{2}+1\right)}\right] = \frac{4+5}{2} = 4.5$$

2. 加权法　当观察值个数较多时，先编频数表，然后按公式(10-7)计算。

计算步骤是：①计算 $\frac{n}{2}$ 的大小，并按所分组段由小到大计算累计频数和累计频率，如表 10-4 第(3)、(4)栏；②确定 $M$ 所在组段。累计频数中大于 $\frac{n}{2}$ 的最小数值所在的组段即为 $M$ 所在的组段；或累计频率中大于 50% 的最小频率所在的组段即为 $M$ 所在的组段。③按式(10-7)求中位数 $M$。

$$M = L + \frac{i}{f_M}\left(\frac{n}{2} - \sum f_L\right) \tag{10-7}$$

式中：$L$、$i$、$f_M$ 分别为 $M$ 所在组段的下限、组距和频数；$\sum f_L$ 为小于 $L$ 的各组段的累计频数。

**例 10-6** 由表 10-4 计算中位数 $M$。

**表 10-4 199 名食物中毒患者潜伏期的 $M$ 和 $P_X$ 的计算**

| 潜伏期(小时)(1) | 人数 $f$(2) | 累计频数 $\Sigma f$(3) | 累计频率(%)(4)=(3)/$n$ |
|---|---|---|---|
| 0~ | 30 | 30 | 15.1 |
| 12~ | 71 | 101 | 50.8 |
| 24~ | 49 | 150 | 75.4 |
| 36~ | 28 | 178 | 89.4 |
| 48~ | 14 | 192 | 96.5 |
| 60~ | 6 | 198 | 99.5 |
| 72~84 | 1 | 199 | 100.0 |
| 合计 | 199 | | |

本例 $n=199$,根据表 10-4 第(2)栏数据,自上而下计算累计频数及累计频率,见第(3)、(4)栏。$\frac{n}{2}=99.5$,由第(3)栏知,101 是累计频数中大于 99.5 的最小值,或由第(4)栏知 50.8% 是大于 50% 的最小的累计频率,故 $M$ 在“12~”组段内,将相应的 $L$、$i$、$f_{50}$、$\sum f_L$ 代入(10-7),求得 $M$。

$$M=P_{50}=L+\frac{i}{f_{50}}(n \cdot 50\% - \sum f_L)=12+12/71(199\times50\%-30)=23.75(\text{小时})$$

附:百分位数

百分位数(percentile)用 $P_x$ 表示。一个百分位数 $P_x$ 将一组观察值分为两部分,理论上有 $x$% 的观察值比它小,有(100-$x$)% 的观察值比它大,是一种位置指标。中位数是一个特定的百分位数,即 $M=P_{50}$。百分位数的计算步骤与中位数类似,首先要确定 $P_x$ 所在的组段。先计算 $n \cdot x\%$,累计频数中大于 $n \cdot x\%$ 的最小值所在的组段就是 $P_x$ 所在组段,或累计频率中大于 x% 的最小频率所在的组段即为 $P_x$ 所在的组段。计算见公式(10-8)。

$$Px=L+\frac{i}{f_x}(n \cdot x\% - \sum f_L) \tag{10-8}$$

式中:$L$、$i$、$f_x$ 分别为 $P_x$ 所在组段的下限、组距和频数;为小于 $L$ 的各组段的累计频数。

求例 10-6 的 $P_{25}$ 和 $P_{75}$

$P_{25}=12+12/71(199\times25\%-30)=15.34$(小时)

$P_{75}=24+12/49(199\times75\%-101)=35.82$(小时)

**链 接**

百分位数用于描述一组数据某一百分位位置的水平,多个百分位数的结合应用时,可描述一组观察值的分布特征,百分位数可用于确定非正态分布资料的医学参考值范围。应用百分位数,样本含量要足够大,否则不宜取靠近两端的百分位数。

## 三、离散趋势的统计描述指标

描述数值变量资料频数分布的另一主要特征是离散程度,用离散指标表示。只有把集中指标和离散指标结合起来才能全面反映资料的分布特征,通过下例可说明这个问题。

**例 10-7**　现有同班级的三个学生同一课程五次平时测试成绩，试分析其集中趋势与离散趋势。

甲学生　73 74 75 76 77　总成绩 375，$\bar{x}=75$

乙学生　55 65 75 85 95　总成绩 375，$\bar{x}=75$

丙学生　65 70 75 80 85　总成绩 375，$\bar{x}=75$

分别用算术平均数来描述这三组数据的集中趋势，$\bar{x}$ 的值是相同的。但三学生的成绩参差不齐程度不同，甲学生成绩较集中，而乙、丙学生成绩较分散。为了说明变量值的离散程度，而选用离散趋势指标。

常用变异指标有全距、四分位数间距、方差、标准差、变异系数。

### （一）全距（range，简记为 $R$）

亦称极差，是一组同质观察值中最大值与最小值之差。它反映了个体差异的范围，全距大，说明变异度大；反之，全距小，说明变异度小。用全距描述定量资料的变异度大小，虽然计算简单，但不足之处有：①只考虑最大值与最小值之差异，不能反映组内其他观察值的变异度；②样本含量越大，抽到较大或较小观察值的可能性越大，则全距可能越大。因此样本含量相差悬殊时不宜用全距比较。

求例 10-7 中三个学生成绩的全距

$R_{甲}=4$　　$R_{乙}=40$　　$R_{丙}=20$

说明甲学生成绩较集中，而乙、丙学生成绩较分散。

### （二）四分位数间距（quartile，简记为 $Q$）

为上四分位数 $Q_U$（即 $P_{75}$）与下四分位数 $Q_L$（即 $P_{25}$）之差。四分位数间距可看成是中间 50% 观察值的极差，其数值越大，变异度越大，反之，变异度越小。如例 10-6 中，已求得 $Q_U=P_{75}=35.82$ 小时，$Q_L=P_{25}=15.34$ 小时，则四分位数间距 $Q=Q_U-Q_L=35.82-15.34=20.48$（小时）。由于四分位数间距不受两端个别极大值或极小值的影响，因而四分位数间距较全距稳定，但仍未考虑全部观察值的变异度，常用于描述偏态频数分布以及分布的一端或两端无确切数值资料的离散程度。

### （三）方差（variance）

为了全面考虑观察值的变异情况，克服全距和四分位数间距的缺点，需计算总体中每个观察值 $X$ 与总体均数 $\mu$ 的差值（$x-\mu$），称之为离均差。由于 $\Sigma(x-\mu)=0$，不能反映变异度的大小，而用离均差平方和 $\Sigma(x-\mu)^2$ 反映之，同时还应考虑观察值个数 $N$ 的影响，故用式（10-9）即总体方差 $\sigma^2$ 表示。

$$\sigma^2=\frac{\sum(x-\mu)^2}{N} \tag{10-9}$$

在实际工作中，总体均数 $\mu$ 往往是未知的，所以只能用样本均数 $\overline{X}$ 作为总体均数 $\mu$ 的估计值，即用 $\sum(x-\bar{x})^2$ 代替 $\sum(x-\mu)^2$，用样本例数 $n$ 代替 $N$，但再按式（10-9）计算的结果总是比实际 $\sigma^2$ 小。英国统计学家 W. S. Gosset 提出用 $n-1$ 代替 $n$ 来校正，这就是样本方差 $s^2$，其公式为：

$$s^2=\frac{\sum(x-\bar{x})^2}{n-1} \tag{10-10}$$

式中的 $n-1$ 称为自由度（degree of freedom）。

由公式（10-10）可知：方差愈小说明观察值的变异程度愈小；方差愈大，说明变异程度愈大。

将例 10-7 中甲、乙、丙三学生的成绩数据分别代入式(10-10)计算方差:

甲:$S^2 = \frac{1}{5-1}[(73-75)^2+(74-75)^2+(75-75)^2+(76-75)^2+(77-75)^2] = 2.5$

乙:$S^2 = \frac{1}{5-1}[(55-75)^2+(65-75)^2+(75-75)^2+(85-75)^2+(95-75)^2] = 250$

丙:$S^2 = \frac{1}{5-1}[(65-75)^2+(70-75)^2+(75-75)^2+(80-75)^2+(85-75)^2] = 62.5$

说明甲学生成绩较集中,而乙学生成绩较分散。

**(四) 标准差(standard deviation)**

方差的度量单位是原度量单位的平方,将方差开方后与原数据的度量单位相同。标准差大,表示观察值的变异度大;反之,标准差小,表示观察值的变异度小。计算见公式(10-11)和(10-12)。

$$\sigma = \sqrt{\frac{\sum (x-\mu)^2}{N}} \tag{10-11}$$

$$s = \sqrt{\frac{\sum (x-\bar{x})^2}{n-1}} \tag{10-12}$$

离均差平方和 $\sum (x-\bar{x})^2$ 常用 $SS$ 或 $l_{xx}$ 表示。数学上可以证明:$SS = l_{xx} = \sum (x-\bar{x})^2 = \sum x^2 - \frac{(\sum x)^2}{N}$,所以,样本标准差的计算公式可写成:

直接法:
$$s = \sqrt{\frac{\sum x^2 - \frac{(\sum x)^2}{n}}{n-1}} \tag{10-13}$$

加权法:
$$s = \sqrt{\frac{\sum fx_0^2 - \frac{(\sum fx_0)^2}{\sum f}}{\sum f - 1}} \tag{10-14}$$

1. 直接法　适用于小样本资料

将例 10-7 中甲、乙、丙三学生的成绩数据分别代入式(10-13)计算:

甲:$s = \sqrt{s^2} = 1.58$

乙:$s = \sqrt{s^2} = 15.81$

丙:$s = \sqrt{s^2} = 7.91$

说明甲学生成绩较集中,而乙学生成绩较分散。与比较方差所得结果一致。

2. 加权法　适用于大样本资料

**例 10-8**　试用频数表计算 144 名初生儿出生体重的样本标准差(见表 10-5)。

表 10-5 中第(4)为组中值与频数的乘积,第(5)栏为组中值的平方与频数的乘积。将表 10-5 中的合计栏数据代入公式(10-14)得:

$$s = \sqrt{\frac{2179120000 - \frac{(556800)^2}{144}}{144-1}} = 427.71$$

表 10-5 144 名初生儿出生体重的标准差计算表(加权法)

| 分组(1) | 组中值 $x_i$ (2) | 频数 $f_i$ (3) | $f_i x_{0i}$ (4)=(2)×(3) | $f_i x_{0i}^2$ (5)=(2)×(4) |
|---|---|---|---|---|
| 2700～ | 2800 | 2 | 5600 | 15680000 |
| 2900～ | 3000 | 3 | 9000 | 27000000 |
| 3100～ | 3200 | 9 | 28800 | 92160000 |
| 3300～ | 3400 | 16 | 54400 | 184960000 |
| 3500～ | 3600 | 20 | 72000 | 259200000 |
| 3700～ | 3800 | 25 | 95000 | 361000000 |
| 3900～ | 4000 | 24 | 96000 | 384000000 |
| 4100～ | 4200 | 21 | 88200 | 370440000 |
| 4300～ | 4400 | 16 | 70400 | 309760000 |
| 4500～ | 4600 | 5 | 23000 | 105800000 |
| 4700～4900 | 4800 | 3 | 14400 | 69120000 |
| 合计 | — | 144 | 556800 | 2179120000 |

3. 标准差的应用 ①表示观察值的变异程度(或离散程度):在两组(或多组)资料均数相近、单位相同的条件下,标准差大,表示观察值的变异度大,即各观察值比较分散,距离均数较远,均数的代表性较差;反之,标准差越小,表示各观察值的变异度越小,观察值的分布集中在均数附近,均数的代表性较好。②结合均数描述正态分布的特征和估计医学正常值范围。③与均数一起计算标准误和变异系数。

### (五) 变异系数(coefficient of variation,简记为 *CV*)

常用于比较度量单位不同或均数相差悬殊的两组或多组资料的变异度。其公式为:

$$CV = \frac{S}{\overline{X}} \times 100\% \qquad (10\text{-}15)$$

**例 10-9** 某地调查 20 岁的男子 100 名,其身高均数为 166.50(cm),标准差为 4.97(cm);其体重均数为 65.50(kg),标准差为 5.06(kg),欲比较两者变异度何者为大,由于两组资料的单位不同,不能直接进行比较,应计算变异系数再进行对比。

身高 $CV=4.97/166.50\times100\%=2.98\%$

体重 $CV=5.06/65.50\times100\%=7.73\%$

由此可见,该地 100 名 20 岁男子体重的变异程度大于身高的变异程度,说明身高这个指标相对稳定,而体重变化比较大。

**例 10-10** 某地 7 岁女孩身高均数为 120.25cm,标准差为 4.42cm;胸围均数为 56.63cm,标准差 2.91cm,试比较身高与胸围的变异程度。

身高 $CV=\frac{4.42}{120.25}\times100\%=3.68\%$

胸围 $CV=\frac{2.91}{56.63}\times100\%=5.14\%$

说明该地 7 岁女孩胸围的变异程度比身高的变异程度大。

## 四、正态分布和医学参考值范围

### (一) 正态分布(normal distribution)的概念

由表 10-2 的频数表资料所绘制的直方图,图 10-1(1)可以看出,高峰位于中部,左右两侧大致对称。我们设想,如果观察例数逐渐增多,组段不断分细,直方图顶端的连线就会逐渐形成一条高峰位于中央(均数所在处),两侧逐渐降低且左右对称,不与横轴相交的光滑曲线图10-1(3)。这条曲线称为频数曲线或频率曲线,近似于数学上的正态分布曲线。由于频率的总和为100%或1,故该曲线下横轴上的面积为100%或1。

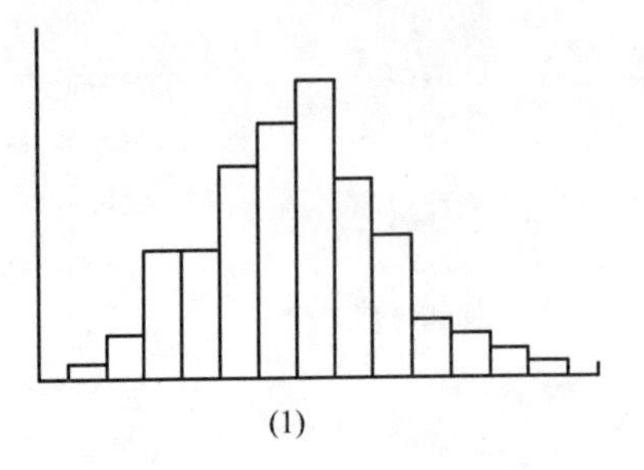

(1)

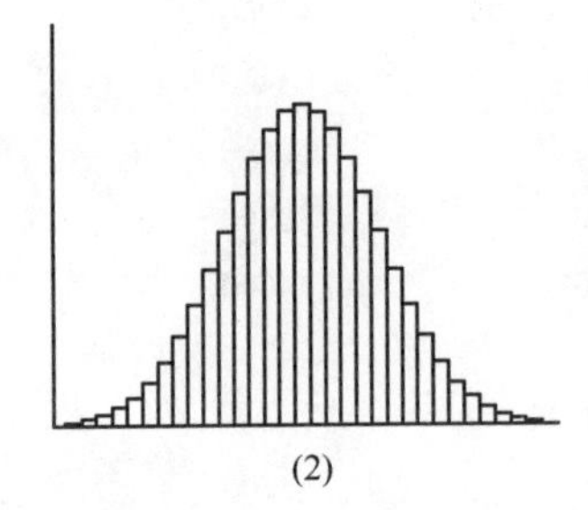

(2)

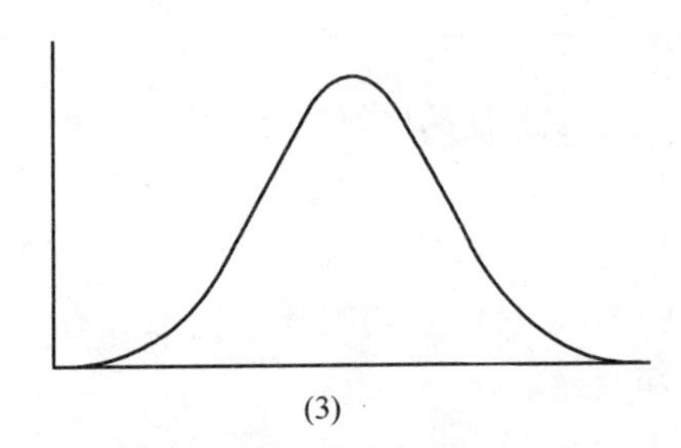

(3)

图 10-1 频数分布逐渐接近正态分布示意图

### (二) 正态分布的特征

(1) 正态曲线在横轴上方均数处最高。

(2) 正态分布以均数为中心,左右对称。

(3) 正态分布有两个参数,即均数 $\mu$ 和标准差 $\sigma$。$\mu$ 是位置参数,当 $\sigma$ 固定不变时,$\mu$ 越大,曲线沿横轴越向右移动;反之,$\mu$ 越小,则曲线沿横轴越向左移动。$\sigma$ 是形状参数,当 $\mu$ 固定不变时,$\sigma$ 越大,曲线越平阔;$\sigma$ 越小,曲线越尖峭。通常用 $N(\mu,\sigma^2)$ 表示均数为 $\mu$,方差为 $\sigma^2$ 的正态分布。用 $N(0,1)$ 表示标准正态分布(standard normal distribution)。

(4) 正态曲线下面积的分布有一定规律。若把正态曲线下与横轴所夹的面积当作1或100%,$\mu$ 表示总体均数,$\sigma$ 表示总体标准差,则正态曲线有以下规律,见图10-2。①正态分布区间($\mu-1\sigma$, $\mu+1\sigma$)的面积占总面积的68.27%。②正态分布区间($\mu-1.96\sigma$, $\mu+1.96\sigma$)的面积占总面积的95.00%。③正态分布区间($\mu-2.58\sigma$, $\mu+2.58\sigma$)的面积占总面积的99.00%。

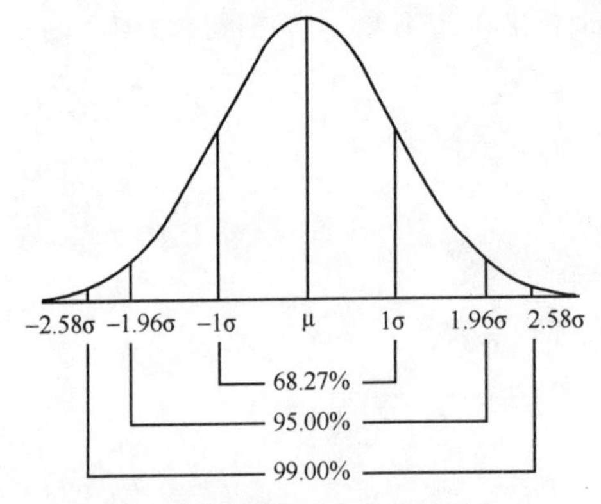


图 10-2 正态曲线下面积的分布规律

为了应用方便,常对正态分布变量 $x$ 作变量变换。

$$u=\frac{x-\mu}{\sigma} \tag{10-16}$$

该变换使原来的正态分布转化为标准正态分布,亦称 $u$ 分布。当 $u$ 为任意值时,其曲线下的面积可查标准正态曲线下的面积表。

### （三）正态分布的应用

某些医学现象，如同质群体的身高、红细胞数、血红蛋白量、胆固醇等，以及实验中的随机误差，呈现为正态或近似正态分布；有些资料虽为偏态分布，但经数据变换后可成为正态或近似正态分布，故可按正态分布规律处理。

1. 估计正态分布资料的频数分布　例 10-11 某地某年抽样调查了 120 名 12 岁男孩身高（cm），其均数＝142.9cm，标准差 $s=5.67$cm，分别求 $\bar{x}\pm1s$、$\bar{x}\pm1.96s$、$\bar{x}\pm2.58s$ 范围内 12 岁男孩占该地 12 岁男孩总数的实际百分数，并与理论百分数比较。如 12 岁男孩身高在 137.23～148.57（cm）区间内的实际人数为 82 人，实际百分比为 82/120×100＝68.33，余类推。由表 10-6 可知：实际分布与理论分布非常接近。

表 10-6　120 名 12 岁男孩身高的实际分布与理论分布

| $\bar{x}\pm u_\alpha s$ | 本例区间 | 身高范围 | 理论分布（%） | 实际分布（%） | |
|---|---|---|---|---|---|
| | | | | 人数 | 百分比（%） |
| $\bar{x}\pm1s$ | 142.9±1×5.67 | 137.23～148.57 | 68.27 | 83 | 69.17 |
| $\bar{x}\pm1.96s$ | 142.9±1.96×5.67 | 131.79～154.01 | 95.00 | 113 | 94.17 |
| $\bar{x}\pm2.58s$ | 142.9±2.58×5.67 | 128.27～157.53 | 99.00 | 118 | 98.33 |

2. 制定医学参考值范围　亦称医学正常值范围。它是指所谓“正常人”的解剖、生理、生化等指标的波动范围。制定正常值范围时，首先要确定一批样本含量足够大的“正常人”，所谓“正常人”不是指“健康人”，而是指排除了影响所研究指标的疾病和有关因素的同质人群；其次需根据研究目的和使用要求选定适当的百分界值，如 95% 和 99%，常用 95%；根据指标的实际用途确定单侧或双侧界值，如红细胞计数过高过低皆属不正常须确定双侧界值，又如尿铅过高属不正常须确定单侧上界，肺活量过低属不正常须确定单侧下界。另外，还要根据资料的分布特点，选用恰当的计算方法。常用方法有以下几种。

（1）正态分布法：适用于正态或近似正态分布的资料。

双侧界值：$\bar{x}\pm u_\alpha s$　　单侧上界：$\bar{x}+u_\alpha s$，或单侧下界：$\bar{x}-u_\alpha s$

如计算上例中某地 12 岁男孩身高 95% 的正常值范围，因身高过高或过低均属异常，故应估计双侧 95% 的正常值范围。代入公式 $\bar{x}\pm1.96s$ 中得：

下限为：$\bar{x}-1.96s=142.9-1.96\times5.67=131.79$cm

上限为：$\bar{x}+1.96s=142.9+1.96\times5.67=154.01$cm

即 131.79cm～154.01cm

（2）对数正态分布法：适用于对数正态分布资料。

双侧界值：$\lg^{-1}(\bar{x}_{\lg x}\pm u_\alpha s_{\lg x})$；单侧上界：$\lg^{-1}(\bar{x}_{\lg x}+u_\alpha s_{\lg x})$，或单侧下界：$\lg^{-1}(\bar{x}_{\lg x}-u_\alpha s_{\lg x})$。

（3）百分位数法：常用于偏态分布资料以及资料中一端或两端无确切数值的资料。

双侧界值：$P_{2.5}$ 和 $P_{97.5}$；单侧上界：$P_{95}$，或单侧下界：$P_5$。

## 五、均数的抽样误差和总体均数的估计

### （一）均数的抽样误差与标准误

1. 抽样研究　抽样研究是指从总体中按照随机化的原则，抽取一定数量的个体组成样本进行研究，从而推断总体的研究方法。在实际工作中，由于总体中各观察对象之间存在着

个体变异，且随机抽取的样本又只是总体中的一部分，因此计算的样本统计量，不一定恰好等于相应的总体参数。这种由于生物个体差异的存在，在抽样研究中产生的样本统计量与相应的总体参数间的差异，称为抽样误差。

链接 （表 10-7）

表 10-7　常用参考值范围的制定标准

| 百分比(%) | 正态分布法 | | | 百分位数法 | | |
|---|---|---|---|---|---|---|
| | 双侧 | 单侧 | | 双侧 | 单侧 | |
| | | 只设下限 | 只设上限 | | 只设下限 | 只设上限 |
| 90 | $\bar{x} \pm 1.64s$ | $\bar{x}-1.282s$ | $\bar{x}+1.282s$ | $P_5 \sim P_{95}$ | $P_{10}$ | $P_{90}$ |
| 95 | $\bar{x} \pm 1.96s$ | $\bar{x}-1.645s$ | $\bar{x}+1.645s$ | $P_{2.5} \sim P_{97.5}$ | $P_5$ | $P_{95}$ |
| 99 | $\bar{x} \pm 2.58s$ | $\bar{x}-2.326s$ | $\bar{x}+2.326s$ | $P_{0.5} \sim P_{99.5}$ | $P_1$ | $P_{99}$ |

在抽样研究中抽样误差是不可避免的，根据资料的性质和指标种类的不同，抽样误差有多种，例如：①从某地 12 岁男童中随机抽取 120 名，测得平均身高为 142.29cm，该样本均数不一定等于该地 12 岁男童身高的总体均数，这种样本均数与总体均数间的差别，称为均数的抽样误差。②某县为血吸虫病流行区，从该县人群中随机抽取 800 人，测得的血吸虫感染人数为 120 人，感染率为 15%，该样本率不一定等于该地人群的总体感染率。此为样本率与总体率之间的差别，称为率的抽样误差。

2. 均数的抽样误差　在抽样研究中，若从同一总体中随机抽取样本含量相同的若干个样本，并计算出某种样本统计量（如样本均数），由于生物间的个体差异是客观存在的，抽样误差是不可避免的。数理统计研究表明，抽样误差具有一定的规律性，可以用特定的指标来描述，这个指标称为标准误（standard error），标准误反映了样本统计量与相应总体参数之间的差异，即抽样误差大小。

数理统计可以证明，均数标准误的计算公式为：

$$\sigma_{\bar{x}} = \sigma / \sqrt{n} \quad (10\text{-}17)$$

式中 $\sigma_{\bar{x}}$ 为均数标准误的理论值，$\sigma$ 为总体标准差，$n$ 为样本含量。$\sigma$ 已知时，可按式（10-17）求得均数标准误的理论值。由于在抽样研究中 $\sigma$ 常属未知，通常用一个样本的标准差（$s$）来估计，所以，在实际工作中，常用式（10-18）计算均数标准误的估计值（$s_{\bar{x}}$）

$$s_{\bar{x}} = s / \sqrt{n} \quad (10\text{-}18)$$

由式（10-17）或（10-18）可见，当 $n$ 一定时，均数标准误与标准差成正比。标准差越大，均数标准误越大，即观察值的离散程度越高，均数的抽样误差越大。当标准差一定时，均数标准误和 $\sqrt{n}$ 成反比。样本含量越大，均数的抽样误差越小。因此，在实际工作中，可通过适当增加样本含量和减少观察值的离散程度（如选择同质性较好的总体）来减少抽样误差。

如以例 10-1 资料来说明。已知，$n=144$，$\bar{x} = 3866.67$，$s = 427.71$，代入式（10-18）得：

$$s_{\bar{x}} = \frac{427.71}{\sqrt{144}} = 35.6425$$

即该样本平均数的抽样误差是 35.6425。

3. 均数标准误的用途

（1）衡量样本均数的可靠性：均数标准误越小，均数的抽样误差也越小，样本均数估计总体均数可靠性大;均数标准误越大,均数的抽样误差也越大,样本均数估计总体均数可靠性小。

(2) 估计总体均数的可信区间:结合样本均数 $\bar{x}$ 可对总体均数 $\mu$ 做区间估计。

(3) 用于均数的假设检验。

**(二) $t$ 分布($t$-distribution)**

正态分布是数理统计中的一种重要的理论分布,是许多统计方法的理论基础。正态分布有两个参数,$\mu$ 和 $\sigma$,决定了正态分布的位置和形态。为了应用方便,常将一般的正态变量 $X$ 通过 $u$ 变换[ $u = x - \mu/\sigma$ ]转化成标准正态变量 $u$,以使原来各种形态的正态分布都转换为 $\mu=0,\sigma=1$ 的标准正态分布,亦称 $u$ 分布($u$-distribution)。

根据中心极限定理,通过上述的抽样模拟试验表明,在正态分布总体中以固定 $n$(本次试验 $n=10$)抽取若干个样本时,样本均数的分布仍服从正态分布,即 $N(\mu,\sigma)$。所以,对样本均数的分布进行 $u$ 变换[ $u = \bar{x} - \mu/\sigma_{\bar{x}}$ ],也可变换为标准正态分布 $N(0,1)$。

由于在实际工作中,往往 $\sigma$ 是未知的,常用 $s$ 作为 $\sigma$ 的估计值,为了与 $u$ 变换区别,称为 $t$ 变换 $t=\dfrac{\bar{x}-\mu}{s_{\bar{x}}}$,统计量 $t$ 值的分布称为 $t$ 分布。

$t$ 分布有如下特征。

(1) 以 0 为中心,左右对称的单峰分布;

(2) $t$ 分布是一簇曲线,其形态变化与 $n$(确切地说与自由度 $\nu$)大小有关。自由度越小,$t$ 分布曲线的中间越低平而且两端向外延伸、抬高;自由度越大,$t$ 分布越接近 $u$ 分布(标准正态分布),当 $\nu\to\infty$ 时,$t$ 分布曲线与标准正态曲线一致。如图 10-3。

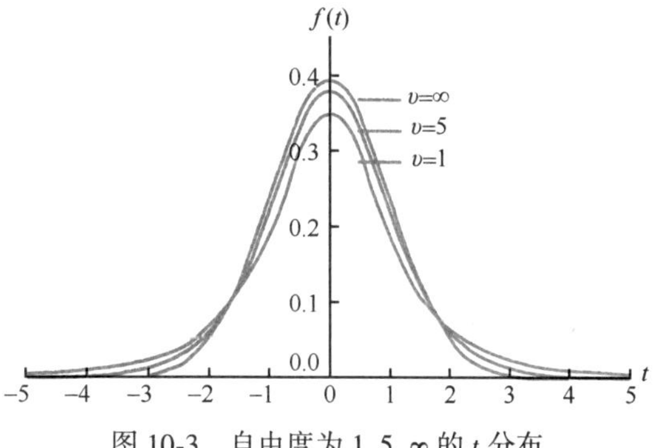


图 10-3　自由度为 1、5、∞ 的 $t$ 分布

$$t=\frac{\bar{x}-\mu}{s_{\bar{x}}}$$

对应于每一个自由度 $\nu$,就有一条 $t$ 分布曲线,每条曲线都有其曲线下统计量 $t$ 的分布规律,计算较复杂。因此,为便于应用统计学家根据自由度 $\nu$ 的大小与 $t$ 分布曲线下面积的关系,编制了 $t$ 界值表(附表 10-2)。表中的横标目为自由度 $\nu$,纵标目为概率 $P$,表中数字表示自由度 $\nu$ 为某值时,$P$ 为某值时,$t$ 的界值。因 $t$ 分布是以 0 为中心的对称分布,故附表中只列出正值,如果算出的 $t$ 值为负值,可以用绝对值查表。$t$ 分布曲线下面积为 95% 或 99% 的界值不是一个常量,而是随着自由度大小而变化的,分别用 $t_{0.05,\nu}$ 和 $t_{0.01,\nu}$ 表示。

由 $t$ 界值表可知:①自由度 $\nu$ 相同时,单侧 α 和双侧 2α 的 $t$ 界值相同,即单侧 $t_{\alpha,\nu}$ = 双侧 $t_{2\alpha,\nu}$。②自由度 $\nu$ 相同时,α 值越小,$t_{\alpha,\nu}$ 越大,反之越小。③α 值相同时,自由度 $\nu$ 越小,$t_{\alpha,\nu}$ 值越大,反之越小。

**(三) 总体均数的估计**

统计推断包括两个重要的方面:参数估计和假设检验。假设检验在后面的章节中讨论,这里先讨论参数估计。参数估计就是用样本统计量来估计总体参数。参数估计有两种方法。

1. 点估计(point estimation)　如在服从正态分布的总体中随机抽取样本,可以直接用样本均数来估计总体均数,用样本标准差来估计总体标准差。该方法虽然简单易行,但未考虑抽样误差,而抽样误差在抽样研究中又是客观存在的、不可避免的,会随不同的样本对总体参数作出不同的点估计。

2. 区间估计(interval estimation) 即按一定的概率 $1-\alpha$(可信度)估计未知的总体参数可能所在的范围(或称可信区间)的估计方法。区间估计是在随机抽取样本后,考虑抽样误差存在的情况下的估计方法,较为准确可靠。统计学上通常用95%(或99%)可信区间表示总体参数有95%(或99%)的概率在某一范围,可根据资料的条件选用不同的方法。下面以总体均数的95%可信区间为例,介绍其计算公式。$\sigma$ 已知时按正态分布原理计算,$\sigma$ 未知时按 $t$ 分布的原理计算。

(1) $\sigma$ 已知时:由 $u$ 分布可知,正态曲线下有95%的 $u$ 值在±1.96之间,即:$P(-1.96 \leqslant u \leqslant +1.96) = 0.95$

$$P(-1.96 \leqslant (\bar{x}-\mu)/\sigma_{\bar{x}} \leqslant +1.96) = 0.95$$

移项后整理得,$P(\bar{x} - 1.96\sigma_{\bar{x}} \leqslant \mu \leqslant \bar{x} + 1.96\sigma_{\bar{x}}) = 0.95$

故总体均数 $\mu$ 的95%可信区间为

$$(\bar{x} - 1.96\sigma_{\bar{x}}, \bar{x} + 1.96\sigma_{\bar{x}}) \tag{10-19}$$

(2) $\sigma$ 未知,但 $n$ 足够大(如 $n>100$)时:由 $t$ 分布可知,当自由度越大,$t$ 分布越逼近 $u$ 分布,此时 $t$ 曲线下有95%的 $t$ 值在±1.96之间,

即:

$$P(-1.96 \leqslant t \leqslant +1.96) = 0.95$$

$$P(-1.96 \leqslant (\bar{x}-\mu)/s_{\bar{x}} \leqslant +1.96) = 0.95$$

$$P(\bar{x} - 1.96s_{\bar{x}} \leqslant \mu \leqslant \bar{x} + 1.96s_{\bar{x}}) = 0.95$$

故总体均数 $\mu$ 的95%可信区间为

$$(\bar{x} - 1.96s_{\bar{x}}, \bar{x} + 1.96s_{\bar{x}}) \tag{10-20}$$

(3) $\sigma$ 未知且 $n$ 小时:某自由度的 $t$ 曲线下有95%的 $t$ 值在 $\pm t_{0.05,\nu}$ 之间,

即:

$$P(-t_{0.05,\nu} < t < t_{0.05,\nu}) = 0.95$$

$$P(-t_{0.05,\nu} < (\bar{x}-\mu)/s_{\bar{x}} < t_{0.05,\nu}) = 0.95$$

$$P(\bar{x} - t_{0.05,\nu}s_{\bar{x}} < \mu < \bar{x} + t_{0.05,\nu}s_{\bar{x}}) = 0.95$$

故总体均数 $\mu$ 的95%可信区间为

$$(\bar{x} - t_{0.05,\nu}s_{\bar{x}}, \bar{x} + t_{0.05,\nu}s_{\bar{x}}) \tag{10-21}$$

**例10-11** 某医师从某医院刚出生的女婴中,随机抽取10名女婴,其平均体重为3.017kg,标准差为0.1472kg,则该地某医院出生女婴平均体重95%的可信区间是多少?

该例自由度 $\nu = 10-1 = 9$,查 $t$ 值表得:$t_{0.05(9)} = 2.262$(双侧),则95%的可信区间为:

$$3.017 \pm 2.262 \times 0.1472/\sqrt{10} = (2.91, 3.12)$$

即该医院刚出生的女婴总体均数95%的可能性在2.91~3.12kg之间。

## 六、均数的假设检验

### (一) 假设检验(hypothesis test)的基本思想

在抽样研究中,由于样本所来自总体的参数是未知的,只能根据样本统计量对其所来自总体的参数进行估计,如果要比较两个或几个总体的参数是否相同,也只能分别从这些总体中抽取样本,根据这些样本的统计量作出统计推断,以比较总体参数是否相同。由于存在抽样误差,总体参数与样本统计量并不恰好相同,所以判断两个或多个总体参数是否相同是一件很困难的事情。

链接 （表 10-8）

表 10-8 可信区间与参考值范围的比较

| 比较 | 意义 | 计算公式 | 用途 |
| --- | --- | --- | --- |
| 总体均数的可信区间 | 该可信区间有多大的可能性包含了总体均数 | ①$\sigma$ 已知时<br>95%的可信区间：$\bar{x} \pm 1.96\sigma_{\bar{x}}$<br>99%的可信区间：$\bar{x} \pm 2.58\sigma_{\bar{x}}$<br>②$\sigma$ 未知，但 $n$ 足够大（如 $n>100$）时：<br>95%的可信区间：$\bar{x} \pm 1.96s_{\bar{x}}$<br>99%的可信区间：$\bar{x} \pm 2.58s_{\bar{x}}$<br>③$\sigma$ 未知且 $n$ 小时：<br>95%的可信区间：$\bar{x} \pm t_{0.05(\nu)}s_{\bar{x}}$；<br>99%的可信区间：$\bar{x} \pm t_{0.01(\nu)}s_{\bar{x}}$ | 估计总体均数 |
| 参考值范围 | “正常人”的解剖、生理、生化某些指标的波动范围 | 正态分布95%的双侧参考值范围：$\bar{x} \pm 1.96s$；<br>正态分布99%的双侧参考值范围：$\bar{x} \pm 2.58s$<br>偏态分布资料用百分位数法 | 判断观察对象的某些指标是否正常 |

**例 10-12** 医生在某山区随机测量了 25 名健康成年男子的脉搏，平均次数为 74.2 次/分钟，标准差为 5.2 次/分钟，但是根据医学常识，一般男子的平均脉搏次数为 72 次/分钟，问该山区男子脉搏数与一般男子是否不同？

这个问题难以从正面直接回答，可以先假定该山区所有男子脉搏数数值组成一个总体，其总体均数和标准差均为未知数，不妨分别以 $\mu$、$\sigma$ 表示。如果我们假设该山区男子的脉搏数与一般地区的男子相同，即属于同一总体，$\mu=72$，所测量的 25 名男子的平均脉搏数（样本均数）之所以不恰好等于 72 次/分，是由于抽样误差所致。

如果上述假设成立，则理论上讲，样本均数很可能在总体均数（$\mu=72$）的附近，样本均数远离总体均数的可能性很小。如果将样本均数变换为 $t$ 值，则 $t$ 值很可能在 0 的附近，$t$ 值远离 0 的可能性很小。如果 $t$ 值很小上述假设可能不正确，可拒绝上述假设。

### （二）假设检验的一般步骤

1. 建立检验假设，确定检验水准 检验假设需要建立 2 个：一是无效假设，记作 $H_0$，假设样本均数所代表的总体均数与已知总体均数相等（即 $\mu=\mu_0$），$\bar{x}$ 和 $\mu_0$ 现有的差别仅仅由抽样误差所致；二是备择假设，记作 $H_1$，假设样本均数所代表的总体均数与已知总体均数不等（即 $\mu \neq \mu_0$），$\bar{X}$ 和 $\mu_0$ 现有的差别不是抽样误差而是系统误差所致；二者都是根据推断的目的提出的对总体特征的假设。检验水准又称显著性水准，记作 α，是我们拒绝或接受假设的判断标准，是假设检验时发生第一类错误的概率，α 常取 0.05 或 0.01。

2. 选择检验方法和计算统计量 根据资料类型及分析研究的目的选用适当的检验方法。如配对设计的两样本均数比较，选用配对 $t$ 检验；完全随机设计的两样本均数比较，选用 $u$ 检验（大样本时）或 $t$ 检验（小样本时）等。

不同的检验方法有不同的公式。根据公式计算现有样本统计量，如 $t$ 值、$u$ 值、$\chi^2$ 值等。

3. 确定 $P$ 值，做出统计推断 根据计算的统计量，查阅相应的统计表，确定 $P$ 值，以 $P$ 值与检验水准 $\alpha$ 比较，若 $P \leqslant \alpha$，则拒绝 $H_0$，接受 $H_1$；若 $P > \alpha$，则不拒绝 $H_0$。

假设检验包括单侧检验和双侧检验两种情况，当根据专业知识已知两总体的参数中甲肯定不会小于乙，或甲肯定不会大于乙时，可考虑用单侧检验，否则，宜用双侧检验。

### （三）均数的 $t$ 检验与 $u$ 检验

1. 样本平均数与总体平均数的比较　样本平均数与总体平均数比较的目的，是推断样本均数所代表的未知总体均数 $\mu$ 与已知的总体均数 $\mu_0$ 是否相等。

现对例 10-13 资料进行 $t$ 检验

（1）建立假设，确定检验水准

$H_0$：该山区男子脉搏数与一般地区男子相等，即 $\mu = \mu_0$

$H_1$：该山区男子脉搏数与一般地区男子不等，即 $\mu \neq \mu_0$

$\alpha = 0.05$

（2）选择检验方法，计算检验统计量

$$t = \frac{\bar{x} - \mu_0}{\frac{s}{\sqrt{n}}} = \frac{74.2 - 72}{\frac{5.2}{\sqrt{25}}} = 2.115$$

自由度 $\nu = n - 1 = 25 - 1 = 24$

（3）确定 $P$ 值，作出推断结论（表 10-9）

**表 10-9　$t$ 值、$P$ 值与统计结论的关系**

| $t$ 值 | $P$ 值 | 差别的统计学意义 | 结论 |
|---|---|---|---|
| $\|t\| < t_{\alpha,\nu}$ | $P>\alpha$ | 无统计学意义 | 不拒绝 $H_0$ |
| $\|t\| \geqslant t_{\alpha,\nu}$ | $P\leqslant\alpha$ | 有统计学意义 | 拒绝 $H_0$，接受 $H_1$ |

以 $\nu = 24$ 查 $t$ 界值表得，$t_{0.05,24} = 2.064$，本例的统计量 $t$ 值为 2.115，大于界值，因此 $P < 0.05$，按 $\alpha = 0.05$ 水准，拒绝 $H_0$，接受 $H_1$，可认为该山区男子的脉搏数与一般地区的男子不同。

如果本例用单侧检验，其 $H_0$ 与双侧检验相同，但 $H_1$ 有不同，根据专业知识知道，山区男子的脉搏数不会低于一般地区，因此 $H_1$ 为：该山区男子脉搏数高于一般地区男子，即 $\mu > \mu_0$。

2. 配对设计资料两样本均数的比较　配对设计是为了控制某些非处理因素对实验结果的影响。配对设计主要有以下 3 种情况：①同一受试对象处理前后的数据。②同一受试对象分别接受 2 种不同的处理。③2 个同质受试对象分别接受 2 种不同的处理。其目的是推断同一个受试对象处理前后或 2 种不同措施处理的效果有无不同。如果处理前后没有变化或 2 种处理措施其处理效果一样，则理论上差数的总体均数应该为 0，所以可以把这种检验看成是样本均数 $\bar{d}$ 与总体均数 0 的比较。

对配对资料的分析，一般用配对 $t$ 检验，其检验假设为：差值的总体均数为零。计算统计量的公式为：

$$t = \frac{\bar{d}}{s_d / \sqrt{n}} \tag{10-22}$$

$$\nu = n - 1$$

式中 $\bar{d}$ 为差值的均数；$s_d$ 为差值的标准差；$n$ 为对子数。

**例 10-13**　7 名肺结核患者用某药治疗后红细胞沉降率（mm/h）资料见表 10-10，检验用药前后，红细胞沉降率有无差别？

表 10-10 7 名肺结核患者用某药治疗前后红细胞沉降率(mm/h)比较

| 患者编号 | 治疗前 | 治疗后 | 差数 $d$ | $d^2$ |
|---|---|---|---|---|
| 1 | 22 | 17 | 5 | 25 |
| 2 | 20 | 16 | 4 | 16 |
| 3 | 28 | 21 | 7 | 49 |
| 4 | 24 | 19 | 5 | 25 |
| 5 | 21 | 15 | 6 | 36 |
| 6 | 18 | 21 | -3 | 9 |
| 7 | 27 | 20 | 7 | 49 |
| 合计 | — | — | 31 | 209 |

假设检验的步骤如下。

(1) 建立检验假设,确定检验水准

$H_0:\mu_d = 0$,即用药前后红细胞沉降率无变化

$H_1:\mu_d \neq 0$,即用药前后红细胞沉降率有变化

$\alpha=0.05$

(2) 选择检验方法计算检验统计量

$$t = \frac{\bar{d} - 0}{s_{\bar{d}}} = \frac{\bar{d}}{s_d / \sqrt{n}}$$

$$\bar{d} = \frac{\sum d}{n} = \frac{31}{7} = 4.429$$

$$s_d = \sqrt{\frac{\sum d^2 - (\sum d)^2/n}{n - 1}} = \sqrt{\frac{209 - \frac{(31)^2}{7}}{7 - 1}} = 3.457$$

$$t = \frac{\bar{d} - 0}{s_d} = \frac{\bar{d}}{s_d / \sqrt{n}} = \frac{4.429}{\frac{3.457}{\sqrt{7}}} = 3.389$$

(3) 确定 $P$ 值,作出推断结论 查 $t$ 界值表得,$t_{0.05,6} = 2.447$,本例的统计量 $t$ 值为 3.389,大于界值,因此 $P < 0.05$,按 $\alpha = 0.05$ 水准,拒绝 $H_0$,接受 $H_1$,可认为用某药治疗肺结核后,红细胞沉降率有差别,治疗后红细胞沉降率降低。

3. 两独立样本均数的比较 适用于完全随机设计两样本均数的比较,比较的目的是推断它们各自所代表的总体均数是否相等。完全随机设计:把受试对象完全随机分为两组,分别给予不同处理,然后比较独立的两组样本均数。用 $t$ 检验或 $u$ 检验,要求样本服从正态分布,并且两样本方差齐同。如果资料满足上述要求,样本含量大时($n_1$ 和 $n_2$ 均大于 50),用 $u$ 检验;样本含量小时,用 $t$ 检验。

(1) 两样本均数比较的 $t$ 检验

$$t = \frac{\bar{x}_1 - \bar{x}_2}{s_{\bar{x}_1 - \bar{x}_2}} \tag{10-23}$$

$$v = n_1 + n_2 - 2$$

式中 $\bar{x}_1$ 和 $\bar{x}_2$ 分别为两样本的均数;两样本平均数之差的标准误 $s_{\bar{x}_1 - \bar{x}_2}$ 按式(10-24)计算:

$$s_{\bar{x}_1 - \bar{x}_2} = \sqrt{s_c^2\left(\frac{1}{n_1} + \frac{1}{n_2}\right)} \tag{10-24}$$

公式(10-24)中 $S_c^2$ 为合并方差，$n_1$，$n_2$ 为两样本容量。合并方差 $S_c^2$ 按式(10-25)计算：

$$s_c^2 = \frac{\sum (x_1 - \bar{x}_1)^2 + \sum (x_2 - \bar{x}_2)^2}{(n_1 - 1) + (n_2 - 1)}$$

$$= \frac{\left[\sum x_1^2 - \frac{(\sum x_1)^2}{n_1}\right] + \left[\sum x_2^2 - \frac{(\sum x_2)^2}{n_2}\right]}{(n_1 - 1) + (n_2 - 1)} \tag{10-25}$$

式(10-25)中，$x_1$，$x_2$ 分别为两样本观察单位标志值，分子即 $\sum (x_1 - \bar{x}_1)^2 + \sum (x_2 - \bar{x}_2)^2$ 为两样本离均差平方和的合计，分母为两自由度 $(n_1 - 1) + (n_2 - 1)$ 之和。

如已计算出 $S_1$ 和 $S_2$ 时，可用公式 10-26 计算 $s_c^2$

$$s_c^2 = \frac{(n_1 - 1) \times s_1^2 + (n_2 - 1) \times s_2^2}{n_1 + n_2 - 2} \tag{10-26}$$

两样本容量较小时比较两样本平均数，要求相应的总体方差相等，$\sigma_1^2 = \sigma_2^2$，即两方差齐同。

**例 10-14** 某学校测得经常长跑锻炼后的 20 岁大学生的晨脉(次/分)，在同校测得未经常长跑锻炼的同龄人的晨脉，资料见表 10-11。问两组大学生晨脉的平均数差异有无显著性？

**表 10-11 两组大学生晨脉资料**

| 编号 | 长跑组 | | 未长跑组 | | 编号 | 长跑组 | | 未长跑组 | |
|---|---|---|---|---|---|---|---|---|---|
| | $X_1$ | $X_1^2$ | $X_2$ | $X_2^2$ | | $X_1$ | $X_1^2$ | $X_2$ | $X_2^2$ |
| 1 | 48 | 2304 | 60 | 3600 | 12 | 50 | 2500 | 57 | 3240 |
| 2 | 54 | 2916 | 67 | 4489 | 13 | 60 | 3600 | 60 | 3600 |
| 3 | 60 | 3600 | 68 | 4624 | 14 | 64 | 4096 | 60 | 3600 |
| 4 | 64 | 4906 | 69 | 4761 | 15 | 48 | 2304 | 60 | 3600 |
| 5 | 48 | 2304 | 60 | 3600 | 16 | | | 56 | 3136 |
| 6 | 55 | 3025 | 60 | 3600 | 17 | | | 60 | 3600 |
| 7 | 54 | 2916 | 67 | 4489 | 18 | | | 70 | 4900 |
| 8 | 45 | 2025 | 65 | 4225 | 19 | | | 63 | 3969 |
| 9 | 48 | 2304 | 70 | 4900 | 合计 | 805 | 44537 | 1189 | 74782 |
| 10 | 51 | 2601 | 60 | 3600 | | $\sum x_1$ | $\sum x_1^2$ | $\sum x_2$ | $\sum x_2^2$ |
| 11 | 56 | 3136 | 57 | 3249 | | | | | |

1）建立检验假设，确定检验水准

$H_0$:$\mu_1 = \mu_2$，即经常长跑的大学生晨脉数与未经常长跑的大学生晨脉数无差异。

$H_1$:$\mu_1 \neq \mu_2$，即经常长跑的大学生晨脉数与未经常长跑的大学生晨脉数有差异。

检验水准 $\alpha = 0.05$

2）选择检验方法，计算检验统计量

本例 $\sum x_1 = 805$，$\sum x_1^2 = 44537$，$n_1 = 15$；$\sum x_2 = 1189$，$\sum x_2^2 = 74782$，$n_2 = 19$

两样本平均数为：

$$\bar{x}_1 = \frac{\sum x_1}{n_1} = \frac{805}{15} = 53.67, \bar{x}_2 = \frac{\sum x_2}{n_2} = \frac{1189}{19} = 62.58$$

合并方差：

$$s_c^2 = \frac{\left[\sum x_1^2 - \frac{(\sum x_1)^2}{n_1}\right] + \left[\sum x_2^2 - \frac{(\sum x_2)^2}{n_2}\right]}{(n_1 - 1) + (n_2 - 1)}$$

$$= \frac{\left[44537 - \frac{(805)^2}{15}\right] + \left[74782 - \frac{(1189)^2}{19}\right]}{(15 - 1) + (19 - 1)}$$

$$= \frac{482.92 + 384.63}{32} = 27.11$$

合并标准误：

$$s_{\bar{x}_1 - \bar{x}_2} = \sqrt{s_c^2\left(\frac{1}{n_1} + \frac{1}{n_2}\right)}$$

$$= \sqrt{27.11 \times \left(\frac{15 + 19}{15 \times 19}\right)} = 1.80$$

$$t = \frac{|\bar{x}_1 - \bar{x}_2|}{s_{\bar{x}_1 - \bar{x}_2}} = \frac{|53.27 - 62.58|}{1.80} = 5.17$$

3）确定 $P$ 值，作出推断结论

我们用 $\alpha = 0.05$ 的水准来检验两个样本平均数的差异性，按合并自由度 $(n_1 - 1) + (n_2 - 1) = 32$，查 $t$ 界值表，用内插法计算得到 $t$ 的临界值，$t_{0.05,32} = 2.037$，$t_{0.01,32} = 2.738$，本例 $t = 5.17$，$t > t_{0.01,32}$，$P < 0.01$。

按 $\alpha = 0.05$ 的水准拒绝原假设 $H_0: \mu_1 = \mu_2$，接受备择假设 $H_1: \mu_1 \neq \mu_2$，即经常长跑的大学生晨脉数与未经常长跑的大学生晨脉数有差异。

**链 接**

**$t$ 检验的应用条件：①当样本量较小时，理论上要求样本来自正态分布总体；②两小样本均数比较时，要求两总体方差具有齐性，即 $\sigma_1^2 = \sigma_2^2$。**

（2）两样本均数比较的 $u$ 检验

当两样本容量都较大时（$n_1$ 和 $n_2$ 均大于 50），即使总体分布情况我们不清楚，可以认为其分布近似正态，其样本平均数仍近似正态分布，其统计量 $u$ 按式（10-27）计算：

$$u = \frac{|\bar{x}_1 - \bar{x}_2|}{\sqrt{\frac{s_1^2}{n_1} + \frac{s_2^2}{n_2}}} = \frac{|\bar{x}_1 - \bar{x}_2|}{s_{\bar{x}_1 - \bar{x}_2}} \tag{10-27}$$

式（10-27）中分母为两样本平均数之差的标准误，$S_1^2$，$S_2^2$ 分别为两样本方差，$n_1$，$n_2$ 为两样本的样本容量。

**例 10-15** 某地抽样调查了部分健康成年人的红细胞数，其中男性 360 人，均数为 $4.660 \times 10^{12}$/L，标准差为 $0.575 \times 10^{12}$/L；女性 255 人，均数为 $4.178 \times 10^{12}$/L，标准差为 $0.291 \times 10^{12}$/L，试问该地男、女红细胞数的均数有无差别？

1）建立检验假设，确定检验水准

$H_0: \mu = \mu_0$，即该地男女红细胞的均数无差别

$H_1: \mu \neq \mu_0$，即该地男女红细胞的均数有差别

检验水准 $\alpha = 0.05$

2）选择检验方法，计算检验统计量

本例为大样本资料，宜用 $u$ 统计量，计算 $u$ 值：

$$u=\frac{\bar{x}_1-\bar{x}_2}{\sqrt{\frac{s_1^2}{n_1}+\frac{s_2^2}{n_2}}}=\frac{4.660-4.178}{\sqrt{\frac{0.575^2}{360}+\frac{0.291^2}{255}}}=13.63$$

3）确定 $P$ 值，作出推断结论　因为 13.63>1.96，所以 $P<0.05$，按 $\alpha=0.05$ 检验水准，拒绝 $H_0$，接受 $H_1$，可认为该地男女红细胞数的均数不同，男性高于女性。

### （四）假设检验的两类错误和注意事项

1. 假设检验的两类错误　假设检验是反证法的思想，依据样本统计量作出的统计推断，其推断结论并非绝对正确，结论有时也可能有错误，错误分为两类。

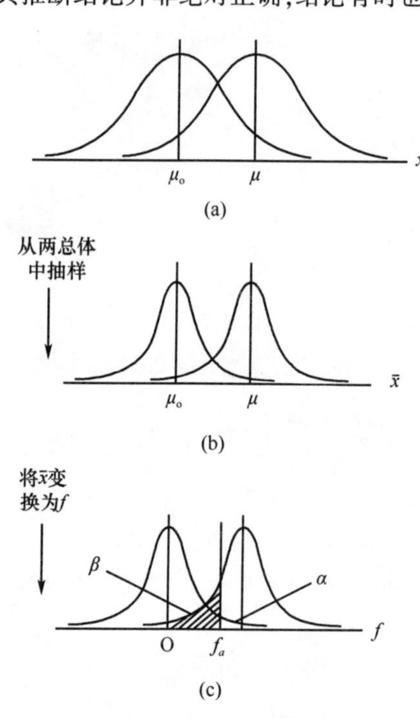


图 10-4　样本均数与总体均数比较假设检验示意图

Ⅰ型错误又称第一类错误（type Ⅰ error）：拒绝了实际上成立的 $H_0$，为“弃真”的错误，其概率通常用 $\alpha$ 表示。$\alpha$ 可取单尾也可取双尾，假设检验时研究者可以根据需要确定 $\alpha$ 值大小，一般规定 $\alpha=0.05$ 或 $\alpha=0.01$，其意义为：假设检验中如果拒绝 $H_0$ 时，发生Ⅰ型错误的概率为 5% 或 1%，即 100 次拒绝 $H_0$ 的结论中，平均有 5 次或 1 次是错误的。

Ⅱ型错误又称第二类错误（type Ⅱ error）：不拒绝实际上不成立的 $H_0$，为“存伪”的错误，其概率通常用 $\beta$ 表示。$\beta$ 只取单尾，假设检验时 $\beta$ 值一般不知道，在一定情况下可以测算出，如已知两总体的差值 $\delta$（如 $\mu_1-\mu_2$）、样本含量 $n$ 和检验水准 $\alpha$。

以图 10-4 说明两类错误：

图 10-4(a) 中为均数（$\mu_0$）已知的总体和均数（$\mu$）未知的总体。从后者中随机抽样，其样本均数（$\bar{x}$）服从正态分布，若 $\mu=\mu_0$，则正态曲线为图 10-4(b) 中右侧曲线，若 $\mu\neq\mu_0$ 则正态曲线为左侧曲线。将样本均数变换为 $t$ 值曲线如图 10-4(c)。若为单侧检验，从图 10-4(c) 中可以清楚地看出两条曲线下 $\alpha$ 与 $\beta$ 的意义，即 $\alpha$ 为 $\mu=\mu_0$ 成立，但由于 $t\geq t_\alpha$，被错误地拒绝的概率；而 $\beta$ 为：$\mu=\mu_0$ 不成立，但由于 $t<t_\alpha$，不被拒绝的概率。

2. 假设检验时应注意的事项

（1）要有严密的抽样研究设计，样本必须是从同质总体中随机抽取的，要保证 2 个比较组间的均衡性和资料的可比性。

（2）根据现有的资料性质、设计类型、样本含量的大小正确选用检验方法。

（3）对差别有无统计学意义的判断不能绝对化，因为检验水准只是人为规定的一个界限，是相对的。差别有统计学意义时，是指无效假设 $H_0$ 被接受的可能性只有 0.05 或不到 0.05，甚至不到 0.01，属于小概率事件，在 0.05 或 0.01 的水准上拒绝 $H_0$，但 $H_0$ 仍有 5% 或 1% 的机会出现，所以，统计学上的结论是相对的。下结论时，对 $H_0$ 只能说：拒绝或不拒绝；而对 $H_1$ 只能说：接受 $H_1$。除此之外的其他说法均不妥当。

（4）统计学上差别显著性的高低，与实际上的差别大小是有区别的。统计学上显著性的高低只取决于概率的大小。如用某药治疗高血压效果的比较，得治疗前后舒张压下降值之差的平均数为 2.5mmHg,作配对资料均数的 $t$ 检验,$P<0.05$,差别有统计学意义,但由于舒张压下降得很小,无实际临床意义。

(5) 在假设检验以前,就应确定是采取单侧检验还是双侧检验。在自由度和 $t$ 值相等的条件下,单侧检验的概率仅相当于双侧检验概率的一半;因此,单侧检验更容易得出阳性结论;所以,应根据专业知识,在作假设检验以前,就确定是采取单侧检验还是双侧检验,而不能为了得出阳性结论,任意选择;特别是所计算统计量和界值比较接近的时候,更应该慎之又慎,一般认为双侧检验比单侧检验更加稳妥。

## 目标检测

### 一、选择题

**$A_1$ 型题**

1. 对于均数为 $\mu$、标准差为 $\sigma$ 的正态分布,95% 的变量值分布范围为( )
   A. $\mu-\sigma\sim\mu+\sigma$
   B. $\mu-1.96\sigma\sim\mu+1.96\sigma$
   C. $\mu-2.58\sigma\sim\mu+2.58\sigma$
   D. $-\infty\sim\mu+1.96\sigma$
   E. $0\sim\mu+1.96\sigma$
2. 从一个数值变量资料的总体中抽样,产生抽样误差的原因是( )
   A. 总体中的个体值存在差别
   B. 总体均数不等于零
   C. 样本中的个体值存在差别
   D. 样本均数不等于零
   E. 样本只包含总体的一部分
3. 由两样本均数的差别推断两总体均数的差别,所谓差别有显著性是指( )
   A. 两总体均数不等
   B. 两样本均数不等
   C. 两样本均数和两总体均数都不等
   D. 其中一个样本均数和总体均数不等
   E. 以上都不是
4. 要评价某市一名 8 岁女孩的身高是否偏高或偏矮,应选用的统计方法是( )
   A. 用该市 8 岁女孩身高的 95% 或 99% 正常值范围来评价
   B. 作身高差别的假设检验来评价
   C. 用身高均数的 95% 或 99% 可信区间来评价
   D. 不能作评价
   E. 以上都不是
5. 在抽样研究中,当样本例数逐渐增多时( )
   A. 标准误逐渐加大　　B. 标准差逐渐加大
   C. 标准差逐渐减小　　D. 标准误逐渐减小
   E. 标准差趋近于 0
6. 描述一组偏态分布资料的平均水平,下列哪个指标较好( )
   A. 算术均数　　B. 几何均数
   C. 百分位数　　D. 四分位数间距
   E. 中位数
7. 用均数与标准差可全面描述下列哪种资料的特征( )
   A. 正偏态分布
   B. 负偏态分布
   C. 正态分布和近似正态分布
   D. 对称分布
   E. 任意分布
8. 正态分布 $N(\mu,\sigma)$,当 $\mu$ 恒定时,$\sigma$ 越大,则( )
   A. 曲线沿横轴越向右移动
   B. 曲线沿横轴越向左移动
   C. 曲线形状和位置都不变
   D. 观察值变异程度越小,曲线越“瘦”
   E. 观察值变异程度越大,曲线越“胖”
9. 当原始数据分布不明时,表示其集中趋势的指标( )
   A. 用几何均数合理
   B. 用均数合理
   C. 用中位数和均数都合理
   D. 用几何均数和中位数都合理
   E. 用中位数合理
10. $\sigma_{\bar{x}}$ 表示( )
    A. 总体均数的离散程度
    B. 变量值 $x$ 的可靠程度
    C. 样本均数的标准差
    D. 变量值间的差异大小
    E. 总体均数标准误
11. 对于正态分布资料,可用于估计 99% 的参考值

范围的是(  )

A. $\bar{x} \pm 2.58s_{\bar{x}}$  B. $\bar{x} \pm 1.96s_{\bar{x}}$

C. $\bar{x} \pm 1.96s$  D. $\bar{x} \pm 2.58s$

E. $\bar{x} \pm t_{0.01,\nu}s$

12. 描述正态分布资料的变异程度,用下列哪个指标表示较好(  )

A. 全距  B. 标准差

C. 方差  D. 变异系数

E. 四分位数间距

13. 配对 $t$ 检验中,用药前的数据减去用药后的数据与用药后的数据减去用药前的数据,两次 $t$ 检验的结果(  )

A. $t$ 值符号相反,但结论相同

B. $t$ 值符号相反,结论相反

C. $t$ 值符号相同,但大小不同,结论相反

D. $t$ 值符号相同,结论相同

E. 结论可能相同或相反

14. 比较身高和体重两组数据变异度大小宜采用(  )

A. 变异系数  B. 方差

C. 极差  D. 标准差

E. 四分位数间距

15. 某市 250 名 8 岁男孩体重有 95% 的人在 18~30kg 范围内,由此可推知此 250 名男孩体重的标准差大约为(  )

A. 2kg  B. 2.326kg

C. 6.122kg  D. 3.061kg

E. 6kg

**$A_2$ 型题**

A. $u$ 检验

B. 成组 $t$ 检验

C. 配对 $t$ 检验

D. 样本均数与总体均数比较的 $t$ 检验

E. 以上都不是

16. 甲县 200 名 15 岁男童与乙地 200 名 15 岁男童身高均数之差的检验为(  )

17. 某年某市 10 名 15 岁男童身高均数与同年当地人口普查得到的 15 岁男童身高均数比较的检验为(  )

18. 某市 10 名 15 岁男童服用某营养片剂前后身高的变化应采用(  )

19. 检验甲县 50 名 15 岁男童的身高是否服从正态分布,宜采用(  )

20. 甲县 10 名 15 岁男童与乙地 10 名 15 岁男童身高均数之差的检验为(  )

## 二、计算分析题

1. 某市 100 名 7 岁男童的坐高(cm)如下:

63.8 64.5 66.8 66.5 66.3 68.3 67.2
68.0 67.9 69.7 63.2 64.6 64.8 66.2
68.0 66.7 67.4 68.6 66.8 66.9 63.2
61.1 65.0 65.0 66.4 69.1 66.8 66.4
67.5 68.1 69.7 62.5 64.3 66.3 66.6
67.8 65.9 67.9 65.9 69.8 71.1 70.1
64.9 66.1 67.3 66.8 65.0 65.7 68.4
67.6 69.5 67.5 62.4 62.6 66.5 67.2
64.5 65.7 67.0 65.1 70.0 69.6 64.7
65.8 64.2 67.3 65.0 65.0 67.2 70.2
68.0 68.2 63.2 64.6 64.2 64.5 65.9
66.6 69.2 71.2 68.3 70.8 65.3 64.2
68.0 66.7 65.6 66.8 67.9 67.6 70.4
68.4 64.3 66.0 67.3 65.6 66.0 66.9
67.4 68.5

(1) 编制其频数分布表并绘制直方图,简述其分布特征。

(2) 计算中位数、均数、几何均数,用何者表示这组数据的集中趋势为好?

(3) 计算极差、四分位数间距、标准差,用何者表示这组数据的离散趋势为好?

2. 用玫瑰花结形成试验检查 13 名流行性出血热患者的抗体滴度,结果如下,求平均滴度。

1∶20 1∶20 1∶80 1∶80 1∶320
1∶320 1∶320 1∶160 1∶160 1∶80
1∶80 1∶40 1∶40

3. 调查某地 145 名正常人尿铅含量(mg/L)如下:

尿铅含量 0~ 4~ 8~ 12~ 16~ 20~ 24~ 28~

分别有例 数 18 26 39 28 25 6 1 2

(1) 求中位数

(2) 求正常人尿铅含量 95% 的参考值范围

4. 有 100 名健康成年男子,用甲方法进行血钙值测定,得均数为 10mg/100ml,标准差为 2mg/100ml。①根据此资料能否推测所有健康成年男子血钙值总体均数的所在范围?②现有一成年男子血钙值为 8mg/100ml,问此人血钙值是否正常?

5. 胃溃疡患者 12 人在施行胃次全切除术的前后,测定体重(kg)如表 1,问手术前后体重变化如何?

表1　12名胃溃疡患者胃次全切除术前后的体重

| 患者 | 1 | 2 | 3 | 4 | 5 | 6 | 7 | 8 | 9 | 10 | 11 | 12 |
|---|---|---|---|---|---|---|---|---|---|---|---|---|
| 术前 | 52.5 | 48.0 | 39.0 | 46.0 | 58.5 | 47.5 | 49.0 | 58.0 | 51.0 | 43.0 | 43.0 | 50.0 |
| 术后 | 72.5 | 51.5 | 40.0 | 52.5 | 49.0 | 55.0 | 52.0 | 52.0 | 50.5 | 50.0 | 41.0 | 54.0 |

6. 某医师研究血清转铁蛋白测定对病毒性肝炎诊断的临床意义，测得11名正常人和13名病毒性肝炎患者血清转铁蛋白的含量(u/L)，结果如下，问患者和健康人转铁蛋白含量是否有差异

正常人($n_1=11$)　260.5　271.6　264.1　273.2　270.8　284.6　291.3　254.8　275.9　281.7　268.6

病毒性肝炎患者($n_2=13$)　221.7　218.8　233.8　230.9　240.7　256.9　253.0　224.4　260.7　215.4　251.8　224.7　228.3

7. 某地区1999年测定了30岁以上正常人与冠心病患者的血清总胆固醇含量，资料如表2。试检验正常人与冠心病患者血清总胆固醇含量的差别有无显著性。

表2　正常人与冠心病患者血清总胆固醇(mmol/L)含量

| 组别 | 测定人数 | 均数 | 标准差 | 标准误 |
|---|---|---|---|---|
| 正常人 | 56 | 4.67 | 0.88 | 0.12 |
| 患者 | 142 | 5.78 | 1.18 | 0.10 |

8. 经产科大量调查得知，某市婴儿出生体重均数为3.32kg，今随机测得36名难产儿的平均体重为3.43kg，标准差为0.38kg，问该市难产儿出生体重的均数是否比一般婴儿出生体重均数高。

# 第三节　分类变量资料的统计分析

**案例 10-4**

在一项治疗糖尿病的临床试验中，将268名患者随机分为两组，一组204人服用盐酸苯乙双胍，心血管病的有26人。另一组64人服用安慰剂，死于心血管病的有2人。两种疗法的心血管病病死率有无差异?

**问题与思考**：(1) 可以用几种假设方法进行检验?

(2) 统计量之间有什么关系?

## 一、相　对　数

### (一) 相对数(relative number)的概念

相对数是分类变量资料的统计描述指标。分类变量资料整理后所得到的数据，称为绝对数。例如：某年甲、乙两地麻疹流行，甲地总人口数10000人、乙地总人口数5000人；甲地发病500人，乙地发病400人。发患者数是绝对数，它说明两地麻疹实际发生的绝对水平。仅使用绝对数还不能对两地疾病发生的严重程度进行深入的分析比较。如果要比较两地发病的严重程度，需要考虑该地的总人口数。

甲地麻疹发病率 = 500/10000×100% = 5%

乙地麻疹发病率 = 400/5000×100% = 8%

可见，乙地流行性感冒发病比甲地严重，这就使我们对两地发病情况有了更深入的了解。这种由发病数与易感儿童数计算出来的发病率就是相对数。相对数是两个有联系的指标之比。

### (二) 常用的相对数

常用的相对数指标有：率、构成比、相对比等。

1. 率(rate)　率是一频度指标，用以反映某某现象发生的频度或强度。常以百分率

(%)、千分率(‰)、万分率(1/万)和十万分率(1/10万)等表示,计算公式为:

$$率=\frac{发生某事件的观察单位数}{可能发生某事件的观察单位数}\times 比例基数 \tag{10-28}$$

比例基数可以是100%、1000‰、万/万、10万/10万等。比例基数的选择,主要根据实际工作中的习惯用法。一般要使计算出的率能够保留1~2位整数,以便于阅读和使用。常用的率包括发病率、患病率、死亡率、病死率等,应用计算各率时的不同,要特别注意不同的率之间意义不同,计算过程中率的分子、分母也不同,如发病率与患病率、死亡率与病死率。

**例10-16** 某地1993年至1998年六年间意外损伤、中毒发生情况和死亡情况如表10-12。

**表10-12 某地1993年至1998年六年间意外损伤、中毒生情况和死亡情况**

| 年度(1) | 发病例数(2) | 死亡例数(3) | 病死率(%)(4) | 死亡构成(%)(5) | 发病率相对比(6) |
|---|---|---|---|---|---|
| 1993 | 584 | 8 | 1.37 | 8.8 | — |
| 1994 | 571 | 10 | 1.75 | 11.0 | 1.28 |
| 1995 | 714 | 12 | 1.68 | 13.2 | 1.23 |
| 1996 | 748 | 16 | 2.14 | 17.6 | 1.56 |
| 1997 | 942 | 21 | 2.23 | 23.0 | 1.63 |
| 1998 | 1095 | 24 | 2.19 | 26.4 | 1.60 |
| 合 计 | 4654 | 91 | 1.96 | 100.0 | — |

第(2)栏、第(3)栏分别为各年的发生例数和因此而死亡的例数,第(4)栏为病死率,即第(3)栏与第(2)栏的比值,如1993年病死率为:8/584=1.37%。

合计病死率即平均病死率的计算,不能直接将几个率相加求得,应以总死亡例数除以总发患者数。本例总病死率为:

$$总病死率=\frac{91}{4654}\times 100\% = 1.96\%$$

2. 构成比(constituent ratio) 说明某事物内部各组成部分所占的比重或比例。常以百分数表示,计算公式为:

$$构成比=\frac{某组成部分的观察单位数}{同一事物内部的观察单位总数}\times 100\% \tag{10-29}$$

表10-11的第(5)栏为死亡构成比,即各年度死亡数占总死亡人数的百分比,如1993年的死亡构成比为:8/91=8.8%;从第(5)栏可见,各组成部分的总计构成比等于100%。有时,由于计算过程中的四舍五入,可能会出现合计构成比略少于(或多于)100%,这时,可适当调整舍入数,使合计构成比等于100%,以表示构成比的整体概念。

3. 相对比(relative ratio) 比较两个指标时用以反映两个有关指标间数量上的比值,如甲指标是乙指标的若干倍,或甲指标是乙指标的百分之几,通常用倍数或分数表示。计算公式为:

$$相对比=\frac{甲指标}{乙指标}(或\times 100\%) \tag{10-30}$$

相互比较的两个指标可以是相同性质的指标,也可以是性质不同的指标;两变量可以为数值变量、分类变量,可以是绝对数、相对数、平均数等。常用的相对比如:变异系数($CV$)、流行病学中的相对危险度($RR$)、性比例、每千人口中医生数、每平方公里人口数、血清中白蛋白与球蛋白之比(A/G)等。

表10-11中相对比为各年的发病率与1993年发病率的比,如1994年与1993年相比,前者是后者的1.75/1.37=1.28倍。

4. 动态数列(dynamic series)　是按时间顺序排列而成的统计指标，这些统计指标可以是绝对数、相对数或平均数，它是用来分析各统计指标在时间上的变化和发展趋势。常用统计指标有发展速度和增长速度，平均发展速度和平均增长速度。

(1) 发展速度与增长速度：表10-12中定基比以最初年度(1970年)发病率为基数，计算各年度发病率与它的相对比。环比是各年度发病率分别与前一年度发病率相比。增长速度=发展速度-100。

(2) 平均发展速度与平均增长速度

$$平均发展速度=\sqrt[n-1]{a_n/a_0}$$

式中 $a_n$ 为第 $n$ 年指标，$a_0$ 为基期初指标。

以表10-13资料为例，平均发展速度为：$\sqrt[11-1]{3.2/8.6}=0.906=90.6\%$

平均增长速度=平均发展速度-100%。表10-12资料中平均增长速度=90.6%-100%=-9.4%。

根据平均发展速度和平均增长速度可以预测今后几年内的发病率，故动态数列的分析可以既总结过去，又展望未来。

**表10-13　某地1970~1980年某病发病率**

| 年度 | 发病率(%) | 发展速度 | | 增长速度 | |
|---|---|---|---|---|---|
| | | 定基比 | 环比 | 定基比 | 环比 |
| 1970 | 8.6 | 100.0 | 100.0 | — | — |
| 1971 | 7.9 | 91.9 | 91.9 | -8.1 | -8.1 |
| 1972 | 7.2 | 83.7 | 91.1 | -16.3 | -8.9 |
| 1973 | 6.8 | 79.1 | 94.5 | -20.9 | -5.5 |
| 1974 | 5.4 | 62.8 | 79.4 | -37.2 | -20.6 |
| 1975 | 6.2 | 72.1 | 114.8 | -27.9 | 14.8 |
| 1976 | 5.1 | 59.3 | 82.2 | -40.7 | -17.8 |
| 1977 | 4.7 | 54.7 | 92.2 | -45.3 | -7.8 |
| 1978 | 4.3 | 50.0 | 91.4 | -50 | -8.6 |
| 1979 | 3.5 | 40.7 | 81.4 | -59.3 | -18.6 |
| 1980 | 3.2 | 37.2 | 91.4 | -62.8 | -8.6 |

### (三) 应用相对数时应注意的事项

相对数看似简单，但在实际应用中却容易用错，主要表现在以下方面。

1. 计算相对数时分母不宜过小　观察例数过小时抽样误差较大，计算的相对数往往不稳定，可靠性差。如当用某药治疗某病患者，5例中有4例治愈，即报道治愈率为80%，显然这个治愈率很不稳定，此时最好用绝对数表示。

2. 不能以构成比代替率　构成比与率是两个不同的概念，其意义也不同，前者反映的是事物内部中各组成部分所占的比例，不能反映某事件发生的频率和频度，常见的错误为：根据构成比来比较不同事件的发生频度，或比较不同年代某事件的发生频度。如有人根据表10-11第(5)栏错误地认为1998年病死率最高。

3. 正确求平均率　求平均率时，简单地将几个分率相加后除以分率的个数，如表10-11资料中，求六年平均病死率用(1.37+1.75+1.68+2.14+2.23+2.19)/6=1.89(%)，这种方法不正确。分率的分母(观察单位总数)不同，因此应将各率的分子、分母分别相加后，分子之和除以分母之和，即91/4654=1.96%。

4. 注意资料的可比性　两个率或多个率进行对比的时候，各组之间除对比因素外，凡是能够影响观察指标大小的其他所有因素（如内部结构、观察对象的性别、年龄、病情轻重等），应尽可能相同或相近，否则很难得出合理的结论。

5. 率或构成比进行比较时，除了遵循随机化的原则以外，还要作率的假设检验　因为有选择性的样本不能用来推断总体；率或构成比同均数一样，也存在着抽样误差，所以不能单凭表面的差别作出一般性的结论。

6. 相对数和绝对数结合运用　相对数只是为了便于比较而计算的一个抽象化的指标，不能反映实际的规模和水平；而绝对数只反映事物的绝对规模和绝对水平，却不便于进行比较。

## 二、率的标准化法

1. 标准化法的意义和基本思想　当比较的两组资料，其内部各小组率明显不同，且各小组观察例数的构成比，如年龄、性别、工龄、病情轻重、病程长短等也明显不同时，直接比较两个合计率是不合理的。因为其内部构成不同，往往影响合计率的大小。

从表 10-14 中合计治愈率看，甲医院治愈率为 53.8%，乙医院治愈率为 47.5%，似乎甲医院较乙医院为优，但分组比较两病型治愈率甲医院均低于乙医院，结论刚好相反。因为这两院患者的病型构成有很大差别，甲医院普通型患者所占比例大，而乙医院重型患者所占比例大，并且两医院普通型的治愈率均高于重型的治愈率。甲医院中治愈率较高的普通型患者所占比重较大，而乙医院中治愈率较低的重型患者所占比重较大，所以造成了乙疗法的总治愈率低于甲疗法的表面现象。

当比较两个频率指标时，如果两组资料内部构成不同，则不能直接比较两组的总率。例如比较年龄、性别构成不同的两个地区出生率、患病率及死亡率，如果直接比较两组的总率，往往会造成总率的升高或下降，可用率的标准化法进行校正，经校正过后的率称为标准化率（standardized rate），亦称调整率。

**表 10-14　某市甲、乙两医院某传染病各型治愈率的比较**

| 病型 | 甲医院 | | | 乙医院 | | |
|---|---|---|---|---|---|---|
| | 病例 | 治愈数 | 治愈率(%) | 病例 | 治愈数 | 治愈率(%) |
| 普通型 | 300 | 180 | 60.0 | 100 | 65 | 65.0 |
| 重型 | 100 | 35 | 35.0 | 300 | 125 | 41.7 |
| 合计 | 400 | 215 | 53.8 | 400 | 190 | 47.5 |

2. 标准化率的计算　常用的标准化方法有直接标准化法和间接标准化法，现仅介绍直接法。

(1) 按标准人口数计算

**例 10-17**　根据表 10-15 资料，求甲、乙两院标准化治愈率。

**表 10-15　某市甲、乙两医院某传染病标准化治愈率**

| 病型 | 标准人口数 $N_i$(1) | 甲医院 | | 乙医院 | |
|---|---|---|---|---|---|
| | | 原治愈率 $p_i$ (%)(2) | 预期治愈人数 $N_ip_i$(3) | 原治愈率 $p_i$ (%)(4) | 预期治愈人数 $N_ip_i$(5) |
| 普通型 | 400 | 60.0 | 240 | 65.0 | 260 |
| 重型 | 400 | 35.0 | 140 | 41.7 | 167 |
| 合计 | 800 | 53.8 | 380 | 47.5 | 427 |

进行计算时首先要选定标准。标准的选择方法:①选择具有代表性、较稳定的、数量较大的人群作为标准。可以取本地区、本省或全国的人口数作为共同标准。②选择相比资料本身为标准。两组资料任选一组的内部构成为共同标准;两组资料相加为共同标准。

1) 选择标准:选择两组的合计人口作为标准人口数见表 10-15 第(1)栏。

2) 计算甲、乙两院各型传染病患者的预期治愈人数:第(1)栏分别与第(2)、(4)栏相乘,得预期治愈人数[第(3)、(5)栏]。

标准人口数($N_i$)×原各医院各型传染病治愈率($p_i$)= 该医院预期治愈人数

3) 计算甲、乙两院传染病的标准化治愈率:将各型患者的预期治愈人数相加再除以标准人口数,即得甲、乙两院的某传染病标准化治愈率。

标准化治愈率(P)= 各医院各型传染病治愈人数之和/标准总人数 = $\sum N_i p_i / N$

甲医院标准化率 = 380/800 ×100% = 47.50%

乙医院标准化率 = 427/800×100% = 53.38%,即甲医院的传染病治愈率小于乙医院。

(2) 按标准人口构成比计算

1) 将标准人口换成标准构成比,见表 10-15(1)栏。

2) 计算甲、乙两院各型传染病的分配治愈率:将标准人口构成比分别乘以相应的原治愈率,即得各型传染病的分配治愈率,见表 10-15(3)、(5) 栏。

该医院各型传染病的分配治愈率 = 标准人口构成比($N_i/N$)×原各医院各型传染病治愈率($p_i$)

**表 10-16　标准化治愈率计算表**

| 病型 | 标准人口构成比 $N_i/N$(1) | 甲医院 | | 乙医院 | |
|---|---|---|---|---|---|
| | | 原治愈率 $p_i$ (%)(2) | 分配治愈率 $(N_i/N)p_i$(3) | 原治愈率 $p_i$ (%)(4) | 分配治愈率 $(N_i/N)p_i$(5) |
| 普通型 | 0.50 | 60.0 | 30.00 | 65.0 | 32.50 |
| 重型 | 0.50 | 35.0 | 17.50 | 41.7 | 20.85 |
| 合计 | 1.00 | 53.8 | 47.5 | 47.5 | 53.35 |

3) 计算甲、乙两院传染病的标准化治愈率:将各型传染病的分配治愈率相加,即得甲、乙两院传染病的标准化治愈率(表 10-16)。

标准化治愈率($P$)= 各医院各型传染病分配治愈率之和 = $(\sum N_i/N)p_i$

甲医院标准化率 = 30.00% +17.5% = 47.50%

乙医院标准化率 = 32.5% +20.85% = 53.35%,即甲医院的传染病治愈率小于乙医院。

3. 应用标准化法时的注意事项

(1) 标准化法只适用于某两组内部构成不同,并有可能影响两组总率比较的情况。对于其他条件不同而产生的不具可比性的问题,标准化法不能解决。

(2) 选定的标准组不同,所得的标准化率也不同,但是得出的结论是一致的。因此,当比较几个标准化率时,应选择同一标准人口。

(3) 标准化后的标准化率,已经不再反映当时当地的实际水平,它只是表示相互比较的资料间的相对水平。

(4) 两样本标准化率是样本值,存在抽样误差。比较两样本的标准化率,当样本含量较小时,还应作假设检验。

(5) 如果不计算标准化率,而分别比较各分组的率时,也可得出正确的结论,但不能直接比较总率的大小。

## 三、率的抽样误差和总体率的估计

### (一) 率的抽样误差和率的标准误

在同一个总体中进行随机抽样,所计算的样本率与总体率之间,以及各个样本率之间,因所抽到的个体不一样,不可避免地存在着误差,这种误差称率的抽样误差。

1. 率的抽样误差　从同一总体中随机抽取样本含量相同的若干个样本,各样本率之间不完全相同,这些样本率间的差异,同时反映了样本率与总体率之间的差异,这种由抽样造成的样本率与总体率的差异称为率的抽样误差。样本率的稳定性和可靠性与抽样误差的大小有关。

2. 标准误　衡量率的抽样误差大小的指标是率的标准误($\sigma p$)。率的标准误越小,率的抽样误差越小,用样本率估计总体率的可靠性越好,反之亦然。计算率的标准误就可用来衡量样本率与总体率间的抽样误差的大小,推断样本率对总体率的可信区间,检验样本率与总体率、样本率之间的差异有无显著性意义。

3. 率的标准误的计算　率的抽样误差大小用率的标准误来表示。其计算公式(总体率已知时)为:

$$\sigma_p = \sqrt{\frac{\pi(1-\pi)}{n}} \tag{10-31}$$

$$s_p = \sqrt{\frac{p(1-p)}{n}} \tag{10-32}$$

实际工作中,由于 $\pi$ 往往是未知的,可用样本率 $p$ 作 $\pi$ 的估计值,计算率的标准误的估计值。

**例 10-18**　按人口的 1/20 在某镇随机抽取 329 人,作血清登革热血凝抑制抗体反应检验,得阳性率为 8.81%,求此次抽样中,血清登革热血凝抑制抗体反应检验阳性率的抽样误差。

本例,$n=329$,$p=8.81\%$,则:

$$s_p = \sqrt{\frac{0.0881(1-0.0881)}{329}} = 0.0156 = 1.56\%$$

即:此次抽样中,血清登革热血凝抑制抗体反应检验阳性率的抽样误差为 1.56%。

4. 率的标准误的用途　它是反映含量相同的样本率的离散趋势或变异程度的指标。率的标准误大,则说明样本率或率的抽样误差波动程度大,样本对总体代表性差,可靠性低;反之,则表示样本率与总体率间较接近。它还可用于对总体率的区间估计与频率间 $u$ 检验。总结为三个用途。

(1) 衡量样本率的抽样误差的大小。

(2) 估计总体率的可信区间。

(3) 检验样本率间差异的显著性。

### (二) 总体率的区间估计

总体率的估计有点(值)估计和区间估计,点估计是简单地用样本率来估计总体率;区间估计是求出总体率的可能范围。样本率的理论分布和样本含量 $n$、阳性率 $p$ 的大小有关,所以需要根据 $n$ 和 $p$ 的大小不同,分别选用下列两种方法。

1. 查表法　当样本含量 $n$ 较小,如 $n \leq 50$,特别是 $p$ 很接近于 0 或 1 时,可直接根据样本含量 $n$ 和阳性数 $X$ 查出总体率的可信区间。可参考相关教材。

2. 正态分布法　当样本含量 $n$ 较大（如 $n>50$），且样本率 $p$ 和$1-p$均不太小，如 $np$ 和 $n(1-p)$ 都大于 5 时，可根据正态分布的规律对总体率的可信区间作估计。公式如下：

$$(p - u_{\alpha}s_p, p + u_{\alpha}s_p) \tag{10-33}$$

**例 10-19**　某病患者 120 人，用某药治疗，治愈 90 人，治愈率为 75.0%，试估计总体率的 95%及 99%可信区间。

本例 $n=120$，$p=0.75$，$s_p=0.0395$

计算 95%的可信区间，以 $u_{\alpha}=1.96$ 代入，得：

$(0.75-1.96\times0.0395, 0.75+1.96\times0.0395)$ 即$(0.673, 0.827)$

计算 99%的可信区间，以 $u_{\alpha}=2.58$ 代入，得：

$(0.75-2.58\times0.0395, 0.75+2.58\times0.0395)$ 即$(0.648, 0.852)$

即该治愈率的 95%可信区间为 67.3~82.7%，99%可信区间为 64.8~85.2%。

### （三）率的 $u$ 检验

当样本含量较大时，且样本率 $p$ 和$(1-p)$均不太小，如 $np \geqslant 5$ 和 $n(1-p) \geqslant 5$ 时，样本率 $p$ 也是以总体率 $\pi$ 为中心成正态分布或近似正态分布的。故应用正态分布的原理对两个率的差异进行假设检验（称为 $u$ 检验），其假设检验的原理、步骤及方法均数的 $u$ 检验相同。

1. 样本率与总体率比较的 $u$ 检验　样本率与总体率作比较的目的是推断样本率所代表的总体率 $\pi$ 与某已知总体率 $\pi_0$ 是否相等。若 $\pi_0$ 不太靠近 0 或 1 时，当样本含量 $n$ 足够大，$np > 5$，$n(1-p) > 5$ 时，样本率的抽样分布逼近正态分布，可用 $u$ 检验计算其样本检验统计量。公式为

$$u = \frac{|p - \pi_0|}{\sigma_p} = \frac{|p - \pi_0|}{\sqrt{\pi_0(1 - \pi_0)/n}} \tag{10-34}$$

式中 $p$ 为样本率，$\pi_0$ 为已知总体率（常为理论值或标准值），$n$ 为样本含量。

**例 10-20**　根据以往经验，一般溃疡病患者有 20%发生胃出血症状。现某医院观察 65 岁以上溃疡患者 304 例，其中有 96 例发生胃出血症状。问老年患者胃出血情况与一般患者有无不同?

本例一般溃疡病患者有 20%发生胃出血可当做总体率 $\pi_0$，其检验步骤如下。

（1）建立检验假设，确定检验水准

$H_0$：$\pi=\pi_0$，即假设老年人胃溃疡出血率与一般溃疡病患者相同

$H_1$：$\pi\neq\pi_0$，即假设老年人胃溃疡出血率与一般溃疡病患者不同

$\alpha = 0.05$

（2）选择检验方法，计算检验统计量 $u$ 值

本例 $X=96$，$n=304$，$\pi_0=20\%=0.2$

$p = \frac{96}{304} \times 100\% = 31.6\% = 0.316$，代入公式 10-34 得：

$$u = \frac{|p - \pi_0|}{\sigma_p} = \frac{|p - \pi_0|}{\sqrt{\pi_0(1 - \pi_0)/n}} = \frac{|0.316 - 0.2|}{\sqrt{0.2(1 - 0.2)/304}} = 5.07$$

（3）确定概率 $P$ 值，作出推断结论

本例 $u=5.07>1.96$，故 $P<0.05$。按 $\alpha=0.05$ 水准，拒绝 $H_0$，接受 $H_1$，差异有统计学意义。认为老年溃疡患者容易发生胃出血，与一般溃疡病患者有所不同。

2. 两样本率比较的 $u$ 检验　两个样本率作比较的目的是推断两个样本各自代表的两总体率是否相等，当两个样本满足正态近似条件且样本含量较大时，可用 $u$ 检验，其公式为：

$$u=\frac{p_1-p_2}{s_{p_1-p_2}}=\frac{p_1-p_2}{\sqrt{p_c(1-p_c)(\frac{1}{n_1}+\frac{1}{n_2})}} \qquad (10\text{-}35)$$

式中 $p_1$、$p_2$ 分别为两个样本率，$n_1$、$n_2$ 分别为两样本含量，$s_{p_1-p_2}$ 为两个样本率之差的标准误，$p_c$ 为合并阳性率，$p_c=(X_1+X_2)/(n_1+n_2)$，$X_1$ 和 $X_2$ 分别为两个样本阳性例数。

**例 10-21** 某单位调查了 50 岁以上吸烟者 205 人，其中患慢性支气管炎者 43 人；不吸烟者 134 人，其中患慢性支气管炎者 13 人。问吸烟者与不吸烟者慢性支气管炎的患病率有无差别？

检验步骤如下。

（1）建立检验假设，确定检验水准

$H_0$：$\pi_1=\pi_2$，即假设吸烟者与不吸烟者慢性支气管炎的总体患病率相同

$H_1$：$\pi_1\neq\pi_2$，即假设吸烟者与不吸烟者慢性支气管炎的总体患病率不同

$\alpha=0.05$

（2）选择检验方法，计算检验统计量 $u$ 值

本例 $n_1=205, x_1=43, p_1=\frac{43}{205}=0.210$；$n_2=134, x_2=13, p_2=\frac{13}{134}=0.097$，

$p_c=\frac{43+13}{205+134}=0.165$，代入公式 10-35 得：

$$u=\frac{p_1-p_2}{s_{p_1-p_2}}=\frac{p_1-p_2}{\sqrt{p_c(1-p_c)(\frac{1}{n_1}+\frac{1}{n_2})}}=\frac{0.210-0.097}{\sqrt{0.165(1-0.165)(\frac{1}{205}+\frac{1}{134})}}=2.74$$

（3）确定概率 $P$ 值，作出推断结论

本例 $u=2.74>1.96$，故 $P<0.05$。按 $\alpha=0.05$ 水准，拒绝 $H_0$，接受 $H_1$，差异有统计学意义。认为吸烟者与不吸烟者慢性支气管炎的总体患病率不同，吸烟者高于不吸烟者。

## 四、率的卡方($\chi^2$)检验

$u$ 检验只适用检验分类资料中两个样本率或构成比之间有无显著性差别，而 $\chi^2$ 检验(chi-square test)是应用范围较广的一种分类资料的显著性检验方法，可用于检验分类资料中两个或多个样本率或构成比之间有无显著性差别，也用于检验分类变量资料的差异等。

### （一）四格表资料的 $\chi^2$ 检验

1. $\chi^2$ 检验的基本思想　以两样本率比较的 $\chi^2$ 检验为例，介绍 $\chi^2$ 检验的基本思想（表 10-17）。

**表 10-17　完全随机设计两样本率比较的四格表**

| 处理 | 属性 | | 合计 |
|---|---|---|---|
| | 阳性 | 阴性 | |
| 1 | $A_{11}(T_{11})$ | $A_{12}(T_{12})$ | $n_1$（固定值） |
| 2 | $A_{21}(T_{21})$ | $A_{22}(T_{22})$ | $n_2$（固定值） |
| 合计 | $m_1$ | $m_2$ | $n$ |

有时为方便用 $a$、$b$、$c$、$d$ 分别为四格表中四个实际频数 $A_{11}$、$A_{12}$、$A_{21}$、$A_{22}$，$n=a+b+c+d$。$\chi^2$ 检验的检验统计量为 $\chi^2$。

基本公式（亦称 Pearson$\chi^2$）

$$\chi^2=\sum\frac{(A-T)^2}{T} \qquad (10\text{-}36)$$

$$\nu=(\text{行数}-1)(\text{列数}-1) \qquad (10\text{-}37)$$

理论频数 $T$ 的计算公式

$$T_{RC}=\frac{n_R.\,n_C}{n} \qquad (10\text{-}38)$$

式中 $T_{RC}$ 为第 $R$ 行(row)第 $C$ 列(column)的理论频数，$n_R$ 为相应行的合计，$n_c$ 为相应列的合计，$n$ 为总例数。

由公式(10-36)可以看出:$\chi^2$ 值反映了实际频数与理论频数的吻合程度,其中 $\frac{(A-T)^2}{T}$ 反映了某个格子实际频数与理论频数的吻合程度。若检验假设 $H_0$ 成立,实际频数与理论频数的差值会小,则$\chi^2$ 值也会小;反之,若检验假设 $H_0$ 不成立,实际频数与理论频数的差值会大,则$\chi^2$ 值也会大。$\chi^2$ 值的大小还取决于 $\frac{(A-T)^2}{T}$ 个数的多少(严格地说是自由度 $\nu$ 的大小)。由于各 $\frac{(A-T)^2}{T}$ 皆是正值,故自由度 $\nu$ 愈大,$\chi^2$ 值也会愈大;所以只有考虑了自由度 $\nu$ 的影响,$\chi^2$ 值才能正确地反映实际频数 $A$ 和理论频数 $T$ 的吻合程度。$\chi^2$ 检验时,要根据自由度 $\nu$ 查$\chi^2$ 界值表(附表 10-3)。当$\chi^2 \geqslant \chi^2_{\alpha,\nu}$ 时,$P \leqslant \alpha$,拒绝 $H_0$,接受 $H_1$;当$\chi^2 < \chi^2_{\alpha,\nu}$ 时,$P > \alpha$,尚没有理由拒绝 $H_0$。

由公式(10-37)可见,$\chi^2$ 检验的自由度 $\nu$ 取决于可以自由取值的格子数目,而不是样本含量 $n$。四格表资料只有两行两列,$\nu=1$,即在周边合计数固定的情况下,4 个基本数据当中只有一个可以自由取值,因此,对于四格表资料,只要根据公式(10-38)计算出一个理论值 $T_{RC}$ 后,其他 3 个理论值可用周边合计数减去相应的理论值 $T$ 得出。

2. $\chi^2$ 检验的检验步骤

(1) 建立检验假设,确定检验水准

$H_0$: $\pi_1=\pi_2$,两总体率相等

$H_1$: $\pi_1 \neq \pi_2$,两总体率不等

$\alpha=0.05$

(2) 选择检验方法,计算检验统计量

1) 当总例数 $n \geqslant 40$ 且所有格子的 $T \geqslant 5$ 时:用$\chi^2$ 检验的基本公式或四格表资料$\chi^2$ 检验的专用公式。

基本公式
$$\chi^2=\sum \frac{(A-T)^2}{T}$$

专用公式
$$\chi^2=\frac{(ad-bc)^2 n}{(a+b)(c+d)(a+c)(b+d)} \tag{10-39}$$

2) 当总例数 $n \geqslant 40$ 且任有一个格子的 $1 \leqslant T < 5$ 时:用四格表资料$\chi^2$ 检验的校正公式;或改用四格表资料的 Fisher 确切概率法。

校正公式
$$\chi^2_c=\sum \frac{(|A-T|-0.5)^2}{T} \tag{10-40}$$

校正公式
$$\chi^2_c=\frac{(|ad-bc|-\frac{n}{2})^2 n}{(a+b)(c+d)(a+c)(b+d)} \tag{10-41}$$

3) 当 $n < 40$,或 $T < 1$ 时,用四格表资料的 Fisher 确切概率法。

(3) 确定概率 $P$ 值,作出推断结论

以 $\nu=1$ 查$\chi^2$ 界值表,若 $P < 0.05$,按 $\alpha=0.05$ 检验水准拒绝 $H_0$,接受 $H_1$,可认为两总体率不同;若 $P > 0.05$,按 $\alpha=0.05$ 检验水准不拒绝 $H_0$,不能认为两总体率不同。

注意,最小理论频数 $T_{RC}$ 的判断:$R$ 行与 $C$ 列中,行合计数中的最小值与列合计数中的最小值所对应格子的理论频数最小。

两样本率比较的资料,既可用 $u$ 检验也可用$\chi^2$ 检验来推断两总体率是否有差别,且在不校正的条件下两种检验方法是等价的,对同一份资料有 $u^2=\chi^2$。

**例 10-22** 某院欲比较异梨醇口服液(试验组)和氢氯噻嗪+地塞米松(对照组)降低颅内压增高症疗效,患者随机分为两组,结果见表 10-18。问两组降低颅内压的总体有效率有无差别?

**表 10-18 试验组和对照组降低颅内压情况**

| 组别 | 有效 | 无效 | 合计 | 有效率 |
|---|---|---|---|---|
| 试验组 | 99(90.48) | 5(13.52) | 104(a+b) | 95.20 |
| 对照组 | 75(83.52) | 21(12.48) | 96(c+d) | 78.13 |
| 合计 | 174(a+c) | 26(b+d) | 200(n) | 87.00 |

(1) 建立检验假设,确定检验水准

$H_0$: $\pi_1=\pi_2$,即试验组与对照组降低颅内压的总体有效率相等

$H_1$: $\pi_1\neq\pi_2$,即试验组与对照组降低颅内压的总体有效率不等

$a=0.05$

(2) 选择检验方法,计算检验统计量

按公式(10-38)计算 $T_{RC}$

$$T_{11}=104\times174/200=90.48, T_{12}=104-90.48=13.52$$

$$T_{21}=174-90.48=83.52, T_{22}=26-13.52=12.48$$

按公式(10-36)计算 $\chi^2$ 值

$$\chi^2=\frac{(90-90.48)^2}{90.48}+\frac{(5-13.52)^2}{13.52}+\frac{(75-83.52)^2}{83.52}+\frac{(21-12.48)^2}{12.48}=12.86$$

按公式(10-37)计算 $\nu$,$\nu=(2-1)(2-1)=1$

(3) 确定概率 $P$ 值,作出推断结论

以 $\nu=1$ 查附表 $\chi^2$ 界值表得 $\chi^2_{0.05(1)}=3.84$。本题 $\chi^2=12.86>\chi^2_{0.05(1)}$,所以 $P<0.05$。按 a=0.05 检验水准拒绝 $H_0$,接受 $H_1$,可以认为两组降低颅内压总体有效率不等,即认为异梨醇口服液降低颅内压的有效率高于氢氯噻嗪+地塞米松的有效率。

**例 10-23** 表 10-19 为两种疗法对小儿麻疹治愈率比较,问有无差别?

**表 10-19 两种疗法对小儿麻疹治愈率比较**

| 疗法 | 痊愈人数 | 未愈人数 | 合计 | 治愈率% |
|---|---|---|---|---|
| 甲法 | 26(28.82) | 7(4.18) | 33 | 78.78 |
| 乙法 | 36(33.18) | 2(4.82) | 38 | 94.74 |
| 合计 | 62 | 9 | 71 | 87.32 |

检验步骤如下。

(1) 建立假设,确定检验水准:

$H_0$: $\pi_1=\pi_2$,即两种疗法治愈率相等

$H_1$: $\pi_1\neq\pi_2$,即两种疗法治愈率不等

$a=0.05$。

(2) 选择检验方法,计算统计量 $\chi^2$ 值:把表中数据代入校正公式 10-40 得:

$$\chi^2=\frac{\left(|26\times2-7\times36|-\frac{71}{2}\right)^2\times71}{33\times38\times62\times9}=2.75$$

(3) 确定概率 $P$ 值,作出推断结论

当 $\nu=1, a=0.05$ 时,查表得 $\chi^2_{0.05(1)}=3.84$。本题 $\chi^2=2.75<\chi^2_{0.05(1)}$,所以 $P>0.05$,不拒绝 $H_0$,两种疗法治愈率差别无显著性。

如果不用校正公式,而用基本公式,则 $\chi^2=4.06$,大于 $\chi^2_{0.05(1)}$,$P<0.05$,显示两疗法治愈率有显著性意义的假阳性结论,为此一定要按条件正确选择公式计算。

### (二) 配对四格表资料的 $\chi^2$ 检验

配对设计的两组频数分布的 $\chi^2$ 检验,原始数据可以表示为表 10-20 所示的四格表形式。$\chi^2$ 统计量的计算公式为

$$\chi^2=\frac{(b-c)^2}{b+c}\quad \nu=1 \tag{10-42}$$

若 $b+c<40$,需对公式(10-42)校正,校正公式为

$$\chi^2=\frac{(|b-c|-1)^2}{b+c}\quad \nu=1 \tag{10-43}$$

**表 10-20　两个变量阳性率比较的一般形式和符号**

| 变量 1 | 变量 2 | | 合计 |
|---|---|---|---|
| | 阳性 | 阴性 | |
| 阳性 | ***a*** | ***b*** | $n_1$ |
| 阴性 | ***c*** | ***d*** | $n_2$ |
| 合计 | $m_1$ | $m_2$ | ***n***(固定值) |

**例 10-24**　现有 28 份咽喉涂抹标本,每份分成 2 份,在相同的条件下分别接种在甲、乙 2 种培养基上;培养一段时间,观察白喉杆菌的生长情况。观察结果整理如表 10-21。问白喉杆菌在 2 种培养基上的生长情况是否相同?

**表 10-21　白喉杆菌在 2 种培养基上的生长情况**

| 甲培养基 | 乙培养基 | | 合计 |
|---|---|---|---|
| | 阳性 | 阴性 | |
| 阳性 | 11 | 9 | 20 |
| 阴性 | 1 | 7 | 8 |
| 合计 | 12 | 16 | 28 |

假设检验的基本步骤如下。

(1) 建立检验假设,确定检验水准

$H_0:\pi_1=\pi_2$,即白喉杆菌在两种培养基上的生长情况相同

$H_1:\pi_1\neq\pi_2$,即白喉杆菌在两种培养基上的生长情况不同

a=0.05

(2) 选择检验方法,计算统计量 $\chi^2$ 值

本例 b+c<40,用校正公式计算为:

$$\chi^2=\frac{(|b-c|-1)^2}{b+c}=\frac{(|9-1|-1)^2}{9+1}=4.90$$

(3) 确定概率 $P$ 值,作出推断结论

本例 $\nu$=(行数-1)(列数-1)=(2-1)(2-1)=1,查界值表得 $\chi^2_{0.05(1)}=3.84$,$\chi^2=4.90>\chi^2_{0.05(1)}=3.84$,所以概率 $P<0.05$。按 $\alpha=0.05$ 的检验水准,拒绝 $H_0$,接受 $H_1$,即在甲、乙 2 种培养基上白喉杆菌生长的阳性率有差异,可以认为甲培养基阳性率较高。

### (三) 行×列表资料的 $\chi^2$ 检验

行 × 列表资料的 $\chi^2$ 检验,用于多个样本率的比较、两个或多个构成比的比较以及双向无序分类资料的关联性检验。

行 × 列表资料的 $\chi^2$ 检验仍可用 Pearson$\chi^2$ 公式,即公式(10-36)计算检验统计量 $\chi^2$ 值。因该式需先计算理论频数 $T_{RC}$,计算较繁琐,可将计算理论频数的公式(10-38)代入公式(10-36),化简后得行 × 列表资料 $\chi^2$ 检验的专用公式:

$$\chi^2=n\left(\sum\frac{A^2}{n_R n_C}-1\right),\ \nu=(\text{行数}-1)(\text{列数}-1) \tag{10-44}$$

式中各符号的意义同前。

1. 多个样本率间行×列表 $\chi^2$ 检验

**例 10-25** 某省观察三个地区的花生的黄曲霉毒素 $B_1$($AFB_1$)的情况如表 10-22,问三个地区花生的 $AFB_1$ 污染间有无差别?

**表 10-22 某省三个地区花生 $AFB_1$ 污染率比较**

| 地区 | 检验的样品数 | | 合计 | 污染率% |
|---|---|---|---|---|
| | 未污染 | 污染 | | |
| 甲 | 6(15.19) | 23(13.81) | 29 | 79.3 |
| 乙 | 30(23.05) | 14(20.95) | 44 | 31.8 |
| 丙 | 8(5.76) | 3(5.24) | 11 | 27.3 |
| 合计 | 44 | 40 | 84 | 47.6 |

检验步骤如下。

(1) 建立检验假设,确定检验水准

$H_0:\pi_1=\pi_2=\pi_3$,某省三个地区花生污染 $AFB_1$ 的污染率相等。

$H_1:\pi_1,\pi_2,\pi_3$ 之间不等或不全相等

a=0.05

(2) 选择检验方法,计算统计量 $\chi^2$ 值

本题为 3×2 列联表,属于三个率的比较,把数据代入公式得:

$$\chi^2=84\left(\frac{6^2}{29\times44}+\frac{23^2}{29\times40}+\frac{30^2}{44\times44}+\frac{14^2}{40\times44}+\frac{8^2}{11\times44}+\frac{3^2}{11\times40}-1\right)=17.907$$

(3) 确定概率 $P$ 值,作出推断结论

按 $\nu=(R-1)(C-1)=(3-1)(2-1)=2$,查界值表得 $\chi^2_{0.05(2)}=5.99$,$\chi^2_{0.01(2)}=9.21$,$\chi^2_{0.001(2)}=13.81$。今 $\chi^2=17.907>\chi^2_{0.001(2)}=13.81$,$P<0.001$。按 a=0.001 的水准拒绝 $H_0$ 而不拒绝 $H_1$,三个地区花生污染 $AFB_1$ 的程度不相等,故可以认为三个地区花生的 $AFB_1$ 的污染率不相等,且差异具有显著性意义。$AFB_1$ 污染率与地区有关联,污染率间有地区差异。

2. 构成比的行×列表 $\chi^2$ 检验

**例 10-26** 某医院研究急性白血病与慢性白血病患者的血型构成情况,资料如表 10-23,问两组血型构成间差异有无显著性意义?

**表 10-23 某院急性白血病与慢性白血病患者血型构成情况**

| 组别 | 血型 | | | | 合计 |
|---|---|---|---|---|---|
| | A 型 | B 型 | O 型 | AB 型 | |
| 急性组 | 58 | 49 | 59 | 18 | 184 |
| 慢性组 | 43 | 27 | 33 | 8 | 111 |
| 合计 | 101 | 76 | 92 | 26 | 295 |

检验步骤如下。

(1) 建立检验假设,确定检验水准:

$H_0:\pi_1=\pi_2$,急性白血病与慢性白血病患者血型构成相同

$H_1:\pi_1\neq\pi_2$,急性白血病与慢性白血病患者血型构成不相同

a=0.05。

(2) 选择检验方法,计算统计量 $\chi^2$ 值:

$$\chi^2=295\left(\frac{58^2}{184\times101}+\frac{49^2}{184\times76}+\frac{59^2}{184\times92}+\frac{18^2}{184\times26}+\frac{43^2}{111\times101}+\frac{27^2}{111\times76}+\frac{33^2}{111\times92}+\frac{8^2}{111\times26}-1\right)=1.84$$

(3) 确定概率 $P$ 值,作出推断结论:

按 $\nu=(R-1)(C-1)=(2-1)(4-1)=3$,$\chi^2_{0.05(3)}=7.81$。本例 $\chi^2=1.84<\chi^2_{0.05(3)}$,$P>0.05$,按 a=0.05的水准不拒绝 $H_0$,拒绝 $H_1$,即两组构成比间差异无显著性意义。

3. 行×列表资料 $\chi^2$ 检验的注意事项

(1) 一般认为,行×列表中各格的理论频数不应小于1,并且 1≤T<5 的格子数不宜超过格子总数的1/5。若出现上述情况,可通过以下方法解决:①最好是增加样本含量,使理论频数增大;②根据专业知识,考虑能否删去理论频数太小的行或列,能否将理论频数太小的行或列与性质相近的邻行或邻列合并;③改用 R×C 表的 Fisher 确切概率法。

(2) 多个样本率比较,若所得统计推断为拒绝 $H_0$,接受 $H_1$ 时,只能认为各总体率之间总的来说有差别,但不能说明任两个总体率之间皆有差别。要进一步推断哪两个总体率之间有差别,则需进一步做多个样本率的多重比较。

## 目标检测

### 一、选择题

1. 经调查得知甲乙两地的冠心病粗死亡率同为40/万,按年龄构成标化后,甲地冠心病标化死亡率为45/万,乙地为38/万,因此可认为(　　)
   A. 甲地年龄别人口构成较乙地年轻
   B. 乙地年龄别人口构成较甲地年轻
   C. 甲地年轻人患冠心病较乙地多
   D. 甲地冠心病的诊断较乙地准确
   E. 乙地冠心病的诊断较甲地准确

2. 进行四个样本率比较的 $\chi^2$ 检验,如 $\chi^2>\chi^2_{0.01?(3)}$(　　)
   A. 各样本率均不相同
   B. 各总体率均不相同
   C. 各总体率不同或不全相同
   D. 各样本率不同或不全相同
   E. 有三个样本率不相同

3. 本是配对四格表 $\chi^2$ 检验的资料,误作一般四格表 $\chi^2$ 检验,则(　　)
   A. 本来差别有显著性,可能判为差别无显著性
   B. 本来差别无显著性,可能判为差别有显著性
   C. 可能加大第一类误差
   D. 第一类误差和第二类误差不变
   E. 以上都不是

4. 从甲、乙两文中查到同类研究,均采用四格表 $\chi^2$ 检验对两个率进行了比较,甲文 $\chi^2>\chi^2_{0.01(1)}$,乙文 $\chi^2>\chi^2_{0.05(1)}$,可认为(　　)
   A. 乙文结果更为可信
   B. 两文结果有矛盾
   C. 甲文结果更为可信
   D. 两文结果基本一致
   E. 甲文说明总体的差异较大

5. 欲比较两地肝癌的死亡率时,对两个率(　　)
   A. 应该对年龄和性别均进行标准化
   B. 应该对年龄进行标准化
   C. 应该对性别进行标准化
   D. 不需标准化,可直接进行比较
   E. 以上都不是

6. 要比较甲乙两厂某工种工人中某职业病患病率的高低,采用标准化法的原理是(　　)
   A. 假设甲乙两厂该工种的工人数相同
   B. 假设甲乙两厂的工人数相同
   C. 假设甲乙两厂患该职业病的工人数相同
   D. 假设甲乙两厂工人的工龄构成比相同
   E. 假设甲乙两厂该工种工人的工龄构成比相同

7. 比较甲乙两县的食管癌死亡率,以甲乙两县合计的人口构成作为标准。假设对某县而言,以各年龄组人口数为标准算得标准化率为 $p_1$,以各年龄组人口构成为标准算得标准化率为 $p_2$,则(　　)

A. $p_2>p_1$　　B. $p_2=p_1$
C. $p_2<p_1$　　D. $p_2$ 比 $p_1$ 要准确
E. $p_2$ 比 $p_1$ 要合理

8. 某市研究白喉类毒素的免疫效果，以锡克化反应阴转率为指标，抽样调查接种后的7岁以下儿童1236人，算得阴转率范围为61.97%±1.96×1.40%，此范围表示（　　）
A. 该1236人中有95%的人在此范围内
B. 该市接种后阴转的人有95%的可能在此范围内
C. 该市全部7岁以下儿童接种后的阴转率有95%的可能在此范围内
D. 该市接种后的人群中有95%在此范围内
E. 以上都不是

9. 某医师欲比较三种疗法治疗某病的效果，中药加针灸组治疗20例，其中有15例好转，单纯中药组治疗21例，其中有12例好转，西药组治疗23例，其中有18例好转。若对该资料进行$\chi^2$检验，自由度应为（　　）
A. 61　　B. 1
C. 2　　D. 3
E. 4

10. 某四格表资料用$\chi^2$检验的基本公式算得为$\chi_1^2$，用专用公式算得为$\chi_2^2$，则（　　）
A. $\chi_1^2>\chi_2^2$　　B. $\chi_1^2=\chi_2^2$
C. $\chi_1^2<\chi_2^2$　　D. $\chi_1^2$ 比$\chi_2^2$ 准确
E. $\chi_2^2$ 比$\chi_1^2$ 准确

## 二、计算分析题

1. 某研究组调查了城镇25岁以上居民的高血压患病率，在北方城镇检查了8450人，其中有976人被确诊为高血压患者，在南方城镇检查了10806人，其中有1052人被确诊为高血压患者，请计算南、北方城镇居民的高血压患病率。
2. 试就下表资料分析比较甲、乙两医院乳腺癌手术后的5年生存率。

**甲、乙两医院乳腺癌手术后的5年生存率**

| 腋下淋巴结转移 | 甲医院 | | | 乙医院 | | |
|---|---|---|---|---|---|---|
| | 病例数 | 生存数 | 生存率(%) | 病例数 | 生存数 | 生存率(%) |
| 无 | 45 | 35 | 77.77 | 300 | 215 | 71.67 |
| 有 | 710 | 450 | 63.38 | 83 | 42 | 50.60 |
| 合计 | 755 | 485 | 64.24 | 383 | 257 | 67.10 |

3. 某医师用两种疗法治疗脑血管梗塞，结果见下表，试比较两种疗法的疗效是否不同？

**两种疗法治疗脑血管梗塞效果**

| 疗法 | 有效 | 无效 | 合计 | 有效率(%) |
|---|---|---|---|---|
| 甲疗法 | 25 | 6 | 31 | 80.65 |
| 乙疗法 | 29 | 3 | 32 | 90.63 |
| 合计 | 54 | 9 | 63 | 85.71 |

4. 有50份痰液标本，每份分别接种在甲乙两种培养基中，观察结核杆菌的生长情况，结果如下表，试比较两种培养基的效果。

**两种结核杆菌培养基的培养效果比较**

| 甲培养基 | 乙培养基 | | 合计 |
|---|---|---|---|
| | + | - | |
| + | 23(a) | 12(b) | 35 |
| - | 7(c) | 8(d) | 15 |
| 合计 | 30 | 20 | 50 |

5. 用两种方法检查已确诊的乳腺癌患者120例。甲方法的检出率为60%，乙方法的检出率为50%，甲、乙两方法一致的检出率为35%，问两种方法何者为优？
6. 在某克山病区对中小学学生的心肌受损情况进行检查，结果277名男生中检出率为48.74%，147名女生中检出率为57.10%，试问男女生心肌受损率是否不同？
7. 某研究人员调查了343例离退休老年人的生活满意度和家庭关系，结果如下表，试分析家庭关系类型与老年人生活满意度的关系

**343例离退休老年人的家庭关系与生活满意度**

| 家庭关系 | 满意度 | | 合计 | 满意度(%) |
|---|---|---|---|---|
| | 满意 | 不满意 | | |
| 和睦 | 174 | 60 | 234 | 74.36 |
| 一般 | 36 | 57 | 93 | 38.71 |
| 差 | 6 | 10 | 16 | 37.50 |
| 合计 | 216 | 127 | 343 | 62.97 |

# 第四节 秩和检验

统计推断方法可分为两大类：参数统计(parametric statistics)和非参数统计(nonparametric statistics)。前面介绍的 $t$ 检验、$u$ 检验等属参数统计方法，其共同特点是假定随机样本来自正态分布或近似正态分布的总体，并对总体分布的参数(如总体均数)进行估计或检验。非参数统计方法对总体分布不作严格规定，不依赖于总体分布类型。实际工作中，非参数统计方法可以发挥作用的情形有：总体分布不易确定；分布呈非正态而又无适当的数据转换方法；不能或未加精确测量，如等级资料等。因此，非参数检验又称任意分布检验(distribution-free test)。非参数统计方法很多，本节主要介绍基于秩和的非参数检验，也称秩和检验(rank sum test)，该类方法在非参数统计中占有重要的地位。秩和检验使用灵活，易于对各种设计类型的资料进行假设检验；在原假设下统计量与分布无关，有完备的大样本理论。

秩和检验的主要优点是不受总体分布的限制，适用范围广。但对适宜于参数统计检验的资料，若用非参数统计检验处理，由于处理过程中损失部分信息，使统计检验效率降低。因此，对于适合参数统计检验条件的资料，最好用参数统计检验。

## 一、配对设计资料的符号秩和检验

符号秩和检验，又称差数秩和检验(Wilcoxon 配对法)。

**例 10-27** 12 名宇航员行前及返航后 24 小时的心率(次/分)变化如表 10-24，问航行对心率有无影响?

**表 10-24 12 名宇航员航行前后的心率(次/分)比较**

| 宇航员编号(1) | 航前(2) | 航后(3) | 差值(4)=(2)-(3) | 秩次(5) |
|---|---|---|---|---|
| 1 | 76 | 93 | -17 | -9 |
| 2 | 71 | 68 | 3 | 1 |
| 3 | 70 | 65 | 5 | 4 |
| 4 | 61 | 65 | -4 | -3 |
| 5 | 80 | 93 | -13 | -8 |
| 6 | 59 | 78 | -19 | -11 |
| 7 | 74 | 83 | -9 | -7 |
| 8 | 62 | 79 | -17 | -10 |
| 9 | 79 | 98 | -19 | -12 |
| 10 | 72 | 78 | -6 | -5 |
| 11 | 84 | 90 | -6 | -6 |
| 12 | 63 | 60 | 3 | 2 |
| | | | | $T_+=7, T_-=71$ |

检验步骤如下。

1. 建立假设，确定检验水准：

$H_0$：宇航对心率无影响，即差值的总体中位数等于零，即 $M_d = 0$

$H_1$：宇航对心率有影响，即差值的总体中位数不等于零，即 $M_d \neq 0$

$\alpha = 0.05$

2. 求差值　计算各对观察值的差值,见表10-24的第(4)栏。

3. 编秩　按差值的绝对值由小到大编秩,即1,2,3,…,n,并按差值的正负给秩次加上正负号。编秩时,①若差值为0,舍去不计,对子数n也随之减少;②若差值的绝对值相等,符号相同时,按顺序编秩次并标上相应的正负号,如样本里差值有两个3两个-6,按顺序编为1,2,-5,-6即可;③若差值的绝对值相等,符号不同时,取平均秩次并标上正负号。

4. 求秩和并确定统计量T　分别求出正、负差值秩次之和,分别以$T_+$和$T_-$表示。$T_+$与$T_-$之和为n(n+1)/2,此式可验算$T_+$和$T_-$计算是否正确。本例$T_+=7$,$T_-=71$,其和为78,而12×(12+1)/2=78,可见$T_+$和$T_-$计算无误。

任取$T_+$和$T_-$为统计量$T$,本例取$T=7$。

在$H_0$成立时,如果当观察例数比较多,正差值的秩和与负差值的秩和理论上应相等,即使有些差别,也只能是一些随机因素造成的。换句话说,如果$H_0$成立,一份随机样本中"不太可能"出现正差值的秩和与负差值的秩和相差悬殊的情形;如果样本的正差值的秩和与负差值的秩和差别太大,我们有理由拒绝$H_0$,接受$H_1$,即认为两种处理效应不同;反之,没有理由拒绝$H_0$,还不能认为两种处理效应不同。

5. 确定$P$值

(1) 查表法($n \leqslant 50$时)　查配对设计用的$T$界值表(附表4),若检验统计量$T$值在上、下界值范围内,其$P$值大于相应的概率水平;若$T$值在上、下界值上或范围外,则$P$值小于相应的概率水平。本例n=12,$T=7$,查$T$界值表(附表4),双侧$T_{0.01,12}$为7~71,现$T$值恰等于$T_{0.01,12}$下界值,故P=0.01。

(2) 正态近似法($n>50$时)这时可利用秩和分布的正态近似法作出判断。已知$H_0$成立时,近似地有

$$T \sim N(\mu_T, \sigma_T^2)$$

其中,

$$\mu_T = n(n+1)/4 \tag{10-45}$$

$$\sigma_T = \sqrt{n(n+1)(2n+1)/24} \tag{10-46}$$

于是,统计量为

$$u = \frac{T - \mu_T}{\sigma_T}$$

如果根据样本算得的$u$值太大或太小,就有理由拒绝$H_0$。

当$n$不很大时,统计量$u$需要作如下的连续性校正:

$$u = \frac{|T - \mu_T| - 0.5}{\sigma_T} = \frac{|T - n(n+1)/4| - 0.5}{\sqrt{n(n+1)(2n+1)/24}} \tag{10-47}$$

若多次出现相持现象(如超过25%),用(10-47)式求得的$u$值偏小,应按公式(10-48)计算校正的统计量值$u_c$。

$$u_c = \frac{|T - n(n+1)/4| - 0.5}{\sqrt{\frac{n(n+1)(2n+1)}{24} - \frac{\sum (t_j^3 - t_j)}{48}}} \tag{10-48}$$

式中$t_j$为第$j$($j=1,2,\cdots$)次相持所含相同秩次的个数。

6. 推断结论　按$\alpha=0.05$的检验水准,P<0.05,拒绝$H_0$,接受$H_1$,差异有统计学意义。航行对心率有影响,航行后可提高心率次数。

## 二、完全随机化设计两独立样本的秩和检验

两样本比较的秩和检验(Wilcoxon 两样本比较法)适用于完全随机设计两组数值变量资料和有序分类变量资料的比较。

**【两组数值变量资料的秩和检验】** 完全随机设计两个独立样本比较的 Wilcoxon 秩和检验,目的是推断两样本分别代表的总体分布是否不同。Wilcoxon 秩和检验的基本思想是:假设两总体分布相同($H_0$),两样本可认为是从同一总体中抽取的随机样本;将二者混合后由小到大编秩,然后分别计算两样本组的平均秩和 $\bar{T}_1$ 与 $\bar{T}_2$,$\bar{T}_1$ 与 $\bar{T}_2$ 应大致相等,其差别是由于随机抽样引起;如果按上述方法计算的两样本平均秩和 $\bar{T}_1$ 和 $\bar{T}_2$ 差别很大,我们就有理由认为 $H_0$ 不成立。

**例 10-28** 测得铅作业与非铅作业工人的血铅值(μmol/L)如表 10-25 第(1)、(3)栏,问两组工人的血铅值有无差别?

**表 10-25　两组工人血铅值的秩和检验**

| 非铅作业组(1) | 秩次(2) | 铅作业组(3) | 秩次(4) | 非铅作业组(1) | 秩次(2) | 铅作业组(3) | 秩次(4) |
|---|---|---|---|---|---|---|---|
| 0.24 | 1 | 0.82 | 9 | 0.62 | 7 | 2.11 | 17 |
| 0.24 | 2 | 0.86 | 10.5 | 0.72 | 8 | | |
| 0.29 | 3 | 0.96 | 12 | 0.86 | 10.5 | | |
| 0.34 | 4 | 1.20 | 14 | 1.01 | 13 | | |
| 0.43 | 5 | 1.63 | 15 | $n_2=10$ | $T_2=59.5$ | $n_1=7$ | $T_1=93.5$ |
| 0.58 | 6 | 2.06 | 16 | | | | |

1. 建立假设,确定检验水准

$H_0$:两组工人血铅值的总体分布位置相同

$H_1$:铅作业工人血铅值高于非铅作业工人

单侧 $\alpha=0.05$

2. 编秩　将两组数据由小到大统一编秩(为便于编秩可先将两组数据分别由小到大排序)。编秩时如遇同组相同数据按顺序编秩,如本例非铅作业组有 2 个 0.24,分别编秩次 1、2 即可;如遇不同组相同数据取原秩次的平均秩次,如两组各有一个 0.86,原秩次为 10 和 11,各取平均秩次(10+11)/2=10.5。

3. 求秩和并确定检验统计量 ***T***　以 $n_1$ 和 $n_2$ 分别代表两样本含量,以样本含量小者为 $n_1$,其秩和 $T_1$ 为统计量 $T$;若 $n_1=n_2$,则任取一组的秩和为统计量。本例 $n_1=7$,$n_2=10$,检验统计量 $T=93.5$

4. 确定 ***P*** 值和作出推断结论

(1) 查表法:当 $n_1\leqslant10$,$n_2-n_1\leqslant10$ 时,查附表 5,$T$ 界值表(成组设计用),查表时,先从左侧找到 $n_1$($n_1$ 和 $n_2$ 中的较小者),本例为 10;再从表上方找两组例数的差($n_2-n_1$),本例,$n_2-n_1=3$;在两者交叉处即为 $T$ 的临界值。将检验统计量 $T$ 值与 $T$ 临界值相比,若 $T$ 值在界值范围内,其 $P$ 值大于相应的概率;若 $T$ 值等于界值或在界值范围外,其 $P$ 值等于或小于相应的概率。

本例 $T=93.5$,以 $n_1=7$,$n_2-n_1=3$,查附表 5,$T$ 界值表(成组设计用),单侧 $T_{0.005,(7,3)}$ 为 37~89,现 $T$ 值在此范围之外,故 $P<0.005$。

(2) 正态近似法:如果 $n_1$ 或 $n_2-n_1$ 超出了成组设计 $T$ 界值的范围,可用正态近似检验。若超过标准正态分布的临界值,则拒绝 $H_0$。

$$u=\frac{\left|T-\frac{(n_1+n_2+1)}{2}\right|-0.5}{\sqrt{\frac{n_1n_2(n_1+n_2+1)}{12}}} \tag{10-49}$$

式(10-49)用于无相持或相持不多的情形;若相持较多(比如超过25%),应按下式进行校正。

$$u_c=\frac{u}{\sqrt{c}}=\frac{|T-n_1(N+1)/2|-0.5}{\sqrt{\frac{n_1\cdot n_2}{12N(N-1)}\left[N^3-N-\sum(t_j^3-t_j)\right]}} \tag{10-50}$$

其中,$c=1-\sum(t_j^3-t_j)/(N^3-N)$,$t_j$为第$j$次相持时相同秩次的个数,$N=n_1+n_2$。

**【两组有序分类变量资料的秩和检验】**

**例10-29** 根据表10-26资料,试比较两个病区护理病历的质量有无差别?

**表10-26 两病区护理病历质量评级**

| 质量评级(1) | 病区1(2) | 病区2(3) | 合计(4) | 统一编秩 | | 秩和 | |
|---|---|---|---|---|---|---|---|
| | | | | 范围 | 平均秩次 | 病区1 | 病区2 |
| 优 | 5 | 4 | 9 | 1~9 | 5 | 25 | 20 |
| 良 | 7 | 8 | 15 | 10~24 | 17 | 119 | 136 |
| 中 | 4 | 2 | 6 | 25~30 | 27.5 | 110 | 55 |
| 差 | 0 | 1 | 1 | 31 | 31 | — | 31 |
| 合计 | 16 | 15 | 31 | — | — | 254 | 242 |

检验步骤如下。

1. 建立假设,确定检验水准

$H_0$:两病区护理病历质量分布相同

$H_1$:两病区护理病历质量分布不相同

$\alpha=0.05$

2. 计算统计量

(1) 求平均秩次:先计算各等级的合计人数,见表10-25第4列,再确定各等级合计例数所处的秩次范围,求得平均秩次。平均秩次的计算以秩次范围的上下界相加除以2。如病例质量优的平均秩次为(1+9)/2=5,其他仿此计算。

(2) 求秩和:分别将不同病区不同质量级别的例数与平均秩次相乘,如病区1质量级别优的秩和为5×5=25,然后将同一病区不同质量级别的秩和相加即为总秩和。

3. 确定$P$值 本例$n_1>10$,超出了$T$界值表(成组设计用)范围,且相同秩次较多,所以可按公式10-50计算$u_c$值:

$$u_c=\frac{u}{\sqrt{c}}=\frac{|T-n_1(N+1)/2|-0.5}{\sqrt{\frac{n_1\cdot n_2}{12N(N-1)}\left[N^3-N-\sum(t_j^3-t_j)\right]}}=\frac{|242-15(31+1)/2|-0.5}{\sqrt{\frac{15\times16}{12\times31(31-1)}}[31^3-31-4290]}=0.064$$

式中:$\sum(t_j^3-t_j)=(9^3-9)+(15^3-15)+(6^3-6)=4290$

本例u=0.064<1.96,则$P>0.05$

4. 做出推断结论 按$\alpha=0.05$检验水准不拒绝$H_0$,还不能认为两病区护理质量有所不同。

## 目标检测

### 一、选择题

1. 下列哪项不是非参数统计的优点(　　)
   A. 不受总体分布的限定
   B. 简便、易掌握
   C. 适用于等级资料
   D. 适用于未知分布型资料
   E. 检验效能高于参数检验
2. 等级资料的比较宜采用(　　)
   A. 秩和检验　　B. $F$ 检验
   C. $t$ 检验　　D. 回归分析
   E. 四格表资料$\chi^2$ 检验
3. 非参数统计进行假设检验要求的条件是(　　)
   A. 样本例数大　　B. 两总体分布相同
   C. 总体是正态分布　　D. 不依赖总体的分布型
   E. 若两组比较，要求两组的总体方差相等
4. 两个小样本比较的假设检验，应首先考虑(　　)
   A. 用 $t$ 检验　　B. 用$\chi^2$ 检验
   C. 用秩和检验
   D. 资料符合哪种假设检验的条件
   E. 任选一种检验方法
5. 在进行成组设计两样本秩和检验时，以下检验假设哪种是正确的(　　)
   A. 两样本均数相同
   B. 两样本的中位数相同
   C. 两样本对应的总体均数相同
   D. 两样本对应的总体分布相同
   E. 以上都不是

### 二、计算分析题

1. 取 15 份样品，每份一分为二，用甲、乙两种方法分析测定，结果如下表，问两种方法的分析结果是否有显著性差异？

甲、乙两种方法测定结果

| 样品 | 1 | 2 | 3 | 4 | 5 | 6 | 7 | 8 | 9 | 10 | 11 | 12 | 13 | 14 | 15 |
|---|---|---|---|---|---|---|---|---|---|---|---|---|---|---|---|
| 甲方法 | 4.2 | 3.8 | 3.5 | 2.7 | 3.2 | 3.7 | 2.8 | 3.3 | 4.1 | 3.1 | 3.4 | 4.4 | 3.4 | 3.0 | 3.9 |
| 乙方法 | 4.0 | 3.4 | 3.1 | 2.8 | 3.2 | 3.1 | 2.5 | 3.3 | 3.7 | 3.6 | 3.0 | 4.1 | 3.2 | 2.9 | 3.3 |

2. 有一些人认为，有视力障碍的学生的 IQ 比视力正常学生的 IQ 得分要低；而另一些人则认为，有视力障碍的学生由于他们特别专注，因而他们的 IQ 得分不是低而是高。为此，某心理学家进行了调查，两组学生的 IQ 得分结果如下，问两组的 IQ 得分有无差别？
   有视力障碍的学生：104，110，106，113，115，111，102，128，110，117，
   视力正常的学生：94，103，114，126，95，102，100，98，103，116，105，107，

# 第五节　统计表和统计图

**案例 10-5**

表 10-27 欲说明两个治疗组治疗急性心肌梗死并发休克的疗效，指出列表不足之处，并作改进。

表 10-27　两个治疗组的对比

| 并发症 | 西药组 | | | 中西药结合组 | | |
|---|---|---|---|---|---|---|
| | 例数 | 结果 | | 例数 | 结果 | |
| | | 良好 | 死亡 | | 良好 | 死亡 |
| 休克 | 13 | 6 | 7 | 10 | 10 | 0 |

**分析**：见表 10-28。

表 10-28 两个治疗组治疗急性心肌梗死并发休克的疗效比较

| 组别 | 例数 | 治疗效果 | |
|---|---|---|---|
| | | 良好 | 死亡 |
| 西药组 | 13 | 6 | 7 |
| 中西医结合组 | 10 | 10 | 0 |

统计表和统计图是统计描述的重要方法。医学科学研究资料经过整理和计算各种统计指标后，所得结果除了用适当的文字说明外，常将统计资料及其指标以表格列出，称为统计表(statistical table)，或将统计资料形象化，利用点的位置、线断的升降、直条的长短或面积的大小等形式直观表示事物间的数量关系，称为统计图(statistical graph)。统计表与统计图可以代替冗长的文字叙述，表达清楚，对比鲜明。

## 一、统 计 表

### (一) 统计表的结构与编制

1. 统计表的结构 统计表由标题、标目、线条和数字构成。如下所示：

表号 标 题

| 横标目名称 | 纵标目 | 合 计 |
|---|---|---|
| 横标目 | 数字 | |
| | | |
| 合计 | | |

2. 列表的原则 重点突出，简单明了，即一张表一般表达一个中心内容，便于分析比较；主谓分明，层次清楚，符合逻辑，明确被说明部分(主语)与说明部分(谓语)。

3. 编制要求 绘制统计表的基本原则是重点突出，简单明了，条理清晰，层次分明。对其各构成部分的具体要求是：

(1) 标题：标题应简要说明表的主要内容，既不能太简略，也不能太繁琐，应包括时间、地点和主要内容等。标题应写在表的正上方，如在一篇文章中有两个或两个以上表格，则应在标题前标明序号。

(2) 标目：分横标目和纵标目，用以说明表内数字的含义。横标目位于表格左侧，说明表中同一横行数字的含义，一般表示研究事物的分组。纵标目位于表格上端，说明表中纵行数字的含义，一般表示统计指标。有单位时应在纵标目后加括号注明单位。标目的顺序可按惯例、时间先后、数值大小、重要程度等排列。

(3) 线条：统计表的线条主要有顶线、底线和标目线，俗称三线表。如有合计，则可加画合计线，其余线条一律省去，尤其不能有竖线，两端不能封口，左上角不画斜线。

(4) 数字：统计表中数字一律用阿拉伯数字，同一指标小数位数要保持一致，小数点要对齐。表中不能留空格，不应有数字或数字无意义的应用“—”表示，数字暂缺或数字太小被省略应用“…”表示，数字为零则写明“0”。

(5) 备注：统计表内不应有文字，如有的数字需要说明，则先用“ * ”号在该数字右上角标出，再在表格下方用文字说明。

### (二) 统计表的种类

通常按分组标志多少分为简单表与组合表。

1. 简单表 将研究对象只按一种标志或特征分组的统计表称为简单表。如表 10-29，研究对象只按科室一种标志分组。

**表 10-29 某医院 2002 年各科住院危重患者抢救成功率**

| 科室 | 危重患者数 | 抢救成功数 | 抢救成功率(%) | 科室 | 危重患者数 | 抢救成功数 | 抢救成功率(%) |
|---|---|---|---|---|---|---|---|
| 内科 | 315 | 253 | 80.3 | 妇产科 | 121 | 99 | 81.8 |
| 外科 | 322 | 239 | 74.2 | 其他科室 | 112 | 86 | 76.8 |
| 儿科 | 108 | 102 | 94.4 | 合计 | 978 | 779 | 79.7 |

2. 复合表 将研究对象按两种或两种以上标志或特征分组的统计表称为复合表。如表 10-30。研究对象既按年龄分组，又按性别分组。

**表 10-30 某省 1994 年 25~70 岁人口高血压患病率(%)**

| 年龄组 | 男 | | | 女 | | | 合计 | | |
|---|---|---|---|---|---|---|---|---|---|
| | 人数 | 患者数 | 患病率 | 人数 | 患者数 | 患病率 | 人数 | 患者数 | 患病率 |
| 25- | 1158 | 39 | 3.37 | 1251 | 12 | 0.96 | 2409 | 51 | 2.12 |
| 35- | 1183 | 101 | 8.54 | 1482 | 83 | 5.60 | 2665 | 184 | 6.90 |
| 45- | 1092 | 182 | 16.67 | 975 | 158 | 16.21 | 2067 | 340 | 16.45 |
| 55- | 667 | 148 | 22.19 | 449 | 157 | 31.46 | 1166 | 305 | 26.16 |
| 65-70 | 242 | 81 | 33.47 | 123 | 46 | 37.40 | 365 | 127 | 34.79 |
| 合计 | 4342 | 551 | 12.69 | 4280 | 456 | 10.65 | 8322 | 1007 | 11.67 |

## 二、统 计 图

医学领域中常用的统计图有条图、百分条图、圆图、线图、半对数图、直方图、散点图、箱式图与统计地图等。

### (一) 绘制统计图的基本要求

1. 根据资料的性质和分析目的决定适当的图形。

2. 标题应说明资料的内容、时间和地点，一般位于图的下方。

3. 图的纵、横轴应注明标目及对应单位，尺度应等距或具有规律性，一般自左而右、自上而下、由小到大。

4. 为使图形美观并便于比较，统计图的纵横长度比例一般为 5∶7，有时为了说明问题也可加以变动。

5. 比较、说明不同事物时，可用不同颜色或线条表示，并常附图例说明，但不宜过多。

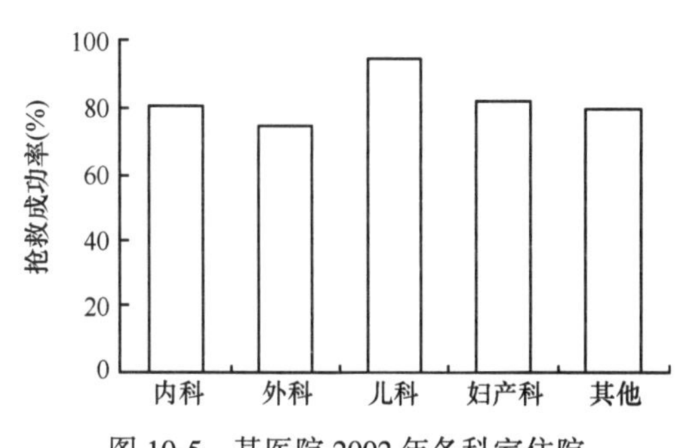

图 10-5 某医院 2002 年各科室住院危重患者抢救成功率

### (二) 常用统计图的适用条件与绘制

1. 直条图 直条图用等宽长条的高度表示按性质分类资料各类别的数值大小，用于表示他们之间的对比关系，一般有单式(图 10-5)与复式(图 10-6)之分。分别由表

10-28 和表 10-29 的内容绘制而成。

制图要求:

(1) 一般以横轴为基线,表示各个类别;纵轴表示其数值大小。

(2) 纵轴尺度必须从 0 开始,中间不宜折断。在同一图内尺度单位代表同一数量时,必须相等。

(3) 各直条宽度应相等,各直条之间的间隙也应相等,其宽度与直条的宽度相等或为直条宽度的 1/2。

(4) 直条的排列通常由高到低,以便比较。

(5) 复式条图绘制方法同上,所不同的是复式条图以组为单位,1 组包括 2 个以上直条,直条所表示的类别应用图例说明,同一组的直条间不留空隙。

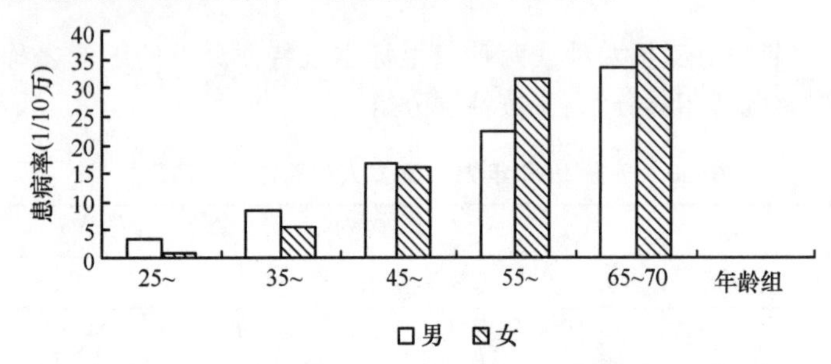


图 10-6 某省 1994 年 25~70 岁人口高血压患病率

2. 构成图 多用面积大小表达各部分百分构成比的资料。构成图分为百分条图和圆图。绘制方法为:

(1) 百分条图:以直条总长度作为 100%,直条中各段表示事物各组成部分构成情况。如将表 10-30 的资料绘成百分条图,见图 10-7。

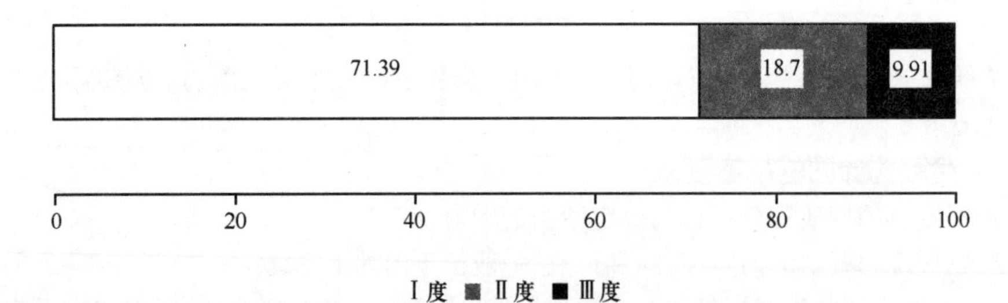


图 10-7 某农村已婚育龄妇女宫颈糜烂构成比(%)

制图要求:①先绘制一个标尺,尺度分成 5 格或 10 格,每格代表 20% 或 10%,总长度为 100%,尺度可绘制在图的上方或下方。②绘一直条,全长等于标尺的 100%,直条宽度可任意选择,一直条内相对面积的大小代表数量的百分比。③直条各部分用线分开并注明简要文字及百分比或用图例表示。④资料一般按各构成由大到小,自左至右依次排列,其他置后。

(2) 圆图:圆形图适用于百分构成比资料,表示事物各组成部分所占的比重或构成。以圆形的总面积代表 100%,把面积按比例分成若干部分,以角度大小来表示各部分所占的比重,如把表 10-31 绘制成图 10-8。

制图要求:①先绘制大小适当的圆形。由于圆心角为 360 度,因此每 1% 相当于 3.6 度的圆周角,将各部分百分比分别乘以 3.6 度即为各构成部分应占的圆周角度数。②圆形图上各部分自圆的12点开始由大到小按顺时针方向依次绘制,其他置最后。所得各部分的扇形面积即代表某一构成部分。③圆中各部分用线分开,注明简要文字及百分比或用图例。④如有2种或2种以上性质类似的资料相比较,应绘直径相同的圆,并使各圆中各部分的排列次序一致,以利比较。

**表10-31　某农村已婚育龄妇女宫颈糜烂构成比(%)**

| 宫颈糜烂 | 病例数 | 百分比(%) |
|---|---|---|
| Ⅰ度糜烂 | 569 | 71.39 |
| Ⅱ度糜烂 | 149 | 18.70 |
| Ⅲ度糜烂 | 79 | 9.91 |
| 合计 | 797 | 100.00 |

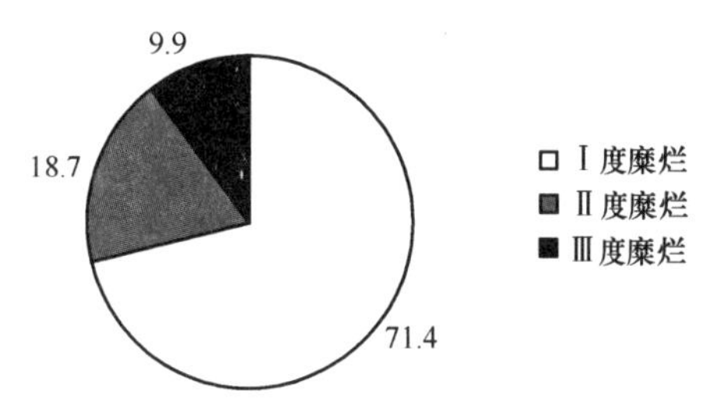


图10-8　某农村已婚育龄妇女宫颈糜烂构成比(%)

3. 线图　线图适用于连续性资料,以不同的线段升降来表示资料的变化,并可表明一事物随另一事物(如时间)而变动的情况如将表10-32和表10-33绘成图10-9。

制图要求:①横轴表示某一连续变量(时间或年龄等);纵轴表示某种率或频数,其尺度必须等距(或具有规律性)。②同一图内不应有太多的曲线,通常≤5条,以免观察不清。③如有几根线,可用不同的图线(实线、虚线等)来表示,并用图例说明。④图线应按实际数字绘制成折线,不能任意改为光滑曲线。

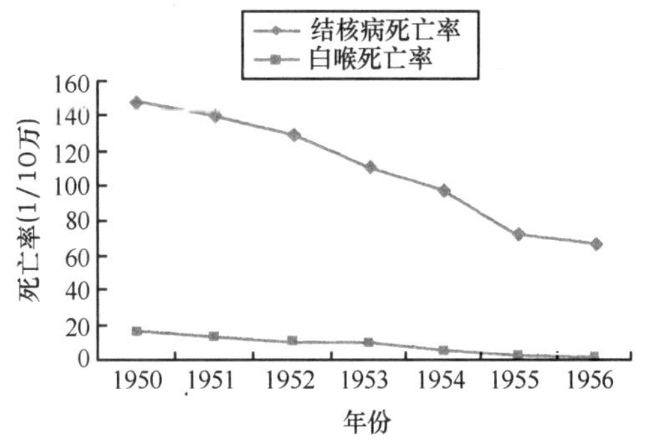


图10-9　某市1950~1956年14岁以下儿童结核病和白喉死亡率(1/10万)

**表10-32　某市1950~1956年14岁以下儿童结核病和白喉死亡率(1/10万)**

| 年份 | 结核病死亡率 | 百喉死亡率 |
|---|---|---|
| 1950 | 148.0 | 16.6 |
| 1951 | 141.0 | 14.0 |
| 1952 | 130.0 | 11.8 |
| 1953 | 110.4 | 10.7 |
| 1954 | 98.2 | 6.5 |
| 1955 | 72.6 | 3.9 |
| 1956 | 68.0 | 2.4 |

**表10-33　160名正常成年女子的血清甘油三酯频数分布表**

| 组段 | 频数,f | 组段 | 频数,f |
|---|---|---|---|
| 0.5~ | 3 | 1.2~ | 18 |
| 0.6~ | 9 | 1.3~ | 17 |
| 0.7~ | 12 | 1.4~ | 13 |
| 0.8~ | 13 | 1.5~ | 9 |
| 0.9~ | 17 | 1.6~ | 8 |
| 1.0~ | 18 | 1.7~1.8 | 3 |
| 1.1~ | 20 | 合计 | 160 |

4. 直方图　直方图用于表达连续性资料的频数分布。以不同直方形面积代表数量,各直方形面积与各组的数量成正比关系(图10-10)。

制图要求:①一般纵轴表示被观察现象的频数(或频率),横轴表示连续变量,以各矩形(宽为组距)的面积表示各组段频数。②直方图的各直条间不留空隙;各直条间可用直线分隔,但也可不用直线分隔。③组距不等时,横轴仍表示连续变量,但纵轴是每个横轴单位的频数。

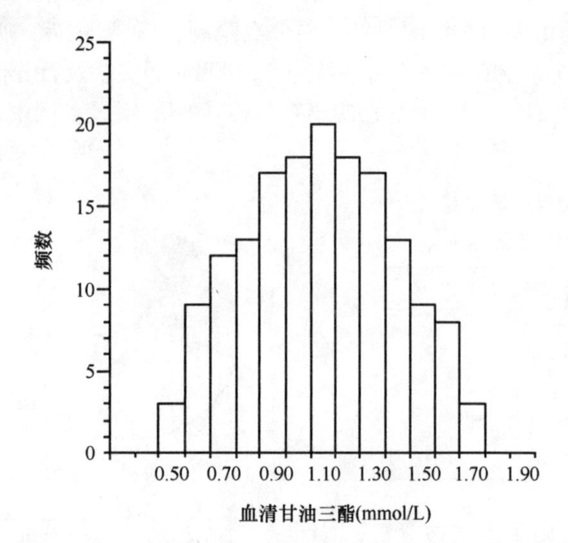


图 10-10　160 名正常成年女子的血清甘油三酯的频数分布图

## 目标检测

### 一、选择题

1. 欲表示某地区某年各种死因的构成比，可绘制(　　)
   A. 线图
   B. 直方图
   C. 百分条图或圆图
   D. 统计地图
   E. 条图
2. 统计表有简单表和复合表两种，复合表是指(　　)
   A. 有主辞和宾辞
   B. 主辞分成两个或两个以上标志
   C. 宾辞分成两个或两个以上标志
   D. 包含两张简单表
   E. 包含两张或两张以上简单表
3. 图示某年某医院门诊患者的年龄分布，宜绘制(　　)
   A. 直方图　B. 圆图
   C. 百分直条图　D. 直条图
   E. 普通线图
4. 比较某年某地四种病的病死率时，宜绘制(　　)
   A. 普通线图　B. 半对数线图
   C. 直方图　D. 百分直条图
   E. 直条图
5. 要反映某市连续 5 年甲肝发病率的变化情况，宜选用(　　)
   A. 直条图　B. 直方图
   C. 线图　D. 百分直条图
   E. 散点图

### 二、分析题

1. 请按绘制统计表的要求对下表进行修改。

**某药治疗某病疗效观察**

| 效果 | 有效 | | | | | | 无效 | |
|---|---|---|---|---|---|---|---|---|
| | 小计 | | 近期痊愈 | | 好转 | | | |
| | 例数 | % | 例数 | % | 例数 | % | 例数 | % |
| 184 | 150 | 81.5 | 88 | 47.8 | 62 | 33.7 | 34 | 18.5 |

2. 请根据下表资料考虑：
   (1) 若比较两个年龄组儿童四种疾病的发病率，应绘制什么图？
   (2) 若比较两个年龄组儿童四种疾病的疾病构成情况，应绘制什么图？

某年某地两个年龄组四种疾病发病情况

| 病种 | 0~4 岁组 | | | 10~14 岁组 | | |
|---|---|---|---|---|---|---|
| | 例数 | 构成比(%) | 发病率(‰) | 例数 | 构成比(%) | 发病率(‰) |
| 百日咳 | 80 | 16 | 4.0 | 60 | 32 | 1.5 |
| 麻疹 | 320 | 64 | 16.0 | 48 | 25 | 1.2 |
| 猩红热 | 60 | 12 | 3.0 | 45 | 24 | 1.1 |
| 白喉 | 40 | 8 | 2.0 | 36 | 19 | 0.9 |

## 三、计算分析题

1. 将下表资料绘制成适当的统计图。

某市城区和郊县 1989~1999 年糖尿病死亡情况(1/10 万)

| 年份 | 1989 | 1990 | 1991 | 1992 | 1993 | 1994 | 1995 | 1996 | 1997 | 1998 | 1999 |
|---|---|---|---|---|---|---|---|---|---|---|---|
| 城区死亡率 | 4.45 | 4.77 | 4.65 | 5.64 | 5.78 | 6.86 | 7.45 | 7.73 | 8.91 | 10.59 | 11.78 |
| 郊县死亡率 | 2.12 | 2.46 | 2.89 | 3.65 | 3.87 | 4.12 | 4.28 | 4.59 | 5.32 | 6.22 | 7.54 |

2. 某地 110 名 20 岁健康男大学生身高资料的频数分布见下表,绘制成直方图。

某地 110 名 20 岁健康男大学生身高(cm)分布

| 身高组段 | 人数 | 身高组段 | 人数 | 身高组段 | 人数 |
|---|---|---|---|---|---|
| 162~ | 1 | 170 | 19 | 178 | 8 |
| 164 | 4 | 172 | 27 | 180 | 3 |
| 166 | 9 | 174 | 16 | 182~184 | 2 |
| 168 | 13 | 176 | 8 | 合计 | 110 |

(赵玉霞　范文燕)

# 第十一章　流行病学方法

流行病学是现代医学领域的一门十分重要的基础学科，流行病学是在人类预防疾病和促进健康的实践中发展起来的。流行病学不仅应用于预防医学，而且广泛应用于临床医学的各个领域，它研究的范围已不再限于传染病，而且扩大到非传染病和一切疾病。流行病学近年不仅研究疾病，甚至超出疾病范围，还研究意外伤害、人群健康状况和保护健康的卫生标准等。它为探索病因、流行因素或有利于健康的因素，决定暴露于某疾病危险因素的人群，估计其对危险性；同时为研究疾病的自然史或“社区诊断”等问题提供科学的依据；不断为改进预防策略，最终达到有效地控制与预防疾病、增进健康的目的。

## 第一节　流行病学概述

### 一、流行病学的定义与用途

#### （一）定义

流行病学的英文来源于希腊字 epi（在……之中、之上）、demos（人群）和 logos（研究），直译即为“研究人群中发生的事情的学问”。由于在不同时期，人类面临的主要疾病和健康问题不同，流行病学的研究范围和主要目标在不断发展，其定义也在不断发展和完善。随着经济发展和医学模式转变，人类不仅仅预防控制疾病，同时也关注促进健康的问题。目前对于流行病学的定义为研究人群中疾病与健康状况的分布及其影响因素，并研究防制疾病及促进健康的策略和措施的科学。

#### （二）用途

**考点：**流行病学的定义

流行病学是一门研究人群中疾病及健康相关事件发生和分布的科学，随着学科快速发展，其用途也越来越广泛，已经逐渐深入到医药卫生的各个领域。

1. 研究人群健康和疾病的分布规律　通过描述疾病和健康状况在不同地区、不同时间、不同人群中的发病率、患病率或死亡率等。可提供某些病因或流行因素的线索，为制定卫生政策提供参考。

2. 探讨疾病的病因及流行因素　作为流行病学研究的工作来说，探讨病因是一项非常重要的工作，目前存在许多种疾病的病因或流行因素至今尚不明确，流行病学应探讨促成发病的因素及流行因素。

3. 应用于医疗、卫生和保健服务的决策和评价　人群采取了防制策略和措施后，到底效果如何，就必需应用流行病学方法对其评价。这样才能及时总结，提高防制效果。

4. 揭示疾病的自然史　疾病从发生、发展到结局的整个过程，可以分为症状出现前阶段、临床症状和体征出现阶段及疾病结局（如治愈、好转、恶化、死亡等等）这几个阶段。不同的疾病其疾病的自然史是不同的。要全面了解疾病的自然史就必须应用流行病学方法对人群进行研究，只有这样才能提高疾病的临床诊断、治疗和预后水平。

### 二、流行病学的研究方法

流行病学既是一门应用学科，也是逻辑性很强的科学研究方法。流行病学研究按设计类型可分为描述性研究、分析性研究、实验性研究和理论性研究四类。

### （一）描述性研究

指利用常规记录所获得或专门调查的资料，也包括实验检查结果，按照不同时间、地区和人群特征分组，以描述该人群中疾病和健康状况分布特点的一种观察性研究。它是流行病学研究的基础步骤。由于疾病状况和危险因素是同时得到的，因此这种调查方法只能为病因提供线索。为了正确地描述分布，应有明确统一的诊断标准、准确的病例数及有关人口数字。

### （二）分析性研究

分析性研究是进一步在有选择的人群中观察可疑病因与疾病和健康状况之间关联的一种研究方法，主要有两种研究方法，即病例对照研究和队列研究。

1. 病例对照研究（case-control study） 是以确诊患有某特定疾病的一组患者作为病例，以不患有该病但具有可比性的一组人群作为对照，通过询问、实验室检查或复查病史、搜集既往各种可疑的危险因素的暴露史比例或水平及通过比较各组之间暴露比例和水平的差异，判断暴露因素与研究的疾病有无关联或关联程度大小的研究方法。

2. 队列研究（cohort study） 是将人群按是否暴露于某可疑因素及其暴露程度分为不同的亚组，追踪其各自的结局，比较不同亚组之间结局频率的差异，从而判定暴露因素与结局之间有无关联及关联程度大小的一种观察性研究方法。

### （三）实验性研究

实验性研究是指将人群随机分为实验组和对照组，以研究者所控制的措施给予实验组人群之后，随访并比较两组人群的结果，以判断控制措施的效果。也称为实验流行病学。实验性研究对病因假设能作出可靠的验证，也可用于检验或考核某项具体预防措施的效果。实验性研究有两类。

1. 临床试验（clinical trial） 临床试验是以患者为研究对象的实验研究，是在医院和其他医疗环境下进行的实验，常用于对某种药物或治疗方法的效果进行评价。

2. 现场试验（field trial） 是指在人群中消除某因素或施加一些干预手段以观察对疾病发生的影响，以进一步证实这些因素的病因作用。由于是直接在人群中观察，所采用的干预手段应保证对人体无害，例如，戒烟对减少肺癌的作用，在食盐中加入碘以预防地方性甲状腺肿的发生。

### （四）理论性研究

除上述各种研究方法外，流行病学研究还包括理论流行病学研究，又称数学流行病学研究。将流行病学调查所得到的数据，以数学符号代表影响疾病分布的各种因素，建立有关的数学模型，反映病因、宿主和环境之间的关系，以阐明流行病学规律，这种理论研究称作理论流行病学。

**考点**：流行病学的研究方法

## 第二节 疾病的分布及其描述指标

**案例 11-1**

1854 年秋季，伦敦宽街爆发霍乱，10 天内死去 500 多人。惊人的死亡率促使当地居民纷纷逃往他处，在霍乱爆发后的 6 天内，发病严重的街道有 3/4 以上的居民离去。当时霍乱病原体尚未发现。John Snow 深入现场，对 8 月 31 日至 9 月 2 日三天内所发生的 89 例死亡病例作了详细调查，并将死亡病例标点在地图上，首创了标点地图分析方法。从标点地图看出死亡病例集中分布在宽街水井周围。根据这种分布特点，John Snow 认为此次爆发是由于宽街水井被污染引起。封闭该水井后，爆发即告终止。该结果比霍乱弧菌的分离早 30 年。

疾病的分布是指疾病的群体现象或称疾病的三间分布,是描述疾病事件(发病率、患病率和死亡率等指标)在什么时间、什么地区(空间)、哪些人群(人间)中存在的方式及其发生、发展规律,在流行病学中简称“三间分布”。这是流行病学研究的起点和基础。通过对人群现场调查的资料和常规的记录资料进行科学的对比和分析,全面描述疾病在不同时间、不同地区和不同人群中的频率及其分布特征,可揭示其分布规律,发现并提供病因假设,为合理制定预防和控制疾病的策略和措施提供科学依据。

## 一、疾病分布的测量指标

### (一) 发病率(incidence)

表示在一定期间内,一定人群中某病新发生的病例出现的频率。

$$\text{发病率} = \frac{\text{一定期间内某人群中某病新病例数}}{\text{同时期暴露人口数}} \times K \qquad (11\text{-}1)$$

式中,$K=100\%$,1000‰,或10000/10万

计算发病率,必须要正确理解分子和分母的含义。分子是一定期间内的某病新发患者数。若在观察期间内一个人可多次发病时,则应多次计为新发病例数。分母中所规定的暴露人口是指观察地区内可能发生该病的人群,对那些不可能发生,如因已经感染了传染病或因接种疫苗而获得免疫力者,理论上不应计入分母内,但在实际工作中不易实现。

发病率可用作描述疾病的分布,其变化可能是某些自然发生的波动,可能反映了病因因素的变化,也可能是某些有效措施的结果。通过比较不同特征人群某病的发病率,可用于病因学的探讨和防治措施的评价。

### (二) 罹患率(attack rate)

与发病率一样,也是测量人群新发病例数的指标。计算方法同发病率。通常多指在小范围,短时间内的发病率。观察期限可以是日、周、旬、月。该指标适用于局部地区疾病的暴发,如食物中毒、传染病及职业中毒等暴发流行情况。

### (三) 患病率(prevalence)

也称现患率或流行率,是指某特定时间内总人口中某病新旧病例所占比例。主要用来描述病程较长的慢性病的发生或流行情况。

$$\text{患病率} = \frac{\text{某特定时间内一定人群中现患某病的新旧病例数}}{\text{同时期的平均人口数}} \times K \qquad (11\text{-}2)$$

式中,$K=100\%$,1000‰,或10000/万

按观察时间的不同患病率可分为时点患病率和期间患病率两种。时点患病率较为常用,一般不超过一个月;而期间患病率所指的是特定的一段时间,通常多超过一个月,但不超过一年。

$$\text{时点患病率} = \frac{\text{某一时点一定人群中现患某病的新旧病例数}}{\text{该时点的人口数}} \times K \qquad (11\text{-}3)$$

$$\text{期间患病率} = \frac{\text{某观察时间内一定人群中现患某病的新旧病例数}}{\text{同时期的平均人口数}} \times K \qquad (11\text{-}4)$$

### (四) 感染率(infection rate)

是指在某个时间内被检查人群样本中,某病现有感染者人数所占的比例。常用于研究某些传染病或寄生虫病的人群感染情况和分析防治工作的效果。

$$\text{感染率} = \frac{\text{受检者中阳性人数}}{\text{受检人数}} \times 100\% \qquad (11\text{-}5)$$

### (五) 续发率(secondary attack rate)

也称二代发病率,指某传染病易感接触者中,在该传染病最短潜伏期到最长潜伏期之间,因受其感染而发病的续发病例占所有易感接触者总数的百分率。

$$续发率 = \frac{潜伏期内易感接触者中发患者数}{易感接触者总人数} \times 100\% \tag{11-6}$$

续发病例,亦称二代病例,指在一个家庭或较小的群体单位如集体宿舍、幼儿园班组中第一个病例发生后,在该病的最短与最长潜伏期之间出现的病例。续发率计算时,须将原发病例从分子及分母中去除。续发率是反映传染病传染力强弱的指标,也可用于分析传染病的流行因素及评价防疫措施的效果。

### (六) 死亡率(mortality rate)

指在一定期间内(通常为1年),一定人群中,死于某病(或死于所有原因)的频率。

$$死亡率 = \frac{某时期内某人群中死亡总数}{同时期平均人口数} \times K \tag{11-7}$$

式中,$K=100\%$,$1000‰$,或 10000/万

死亡率是测量人群死亡危险最常用的指标,其分子为死亡人数,分母为可能发生死亡事件的总人口数(通常为年中人口数)。多用千分率、十万分率表示。未经过调整的率也称粗死亡率。死亡率也可按不同特征,如年龄、性别、职业、民族、种族、婚姻状况及病因等分别计算,即死亡率。计算时应注意分母必须是与分子相对应的人口。对不同地区的人口死亡率进行比较时,需注意不同地区人口构成的不同对比较结果可能存在的影响,比较不同地区死亡率时,若人口构成不同,需要先对死亡率进行标化。

### (七) 病死率(case fatality rate)

表示一定时期内,患某病的全部患者中因该病死亡者所占的比例。常用于说明疾病的严重程度和医院的医疗、诊断水平,主要用于病程短且引起死亡的疾病。

**考点**:疾病分布测量指标的意义与计算

$$病死率 = \frac{某时期因某病死亡人数}{同时期患该患者数} \times 100\% \tag{11-8}$$

## 二、疾病分布

疾病流行的强度是指某种疾病在某地区一定时期内在某人群中,发病数量的变化及其各病例间的联系程度。常用散发、暴发及流行等表示。

1. 散发(sporadic) 是指某病在一定地区发病率维持历年的一般水平,各病例间在发病时间和地点方面无明显联系,散在发生。确定某病的散发时,多参照当地前三年该病的发病率进行比较。散发适用于范围较大的地区。

2. 流行(epidemic) 是指某病在某地区显著超过该病历年发病率水平。它是与散发相比较的流行强度。流行的判定应根据不同病种、不同时期、不同历史情况进行。

3. 大流行(pandemic) 是指某病发病率超过流行水平,其疾病迅速蔓延,涉及地域广,短时间可跨越一省、一国或一洲。如流行性感冒、霍乱曾在历史上发生了世界大流行。

4. 暴发(outbreak) 是指在集体单位或局部地区短时间内突然出现许多相似病例的现象。其特点是情况突然,罹患率高。如集体食堂食物中毒等。

### (一) 地区分布

**考点**:描述疾病流行强度术语的概念

各种疾病发生或多或少存在着地域上的分布差异,疾病的这种地区的差异反映了人们受到居住地区的自然环境和社会环境的影响,如自然环境中的一些特殊地理位置、气象条件、地形和地貌等,社会环境中政治、经济、文化和宗教信仰等均可能影响到疾病的地区分布。因此

研究疾病的地区分布常可提供有关疾病的病因及流行因素的线索，有助于制定防治对策。

疾病地区分布可以根据研究目的的不同来划分地区：一是行政区域划分，在世界范围内可按半球、洲、地域和国家为单位；在一个国家内可按省、市、自治区、直辖市、县、乡等行政区域为单位划分。行政区域划分可以比较容易获得完整的资料，如人口学资料、疾病登记资料，但是同一行政区域常常会存在自然环境不同，这样就很有可能掩盖了自然环境因素的作用。二是自然环境划分，如山区、平原、湖泊、河流、森林和草原为单位划分，以显示出自然因素的影响。因此，可以根据不同的研究目的和不同的疾病特征来选择地区划分。

1. 疾病在国家间与国家内的分布　疾病在世界各地的分布存在不同，有些疾病只在一些国家或地区发生，如黄热病主要见于非洲和南美洲，其分布的差异与伊蚊的分布有关。有些疾病在全世界均可发生，特别是一些常见病和多发性疾病，并无明显的地区界限，但是疾病在各个地区分布不一，且其特点也会存在差异。例如霍乱多见于印度，同时有些肿瘤和慢性病也是如此，如乳腺癌在美洲、北欧、西欧发病最多，亚洲和非洲较少，其原因可能受到环境中的膳食因素的影响；肝癌多见于亚洲、非洲，而在澳大利亚、欧洲和北美洲的大部分地区较低。

疾病在一个国家内的分布也有差异，甚至在同一省（自治区）、市内不同地区分布也有差异，如血吸虫仅限于南方一些省份，因为北方天气干燥、寒冷，不适宜钉螺滋生繁殖；食管癌北方多于南方，同时以太行山脉地区的山西、河南和河北交界处死亡率最高，并伴随同心圆形式向周围扩散，逐渐下降，主要是由于该地区年降雨量较少，水土流失严重，土壤和水多为偏碱性。原发性肝癌南方多于北方，东部高于西部，沿海高于内地，集中分布于东南沿海地区，可能和该地区的气候条件和地理环境有关；另外鼻咽癌广东多见，原发性高血压北方高于南方。

2. 疾病的城乡分布　许多疾病在地区分布上表现为城乡差异，主要是由于生活条件、卫生状况、人口密度、交通条件、工业水平、公共设施（如供、排水系统）、医疗卫生条件分布的差异，这些特点差异决定了疾病在城乡中分布的差异。

城市的人口稠密、交通方便但拥挤、居住面积小、工业集中、青壮年人口比例较多，出生率比较稳定，同时人口的流动性比较大，这使呼吸道传染病如流行性感冒、流行性脑脊髓膜炎常年发生，容易流行；交通事故、意外伤害及精神心理疾病等问题较为严重。

农村相对于城市来说，人口稀少，交通不便，与外界交往稀疏，呼吸道传染病不易流行，但一旦有患者或携带者传入，便容易引起较大流行。同时农村卫生条件较差，公共设施不完善，接近自然环境，肠道传染病和虫媒传染病较易流行，如疟疾、流行性出血热和钩端螺旋体病的发病率均高于城市。

随着近几年改革开放，农村经济得到很大的改善，生活水平、医疗条件及设施接近城市，致使部分农村的传染病和地方病的发生明显减少，但同时乡镇企业发展，环境污染使职业性疾病和慢性病的患病率逐渐增加。

3. 疾病的地方性　由于自然因素或社会因素的影响，某种疾病经常存在于某一地区，或在某一地区的发病率水平总是很高，这种状况称为地方性（endemic）。

（1）自然疫源性：某些疾病的病原体不依靠人而能独立地在自然界的野生动物中蔓延繁殖，且在一定的条件下可传染给人，这种情况称为自然疫源性。这些疾病称为自然疫源性疾病，如鼠疫、钩端螺旋体病和流行性出血热等。这类疾病的流行地区称为自然疫源地。

（2）自然地方性：某些疾病由于受当地自然环境影响，在该地区发病水平较高或只在这些地区存在，这种情况称为自然地方性。这些疾病为自然地方性疾病，主要有两类：一类是自然地方性疾病传染病，该地区有适合于某种病原体生长发育或传播媒介生存的自然环境，使得疾病只存在该地区，例如血吸虫分布在长江中下游各省，主要和钉螺的地区的分布有关。另一类就是地方病，与该地区自然环境中的微量元素分布有关，如地方性甲状腺肿、地方性氟中毒等。

(3) 统计地方性：由于生活习惯、卫生条件或宗教信仰等社会因素导致疾病在该地区发病水平显著高于其他地区，这种情况与该地区的自然环境无关，这种情况称为统计地方性。如由于卫生条件较差，生活习惯不良，使得某些地区伤寒、霍乱等常年流行。

## (二) 时间分布

疾病的发生频率随着时间的变化不断变化，这种变化是一个动态过程。疾病分布变化反映了病因的变化和流行因素的变化，研究疾病的时间分布的变化可以了解疾病的流行动态，有助于探索疾病的可能的致病因素与疾病的关系，为制定疾病防制措施提供依据。

1. 短期波动(rapid fluctuation)　含义与暴发相近，区别在于暴发常用于较局限的区域和较小的人群，而短期波动则用于较大区域和较大数量的人群。容易发生短期波动或暴发的疾病主要是急性传染病，如麻疹、痢疾、流行性脑脊髓膜炎、甲型病毒性肝炎等，非传染性疾病也可发生短期波动或暴发，如化学性食物中毒、营养缺乏性疾病、环境突遭污染导致居民发病突然增多等。短期波动和暴发均是因为短时间内群体中许多人接触同一致病因素所致，由于暴露者个体差异和接触致病因子的剂量、时间的不同，使疾病的发生有先有后，病情轻重不一，但大多数病例的发病日期集中在最短和最长潜伏期之间，发病高峰与该病的平均潜伏期基本一致，因此，可由发病高峰推算暴露时间，从而寻找原因。

2. 季节性　疾病发病频率在每年一定的季节内升高的现象称为季节性(seasonality)，也称为季节波动性(seasonal variation)，季节性分布表明该季节的致病因子或传播因素特别活跃。疾病的季节性表现为两种形式，一类是有严格的季节性，即发病只集中在一年的某几个月内，其余的月份则没有病例发生。这种严格的季节性多见于虫媒传染病，如我国北方7、8、9月为流行性乙型脑炎的高发季节，而其他月份很少有病例发生，其原因就是媒介节肢动物密度，吸血频率、体内病原体发育和致病力等均适合这个季节的气候条件所致。另一类季节性升高，一年四季均可发病，但在一定月份发病升高。如呼吸道、肠道传染病一年四季均有发生，但是呼吸道传染病一般在冬春季发病较高，肠道传染病在夏秋季较高。

3. 周期性(cyclic variation, periodicity)　是指疾病发生的频率每隔一个相当规律的时间间隔发生一次流行的状况，疾病的周期性变化多见于呼吸道传染病。有些传染病由于实施了有效预防措施，这种周期性的规律也发生改变。最明显的周期性疾病是流感，每隔10~15年出现一次世界性大流行，实施有效预防措施后，这种周期性可以改变或者消失。

形成周期性的常见原因有：①该病的传播机制比较容易实现；②有足够数量的易感者，特别是新生儿的累积致使易感者数目增加；③该类疾病病后可形成较牢固的免疫力。

4. 长期变异(secular change)　是指在一个相当长的时间内(几年或几十年)，疾病的发病率、死亡率、临床表现及病原体同时发生显著变化，也称长期趋势(secular trend)。这种变化在传染病和慢性非传染性疾病均可以观察到。据卫生部公布的统计年鉴，我国城市前5位死因变化如表11-1。

**表11-1　我国城市前5位死因变化**(1963~2008年)

| 位次 | 1963年 | 1975年 | 1990年 | 2000年 | 2011年 |
|---|---|---|---|---|---|
| 1 | 呼吸系病 | 呼吸系病 | 恶性肿瘤 | 恶性肿瘤 | 恶性肿瘤 |
| 2 | 急性传病 | 恶性肿瘤 | 脑血管病 | 脑血管病 | 心脏病 |
| 3 | 肺结核 | 脑血管病 | 心脏病 | 心脏病 | 脑血管病 |
| 4 | 消化系病 | 呼吸系病 | 呼吸系病 | 呼吸系病 | 呼吸系病 |
| 5 | 心脏病 | 消化系病 | 损伤和中毒 | 损伤和中毒 | 损伤和中毒 |

疾病的长期变异出现的原因可能与下列因素有关:①病因和致病因素发生了变化;②抗原型别变异,病原体的致病力和体内免疫状况的改变;③诊断条件和技术的进步;④人口学资料的变化和诊断标准、分类发生变化。

### (三)人群分布

疾病的发病率常随着人群的不同特征如年龄、性别、职业、种族、民族、行为、收入等不同而有显著差别。这些特征有生物性的,也有社会性的特征。研究疾病在不同人群中的分布特征,可有助于人们确定高危险人群,探索病因及流行因素。

1. 年龄　年龄与疾病之间的关系比与人群其他特征的联系更强,几乎所有的疾病的发病率都与年龄有关。通常急性传染病的发病率随着年龄增长而降低,而慢性非传染病就表现为相反。

易于传播而具有巩固的病后免疫的呼吸道传染病,由于成人多在幼年已受感染而产生免疫,大多在儿童中发病率高,如麻疹、百日咳的最高发病率在学龄前儿童,而腮腺炎和白喉则在学龄儿童多见,以后随年龄增长,这些疾病发病率下降;具有大量隐性感染的传染病,在儿童中发病率高,如流行性乙型脑炎、脊髓灰质炎等。那些免疫不巩固的疾病和传播不广泛的疾病,则可发生于任何年龄。而各年龄组发病率的高低,主要取决于其各自暴露于该病机会的大小。

恶性肿瘤、高血压、糖尿病、冠心病等发病率多随年龄增加而增高,老年龄组达高峰,这可能是致病因子长期积累,长期作用于机体的结果。有些癌症好发于低年龄组,如白血病死亡率以幼儿为高,骨癌以青少年为高发。

职业病和自然疫源性疾病以青壮年多发,伤害的发生率也存在着年龄差异,如儿童和老年人因反应能力较差,容易发生溺水和跌落,青壮年容易发生交通事故。

疾病年龄分布差异的原因:①免疫水平的差异;②暴露于致病因子的强弱。

研究疾病年龄分布的目的:①确定疾病的高危人群;②提供病因线索;③了解人群免疫状况,确定计划免疫和预防接种对象。

2. 性别　许多疾病出现性别上分布的差异,通常是男性死亡率高于女性。疾病的发病率和死亡率出现性别差异的原因有很多,其主要原因主要包括:

(1) 男女两性暴露和接触致病因素的机会不同 如森林脑炎、钩端螺旋体病、性传播疾病等,可能因接触病原体的机会不同而导致男女两性发病率不同。

(2) 男女的解剖、生理特点及内分泌代谢等生物性因素有差异 地方性甲状腺肿女性多于男性,可能与碘缺乏而不能满足女性较多的需求有关。

(3) 男女生活方式、嗜好和心理差异。

3. 职业　职业对于人群健康及疾病的发生有很大的影响。研究职业与疾病的关系应考虑多个方面,首先疾病与职业分布与暴露致病因素的机会有关,暴露机会的多少又与劳动条件有关,如接触放射线或苯的职业易患白血病;其次不同的职业反映了劳动者所处的社会经济地位和卫生文化水平;最后不同的职业的体力劳动强度和精神紧张程度不同。

4. 民族和种族　不同的民族和种族之间的疾病发病率和死亡率存在明显差异,这种分布差异与遗传因素、地理环境、宗教信仰、风俗习惯、生活饮食习惯及医疗卫生水平有关。如我国广东地区是世界上鼻咽癌的高发区,移居到东南亚、美国的中国广东籍人鼻咽癌发病率仍维持在高水平,提示遗传因素决定了鼻咽癌的发生。还比如信仰伊斯兰教民族,男童一律行包皮环切术,使男子阴茎癌的发病率很低。

5. 行为 许多不良行为与人类的疾病有关,根据世界卫生组织报告,在发达国家危害人群健康和生命的主要疾病中,有约60%～70%是由社会因素、不良行为习惯和生活方式引起的。常见的不良行为有吸烟、酗酒、吸毒、偏食、不洁性行为等。

6. 婚姻状况 婚姻状况的负性事件对人群的健康有明显的影响,如离婚、丧偶等对精神、心理和生活行为的影响很大,是导致发病或死亡的重要原因;近亲婚配严重影响人口素质,应当引起人们的重视。

7. 流动人口 20世纪80年代以来,随着改革开放、市场经济体制的建立,人口流动已成为相当长时期的客观事实。流动人口是传染病暴发流行的高危人群,是疫区和非疫区间传染病的传播纽带,也增加了落实儿童计划免疫的难度。另外某些流动人口如边境贸易、国际交流、服务行业等从业人员成为性传播疾病的高危人群。

### (四) 疾病的人群、地区、时间分布的综合描述

前面分别介绍了疾病的人群、地区、时间的分布,但实际的流行病学研究中需要综合地分析疾病的人群、地区、时间的分布,这样才能全面获得有关病因线索和流行因素的资料。移民流行病学就是一种综合描述疾病分布的方法。

**考点:** 疾病的地区、时间、人群的分布

移民流行病学(migrant epidemiology)是通过观察某种疾病在移民人群、移居地当地人群及原居住地人群的发病率或死亡率的差别,以探索遗传因素和环境因素在疾病发生中的作用,从而发现病因线索。移民流行病学研究遵循下面两点原则。

1. 若引起发病率或死亡率差别主要是由于环境因素造成的,则移民中该病的发病率或死亡率与原住地人群的发病率或死亡率不同,而与移居地当地人群的发病率或死亡率接近。

2. 若引起发病率或死亡率差别主要是由于遗传因素造成的,则移民中该病的发病率或死亡率与移居地当地人群不同,而与原居住地人群的发病率相同。

具体应用时,应考虑移民人群生活条件改变的程度及原居住国和移居国的医疗卫生水平。

日本为胃癌高发区,而美国则是低发区,如以日本人胃癌死亡率为100,则非美国出生的日本移民为55,在美国出生的日本移民为48,而美国白人为18。日本移民胃癌死亡率高于美国白人,而低于原居住国日本人,说明环境因素对胃癌的发生关系较大。同样,日本移民宫颈癌和脑血管疾病的死亡率低于日本本国人甚多,而与美国白人较接近。日本人高发必有与之联系的环境因素。移民一旦脱离日本环境,则宫颈癌和脑血管病的死亡率下降,说明有着环境因素的作用。

世界各地华侨的鼻咽癌发病率均高于当地各民族的发病率,而且在国外出生的华侨也比当地人或其他民族的移民发病率高,如在夏威夷的华侨,非美国出生的华人鼻咽癌发病率为54/10万;在美国出生的华人为12.1/10万;夏威夷本地人为1.8/10万;日本移民为1.4/10万;菲律宾移民为5.5/10万。中国是鼻咽癌的高发区,中国人移居美国后,环境发生了变化,但鼻咽癌高发特征仍保留至下代。遗传因素值得考虑。

## 第三节 常用的流行病学研究方法

流行病学研究方法是流行病学的重要内容。如今流行病学的原理和方法广泛应用于预防医学、基础医学和临床医学等各个医学领域,已经成为了医学各个学科不可缺少的方法。流行病学方法按照研究设计类型分为描述流行病学、分析流行病学、实验流行病学和理论流行病四大类。本章主要介绍现况研究、病例对照研究、队列研究和实验研究。

## 一、现况研究

案例 11-2

1933~1934 年间,Dean 为探索氟化物与斑釉齿和龋齿的关系,在斑釉齿流行程度不等的 6 个市(镇)从事现况研究。研究对象是出生在当地并持续饮用共同水源的儿童。研究者同时检查了这 6 个市(镇)中 9 岁儿童的患龋情况,并对斑釉齿与龋齿以及饮用水含氟量与龋齿的关系作了初步分析。结果表明,斑釉齿流行区与非流行区比较,居民斑釉齿患病率与儿童患龋率成反比关系;饮水中含氟浓度与儿童患龋率成反比关系。

### (一) 概述

1. 概念　现况研究是描述性研究中应用最广泛的一种方法。它是指在某一人群中,应用普查或抽样调查的方法收集特定时间内、特定人群中疾病、健康状况及有关因素的资料,并对资料的分布状况、疾病与因素的关系加以描述。从时间上来说这项研究工作是在特定时间内进行的,即在某一时点或在短暂时间内完成的,也称它为横断面调查(cross-sectional study)。它所用的指标主要是患病率,故又称患病率调查(prevalence study)。

在现况研究中,疾病或健康状况与某些特征或因素是同时存在的,即在调查时因与果并存,故只能为病因研究提供线索,而不能得出有关病因因果关系的结论。现况研究强调在一定时间内完成,若调查时间过长,会影响到对调查结果的解释。现况研究常用于研究病程较长、患病率较高的疾病。

考点:现况研究的分类,普查和抽样调查的优缺点

2. 现况研究的研究目的

(1) 描述疾病或健康状况的三间分布。

(2) 为病因研究提供线索。

(3) 确定高危人群,实现"早发现、早诊断、早治疗"的目的。

(4) 评价疾病监测、预防接种等防治措施的效果。

(5) 确定机体各项指标的正常值范围。

3. 现况研究的种类　根据研究目的的不同,现况研究可分为普查和抽样调查。

(1) 普查(census)

1) 概念:是指在特定时点或时期、特定范围内的全部人群均为研究对象的调查。这个特定时点应该较短。特定范围是指某个地区或某种特征的人群,或是某居民点的全部居民,或是某地区某单位的职业人群。

2) 适用条件:①所普查的疾病患病率较高;②调查目的明确,调查项目简单;③疾病的检验方法、操作技术不很复杂,试验的灵敏度和特异度均较高;④有足够的人力、物力和设备用于发现病例和及时治疗;⑤有严密的组织和高质量的普查人员队伍。

3) 普查的优点:①调查对象为全体目标人群,不存在抽样误差;②能发现人群中的全部病例,使其得到及时治疗;③能提供疾病分布情况和流行因素或病因线索。

4) 普查的缺点:①不适用于患病率低且无简便易行诊断手段的疾病;②工作量大,花费大,组织工作复杂;③由于工作量大而不易细致调查,导致调查的精确度下降,调查质量不易控制。

(2) 抽样调查

1) 概念:抽样调查(sampling survey)是指按照一定的概率从总体中随机抽取一个有代表性的样本进行调查,然后根据调查所得的样本资料估计被调查对象的总体特征。

抽样调查要遵循的原则是随机化和样本含量适当。随机抽样的含义是:在一个有 $N$ 个观察单位的总体中,若抽取 $n$ 单位组成随机样本,则每个单位被抽到的概率均为 $n/N$。样本含

量适当是指将样本的随机误差控制在允许范围之内时所需的最小样本含量。

2）抽样调查的优缺点：节省时间、人力和物力资源，同时由于调查范围小，具有调查工作易于做得细致等优点。但是抽样调查的设计、实施与资料分析均比普查要复杂；对于变异过大的研究对象或因素和需要普查普治的疾病则不适合用抽样调查；患病率太低的疾病也同样不适合用抽样调查，因为需要很大的样本量，而如果抽样比大于75%，则不如进行普查。

### （二）研究设计与实施

考点：几种抽样方法的原理

1. 明确调查目的与类型　这是研究设计的重要步骤，在进行现况研究前，必须明确此次调查的目的，然后根据具体的研究目的来确定采用普查还是抽样调查。

2. 确定研究对象　根据研究目的选择合适的研究对象。如果研究的目的是为了“三早”预防，可选择高危人群；如果是为了研究某些因素与疾病的关联，寻找病因线索，则要选择暴露人群或职业人群；如果是为了评价疾病防制措施的效果，则应选择已经实施了干预措施的人群。

3. 确定样本量和抽样方法

（1）样本量：在抽样调查时，样本含量适当是抽样调查的基本原则，样本含量过大可造成人力和物力的浪费，样本含量过小则是抽样误差过大，失去代表性，使结果失去真实性。

1）样本含量的影响因素：①预期现患率（$P$）；②对调查结果精确性的要求：容许误差（$d$）；③要求的显著性水平（$\alpha$）。

2）样本含量的计算公式：

$$\text{计量资料}\quad n=\left(\frac{t_a s}{d}\right)^2 \tag{11-9}$$

**例 11-1**　拟用抽样调查了解某地某职业人群的血红蛋白含量，规定 $\alpha=0.05$，则 $t\approx2$，从资料查得，一般人群的血红蛋白含量的标准差为3.0g/L，若容许误差不超过0.3g/L，则样本含量至少应为多少？

$$n=\left(\frac{t_a s}{d}\right)^2=\frac{2^2\times3.0^2}{(0.3)^2}=400\text{（人）}$$

$$\text{计数资料}\quad n=\frac{t_a^2 pq}{d^2} \tag{11-10}$$

**例 11-2**　某疾控部门拟采用抽样调查方法了解某大学校园全体学生携带乙型肝炎表面抗原携带情况。该地区的乙型肝炎表面抗原携带率约为15%，要求容许误差为 $0.10p$，$\alpha=0.05$，样本含量为：

$$n=\frac{t_a^2 pq}{d^2}=\frac{2^2\times0.15\times0.85}{0.015^2}=2267\text{（人）}$$

（2）抽样方法：常见的随机抽样方法有以下几种。

1）单纯随机抽样（simple random sampling）：也称为简单随机抽样。是最简单、最基本的抽样方法。即先将被研究的对象编号，再用随机数字表或抽签、摸球、电子计算机抽取等方法进行抽样。单纯随机抽样适用于总体和样本均不太大的小型调查或用于实验室研究时的抽样。

2）系统抽样（systematic sampling）：又称为机械抽样，此法是按照一定顺序，机械地每隔一定数量的单位抽取一个单位。如流行病学调查，要从1000户中抽取10%作样本，可先在门牌号1-10号之间用单纯随机抽样抽取一户，如抽到4，其后每间隔9号抽取一户即抽取4，14，24，34……，994号等户，共100户。本法常用于流行病学调查研究，优点是简便易行，样本的观察单位在总体中分布均匀，一般情况下，比单纯随机抽样法的抽样误差小。缺点是如果总体各单元的排列顺序有周期性,则抽取的样本可能有偏倚。

3) 分层抽样(stratified sampling):即先将研究对象按某个特征(如性别、年龄、职业、教育程度等)分为若干层,然后在每一层内进行单纯随机抽样,组成一个样本。分层可将一个内部变异很大的总体分成一些内部变异较小的层,并保证总体中每一层都有相应比例的个体被抽到,所以抽样误差比其他抽样方法小,代表性亦较好。

4) 整群抽样(cluster sampling):将总体分成若干群组,以群组为抽样单位进行随机抽样,被抽到的群组中的全部个体均作为研究对象。适用于群内变异大而群间变异小的较大总体。整群抽样的优点是易于组织,实施方便,节约人力、物力,因而多用于大规模调查。其缺点是抽样误差较大,分析工作量也较大。

5) 多级抽样(multistage sampling):又称多阶段抽样,是指将抽样过程分阶段进行,每个阶段使用的抽样方法往往不同,即将以上抽样方法结合使用。在大型流行病学调查中常用,如我国进行的慢性病大规模调查就是采用此方法。实施过程为:先从总体中抽取范围较大的单元,称为一级抽样单元(如省、自治区、直辖市),再从抽中的一级单元中抽取范围较小的二级单元(县、乡、区、街道),以此类推,最后抽取范围更小的单元(村、居委会)作为调查单位。

4. 设计调查表　调查表又称问卷(questionnaire),是调查指标的载荷,一个好的调查问卷对调查研究起着至关重要的作用。问卷设计是根据调查目的和要求,将所需要调查的问题具体化,经过设计,转化为可回答和测量的题目,以更好地获取调查对象的信息资料,便于统计分析的一种手段。

(1) 问卷的基本结构:一般来说,一份问卷通常包括标题、封面信、指导语、调查项目、编码和核查项目。

1) 问卷标题:概况说明调查的研究主题。标题应简明扼要,易于引起被访者的兴趣。

2) 封面信:即致调查对象的短信,向调查对象介绍和说明调查者的身份、调查的目的、调查内容和范围、调查结果的保密措施、对调查对象的支持表示感谢等。封面信的文笔要简明、亲切、诚恳。

3) 指导语:用来指导调查员或调查对象如何正确填答的一组陈述,一般以"填表说明"的形式出现在封面信之后。

4) 调查项目:以人为观察单位的调查项目一般包括:①基本信息:如调查对象的姓名、住址、单位、联系方式等;②人口学特征:如年龄、性别、民族、婚姻状况、文化程度、职业等;③研究项目:是调查的核心内容,它是根据研究目的和观察指标确定的必须调查的项目。

5) 编码和核查项目:编码是给每个问题的答案赋予一个数字,作为该答案的代码,便于计算机处理,常在每项数据后留出编码用方框,以便于编码输入。核查项目属于调查质量控制的内容,如调查员姓名、调查日期、核查员和核查日期等。

(2) 调查问卷中问题的形式:根据问题答案的形式,一般可将调查问题分为封闭式和开放式两类。

**考点**:调查表的制定原则

1) 封闭式问题:是指给出若干个备选的答案,供调查对象根据自己的情况从中选择。优点一是答案标准化,易于回答,节省时间,对调查对象文化要求较低;二是记录汇总方便,能够进行定量分析。缺点是调查对象容易随便选答,也难以得到答案以外的其他信息。

2) 开放式问题:是指对问题答案不加任何限制,由调查对象自由回答。优点是能够使被调查者充分按照自己的想法回答问题,获得较丰富的信息。缺点是容易离题,易被拒绝,调查结果不便于整理和分析。

(3) 问题设计的一般原则:

1) 避免含糊不清:设计问题是应尽量避免专业术语、应简单明了,应保证最低文化程度的调查对象可以正确理解问题的含义。

2）避免语义模糊：如或许、可能、偶尔、经常等。如果必须使用，则应给出本次调查的定义或标准。

3）避免双重问题：即一个问题事实上包含了2个或2个以上的问题。例如，“您是否患高血压并接受治疗？”即为双重问题。

4）避免诱导性问题：诱导性问题往往带有暗示性文字或感情色彩的文字，容易使调查对象顺着诱导方向回答问题。例如，“您不参加团体活动，是吗？”这种否定形式提问容易引起误解，有诱导之嫌。

5）避免令调查对象难堪和禁忌的敏感问题：包括各地风俗和民族习惯中的忌讳问题、涉及个人利害关系的问题、个人隐私问题等。例如，“您是否有婚外性关系？”对于这类问题，调查对象往往出于本能的自卫心理，不愿回答或不予真实回答。对于这类问题可采用专门的敏感问题调查法。

6）问题顺序安排合理：问题顺序安排原则：符合逻辑，先易后难、先封闭式后开放式、先一般后特殊（敏感问题）。

7）问题数量合理：问题设置过多，则可能引起调查对象的厌烦，在调查过程中不予配合；相反，问题设置过少，则不能获得研究者所需的信息。

5. 资料的收集　现况研究收集的信息多种多样，随着信息的特征不同，获取信息的方式各异。可以采用询问或信函等方式，也可以采用各种医学检查；一些常规记录资料，例如临床病历、体检记录、传染病报告卡、环境监测记录或其他现有的档案资料也可为现况研究所用。

现况研究应当注意调查对象的“无应答”率，一般调查对象的“无应答”率不得超过15%，否则会影响结果的真实性。

6. 资料的整理及分析

（1）资料的整理：收集来的原始资料首先要进行检查与核对，以保证其准确性和完整性，然后将全部调查对象进行分组归类。随着计算机的普及应用，一般现况研究的资料都需用计算机处理，建立相应的数据库。

（2）资料的分析

1）常用的分析指标：患病率是现况研究中最基本的分析指标，为了便于不同地区之间比较，常采用标准化率。对于定量资料，如身高、体重、年龄等，可计算平均数、标准差等指标。

2）常用的分析方法：①描述三间分布：将现况研究的资料按照不同的人口学特征、时间、地区等方面加以整理，计算疾病的患病率等，以观察疾病的三间分别。②单因素分析：对于二分类变量的资料，可分析对比患病组与未患病组之间某因素阳性率的差异（如肺癌组与非肺癌组的吸烟率差异），分析两者之间是否存在统计学关联。统计学关联是因果关联的基础，因此现况研究发现的统计学关联可以提出病因线索。

7. 现况研究的偏倚及其控制　影响现况研究资料准确性的有抽样误差和偏倚。偏倚（bias）是指在研究设计、实施阶段，由于某些因素的影响，导致研究结果与真实值之间出现倾向性的差异，从而错误地描述暴露与疾病之间的联系。偏倚属于系统误差，应设法防止其产生。现况研究中产生偏倚的原因有以下几方面。

（1）选择偏倚（selection bias）：是指在研究者选择研究人群时，由于选择条件受限制或设计失误所致的系统误差。

1）无应答偏倚：指调查对象不合作或因各种原因未参加调查，如因各种原因而无应答者较多，则会产生偏倚而难于分析调查结果。如抽样调查中，无应答率有20%，则很难将调查结果来估计总体现患率。

2）幸存者偏倚：在现况调查中，调查对象均为幸存者，难以调查死亡者，故不能代表某病的实际情况，带有一定局限性和片面性。

（2）信息偏倚（information bias）：指在研究过程中进行信息收集时产生的系统误差。

1）调查对象应答引起的偏倚：当询问调查对象有关疾病史、个人习惯、暴露史时，由于多种原因使回答不准确而引起偏倚，称为报告偏倚。当询问调查对象某种暴露史时，患者因自己患病而对暴露史记忆犹新，而健康人由于不在意则常遗忘，这种偏倚称回忆偏倚。

2）调查员偏倚：调查员有意识地详细询问某些人或具备某种特征者，而比较马虎地调查另一些人或不具备某些特征者而导致的偏倚。

3）测量偏倚：器械本身不准确，试剂不符合规格，或试验条件不稳定等都可引起系统误差。例如测量血压容易产生偏倚，因涉及仪器、测量与标准等。如血红蛋白计未标化，亦可引起偏倚。

## 二、分析性研究

分析性研究（analytical study）也称分析性流行病学（analytical epidemiology）。它是进一步在有选择的人群中观察可疑病因与疾病和健康状况之间关联的一种研究方法。主要有病例对照研究和队列研究两种方法。前者是按照是否患病分组，了解研究对象在研究因素的暴露强度有无差别；后者是按照是否暴露所研究的可疑病因分组，前瞻性观察他们的发病水平有无差别。这两种研究方法的目的都是检验病因假设，估计危险因素的作用程度。

### （一）病例对照研究

**案例 11-3**

法国 Robert 等人利用里昂地区出生缺陷监测系统 1976 和 1978～1982 年的监测资料进行病例对照研究，以 146 例脊柱裂患儿作为病例，其他各种畸形 6616 例作为对照，回顾调查两组母亲妊娠早 3 个月服用丙戊酸及其他抗惊厥药物的情况。结果显示母亲孕早 3 月服用丙戊酸与新生儿脊柱裂畸形的比值比为 20.6，95% 可信限区间为 8.2～47.9，表明两者关联强度很大，提示丙戊酸是脊柱裂的危险因素。

**考点**：病例对照研究的原理、特点及类型

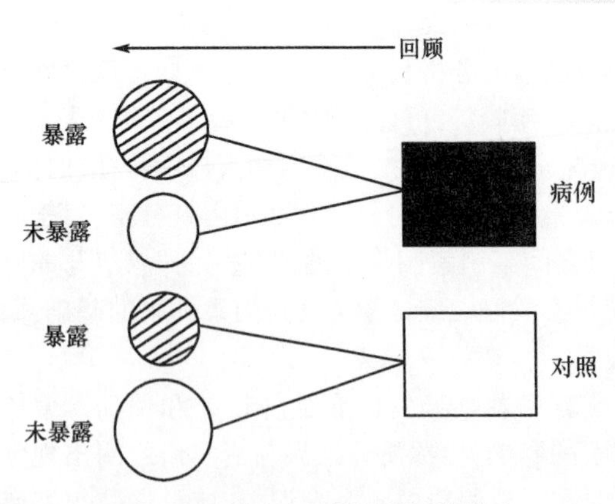

图 11-1 病例对照研究的结构模式

1. 概念 病例对照研究（case-control study）又称为回顾性研究，是选择患有和未患有某特定疾病的人群分别作为病例组和对照组，调查并比较两组人群过去是否暴露于某种或某些可疑因素及暴露的强度，通过比较各组之间暴露比例和水平的差异，判断暴露因素与研究的疾病有无关联或关联程度大小的一种观察性研究方法（图 11-1）。

暴露（exposure）是指研究对象曾经接触过某些因素或具备某些特征。这些因素、特征称为暴露因素，如接触过某种有毒物质，具备性别、年龄或职业的某种特征等。

病例对照研究有以下特点：①该研究只是客观收集研究对象的暴露情况，而不给予干预措施，属于观察性研究方法；②研究对象按照是否患病分为病例组和对照组；③其研究方向是回顾性的，是由“果”至“因”的；④研究不能确定暴露与疾病的因果关系。

2. 病例对照研究的种类

（1）成组病例对照研究：在所规定的病例和对照人群中，分别抽取一定量的研究对象，一

般对照人数应等于或多于病例人数。此外没有其他任何限制与规定。其特点是简便易行，可以获得较多的信息。

（2）匹配病例对照研究：匹配或称配比（matching）是一种限制研究因素以外的因素对结果干扰的一种手段，即要求对照在某些因素或特征上与病例保持一致。如以性别做配比因素，在分析比较两组资料时，可排除由于两组性别构成的差别对于疾病和因素的影响，从而更正确地说明所研究因素与疾病的关系。

1）频数匹配：对照组配比的因素与病例组所占的比例一致。例如，病例组中男女各半，则对照组中也应一样。

2）个体匹配：以病例和对照的个体为单位进行匹配叫个体匹配，表示为 1∶1、1∶2、1∶3、……1∶M′配比。1∶1 匹配也称配对，一般不超过 1∶4。

应注意的是匹配变量必须是已知的混杂因素，或有充分的理由怀疑为混杂因素，否则不应匹配。如果把不必要的项目列入匹配，企图使病例与对照尽量一致，就可能丢失信息，反而降低了研究效率，这种情况称为匹配过度（over-matching），应注意避免。

3. 研究对象的选择　病例和对照的选择是设计中的首要问题，其基本的原则是所调查的病例足以代表总体中的所有病例，对照足以代表产生病例的总体。

（1）病例的选择：选择病例时首先要有一个明确、统一的诊断标准，应尽可能地采用目前大家公认的“金标准”。

病例来源有两种：①以医院为基础，即该类病例为某一个或若干个医院在一定时期内诊断的全部病例或其随机样本。此方法较易进行，依从性好，信息质量比较高，是目前病例对照研究最常用的病例选择方法，但其缺点也非常明显，选择的病例只能推理该医院就医的人群（有限总体），容易产生选择偏倚；②以社区为基础，即在某一特定时间和地区内，通过普查、疾病统计或医院资料汇总得到全部病例或其随机样本。其优点是选择偏倚比医院的病例资料要小，缺点就是较难进行。

在选择病例过程中，有新发病例、现患病例和死亡病例三种类型病例可选择。相对而言，新发病例是刚刚确诊的，提供信息较为全面真实，应作为研究对象的首选；现患病例是过去发生的病例中的幸存者，容易掺入疾病迁移及存活因素的影响；死亡病例仅能从医学记录或他人代述中获得信息，误差更大，尽量不用。

（2）对照的选择：病例对照研究中对照的选择常更为复杂和困难，被选择的对照组与病例组应来自于同一总体。在实际的对照组的选择中，一般有以下几种来源：①同一或多个医疗机构中诊断的其他病例；②社区人群中未患该病的人；③病例的邻居中未患该病的人；④病例的配偶、同胞、亲戚、同学或同事等。

不同的来源的对照可以说明不同目的。邻居对照可以消除社会经济地位和居住环境所带来的混杂作用。同胞对照可以均衡遗传因素的混杂作用。

4. 样本含量的估计　病例对照研究也要估计样本含量的大小。其影响的主要参数有：①人群中被研究因素的暴露率（$P_0$）；②估计该暴露因素的相对危险度（RR）或比值比（OR）；③第一类错误的概率（α）；④第二类错误的概率（β）。

$$n = \frac{2\bar{p}\bar{q}(u_\alpha + u_\beta)^2}{(p_1 - p_0)^2} \quad (11\text{-}11)$$

式中，$p_1 = \dfrac{p_0 RR}{1 + p_0(RR - 1)}$，$\bar{p} = \dfrac{p_0 + p_1}{2}$，$\bar{q} = 1 - \bar{p}$，$p_1$ 为病例组的暴露率，$p_0$ 为对照组的暴露率，$n$ 为病例组或对照组人数。

**例 11-3**　拟进行一项吸烟与肺癌关系的病例对照研究，预期吸烟者发生肺癌的相对危险度为 2,一般人群的吸烟率约为 20%,设 $\alpha=0.05$(双侧),$\beta=0.10$,估计样本含量 $n$。

已知:$p_0 = 0.2, RR = 2$,则:

$$p_1 = \frac{(0.2 \times 2)}{(1 + 0.2 \times 1)} = 0.333$$

$$\bar{p} = \frac{(0.2 + 0.333)}{2} = 0.267$$

$$\bar{q} = 1 - 0.267 = 0.733$$

代入式(11-11),得:

$$n = \frac{2 \times 0.267 \times 0.733 \times (1.96 + 1.282)^2}{(0.333 - 0.2)^2} = 232(\text{人})$$

即病例组与对照组各需要调查 232 人。

5. 资料的收集　病例对照研究信息的收集方法主要是访问调查、查阅档案资料、体检和实验室检查等。无论什么方法,都应实行质量控制,以保证调查质量。应注意的是,病例对照研究中应以同样的方式收集病例和对照的资料,例如相同的调查表、相同的态度、相同的提问方式等,以避免出现信息偏倚。

6. 资料的分析和结果解释　现场收集的资料经过核查、修正、验收、编码,输入到计算机后,就可以进入到统计分析阶段。

(1) 统计描述

1) 描述一般特征:描述病例和对照在性别、年龄、职业、出生地、居住地、疾病类型等方面的分布特征。如是匹配资料还要描述匹配情况,若频数匹配要描述匹配因素的频数比例。

2) 比较组间的均衡性检验:检验病例组和对照组之间除研究因素以外的各种特征是否相似或齐同,目的是检验病例组与对照组的可比性。此时,多采用单因素分析方法,如 $t$ 检验和 $\chi^2$ 检验等方法。

(2) 统计推断:目的是比较病例与对照中暴露的差别有无统计学意义,由此来估计暴露与疾病之间是否有关联及其关联强度。

1) 成组病例对照研究资料的分析

A. 整理成四格表:将病例组和对照组的资料按是否暴露分组,归纳见表 11-2。

**表 11-2　成组病例对照研究资料整理表**

| 暴露史 | 病例 | 对照 | 合计 |
|---|---|---|---|
| 有 | $a$ | $b$ | $a+b=n_1$ |
| 无 | $c$ | $d$ | $c+d=n_0$ |
| 合计 | $a+c=m_1$ | $b+d=m_0$ | $a+b+c+d=N$ |

B. 假设检验:采用完全随机设计的四格表 $\chi^2$ 检验,检验病例组和对照组的暴露率的差异是否有统计学意义,见式(11-12)。

$$\chi^2 = \frac{(ad - bc)^2 n}{(a+b)(c+d)(a+c)(b+d)} \tag{11-12}$$

若两组差异有统计学意义,说明该暴露因素与疾病的关联很可能不是由抽样误差造成的。

C. 估计暴露与疾病的关联强度:病例对照研究中表示疾病与暴露之间关联强度的指标为比值比(odds ratio, $OR$)。比值比是病例组的暴露比与对照组的暴露比之比。

$$病例组的暴露比值=\frac{a/(a+c)}{c/(a+c)}=\frac{a}{c}$$

$$对照组的暴露比值=\frac{b/(b+d)}{d/(b+d)}=\frac{b}{d}$$

$$OR=\frac{病例组的暴露比值}{对照组的暴露比值}=\frac{\frac{a}{c}}{\frac{b}{d}}=\frac{ad}{bc} \tag{11-13}$$

因为病例对照研究不能计算发病率,所以也不能计算相对危险度(RR),只能用 $OR$ 估计 $RR$。$OR$ 的含义与 $RR$ 相同,指暴露者的疾病危险性为非暴露者的多少倍。$OR>1$ 说明暴露增加了发生疾病的危险,是疾病的危险因素,暴露与疾病之间为“正”关联;$OR<1$ 说明暴露减少了发生疾病的危险,是疾病的保护因素,暴露与疾病之间为“负”关联。但是,在不同患病率和不同发病率的情况下,$OR$ 与 $RR$ 是有差别的。疾病率小于5%时,$OR$ 与 $RR$ 的值较接近。

D. 计算 $OR$ 值95%可信区间:由于 $OR$ 是对暴露与疾病联系强度的一个点值估计,而估计值是有变异的,因此需估计总体 $OR$ 值95%可信区间,常用 Miettinen 方法计算。

$$OR_L,OR_U=OR^{\left(1\pm\frac{1.96}{\sqrt{\chi^2}}\right)} \tag{11-14}$$

**例 11-4**　Doll 和 Hill 在1950年报告吸烟与肺癌的病例对照研究结果见表11-3,资料分析如下:

**表 11-3　吸烟与肺癌的成组病例对照研究的资料整理表**

| 吸烟史 | 肺癌患者 | 对照 | 合计 |
|---|---|---|---|
| 有 | 688 | 650 | 1338 |
| 无 | 21 | 59 | 80 |
| 合计 | 709 | 709 | 1418 |

第一步:$\chi^2$ 检验:

$$\chi^2=\frac{(ad-bc)^2n}{(a+b)(c+d)(a+c)(b+d)}=\frac{(688\times59-650\times21)^2\times1418}{(688+650)(21+59)(688+21)(650+59)}=19.13$$

自由度=1, $P<0.001$

第二步:计算 $OR$: $OR=\frac{688\times59}{650\times21}=2.97$

第三步:计算 $OR$ 值的95%可信区间:

$$OR_L,OR_U=2.97^{\left(1\pm\frac{1.96}{\sqrt{19.13^2}}\right)}$$

$$OR_L=1.83\qquad OR_U=4.90$$

故 $OR$ 值的95%可信区间为1.83~4.90,不包含1,说明吸烟与肺癌有关联。且吸烟者患肺癌的危险度是非吸烟者的2.97倍。

2)1∶1匹配病例对照研究资料的分析:在该类型资料的研究中,将病例和对照按照1∶1配成对子,分析中要将一对病例和对照作为一组而不能拆开,其分析步骤与成组设计资料相同,只是计算公式不同而已。

A. 整理成四格表:归纳见表11-4。

表 11-4 1∶1 匹配病例对照研究资料整理表

| 对照 | 病例 | | 对子数 |
|---|---|---|---|
| | 有暴露史 | 无暴露史 | |
| 有暴露史 | $a$ | $b$ | $a+b$ |
| 无暴露史 | $c$ | $d$ | $c+d$ |
| 合计 | $a+c$ | $b+d$ | $a+b+c+d=N$ |

B. 假设检验：采用配对四格表$\chi^2$检验：

$$\chi^2=\frac{(b-c)^2}{b+c} \tag{11-15}$$

当 $b+c<40$，应使用校正公式：

$$\chi^2=\frac{(|b-c|-1)^2}{b+c} \tag{11-16}$$

C. 计算 $OR$ 值：其公式为：

$$OR=\frac{c}{b}(b\neq 0) \tag{11-17}$$

D. 计算 $OR$ 值 95%可信区间：计算方法同成组资料。

**考点**：病例对照研究资料的分析方法，关联强度指标的意义与计算

**例 11-5** Sartwell 等研究了美国口服避孕药与妇女患血栓栓塞的关系。共调查了 175 对病例与对照。对象是在 1964~1968 年从五个美国城市选择的 15~44 岁妇女，并以 1∶1 配对方法选择对照。然后调查她们在入院前一个月内是否使用避孕药，其调查结果见表 11-5。

表 11-5 口服避孕药史与血栓栓塞关系的配对研究

| 对照组 | 病例组 | | 合计 |
|---|---|---|---|
| | 有用避孕药史 | 无用避孕药史 | |
| 有用避孕药史 | 10 | 13 | 23 |
| 无用避孕药史 | 57 | 95 | 152 |
| 合计 | 67 | 108 | 175 |

结果如下：

第一步：$\chi^2$ 检验：

$$\chi^2=\frac{(b-c)^2}{b+c}=\frac{(13-57)^2}{13+57}=28$$

自由度=1 $P<0.001$

第二步：计算 $OR$：$OR=\frac{57}{13}=4.4$

结果说明，所研究的美国某种避孕药暴露史与妇女患血栓栓塞有联系。

7. 病例对照研究的偏倚

（1）选择偏倚（selection bias）：在以医院为基础的病例对照研究中更易产生。常见的有入院率偏倚、现患病例-新发病例偏倚、检出症候偏倚。选择偏倚的控制主要在研究设计阶段。首先考虑社区人群中所有病例，选择医院病例时要注意在多家医院选择，同时考虑收集各种类型的病例，调查时明确规定纳入标准，尽量选择新发病例。

（2）信息偏倚（information bias）：病例对照研究中常见信息偏倚有回忆偏倚和测量偏倚。

回忆偏倚的控制只要是选择不易被人们忘记的重要指标做调查，并重视问卷的提问方式和调查技巧；测量偏倚则可以通过规范调查技术、校正仪器、做好质量控制等措施进行控制。

(3) 混杂偏倚(confounding bias)：由于混杂因素的存在，且这些因素在病例组和对照组分布不均，则会掩盖或夸大了研究因素和疾病的真实联系。混杂因素是指与所研究的暴露因素和所研究的疾病均有关的因素。在设计时采用限制或配比的方法，资料分析时采用分层分析或多因素分析等统计方法，可适当控制混杂偏倚。

8. 病例对照研究的优点和局限性

(1) 优点：①特别适用于罕见病的研究；②该方法所需样本较少，较省人力、物力，并容易组织；③收集资料后可在短时间内得到结果，对于慢性病可以较快地得到危险因素的估计；④在一次调查中可以同时调查多个因素与一种疾病的关系，当一种疾病病因不明需探讨多种因素的作用时较合适。

(2) 局限性：①不适合研究暴露比例很低的因素。②暴露与疾病的实践先后常难以判断；③获取既往信息时，难以避免回忆偏倚；④选择研究对象时易发生选择偏倚；⑤不能计算发病率、死亡率，故不能直接分析相对危险度，不能决定某因素与疾病的因果关系。

### (二) 队列研究

**案例 11-4**

英国 Harold 对风疹与先天性畸形关系进行了研究。研究对象为 1956 年初到 1957 年 12 月在英格兰和威尔士的孕妇，曾患风疹的孕妇共 578 例，列为暴露组，从未患过风疹的孕妇中随机抽取 2% 样本作为非暴露组共 5717 人。追踪观察她们所生的婴儿直至 2 岁，诊断是否患先天性畸形。其所得结果为孕妇感染风疹后，发生先天性畸形率为 6.8%，而非暴露组 2.3%，相对危险度为 3.0。案例是通过暴露与可疑因素入手，追踪一段时期后，得到该因素是否引出结局，是用来判定暴露因素与结局之间有无关联的研究方法。

1. 概念　队列研究(cohort study)又称为前瞻性研究、定群研究、随访研究，是将人群按是否暴露于某可疑因素及其暴露程度分为不同的亚组，追踪各组的结局并比较其差异，从而判定暴露因素与结局之间有无关联及关联程度大小的一种观察性研究方法。这里观察的结局主要是与暴露因子可能有关的结局。

队列研究是按照研究对象的原始暴露状态分组，暴露是客观存在的，而不是人为给予的，所以还是属于观察性研究方法。队列研究是先确定研究对象是否暴露，再追踪其是否发生疾病，研究方向是前瞻性的，是由“因”至“果”，其因果关联的说服力大于病例对照研究。其结构模式见图 11-2。

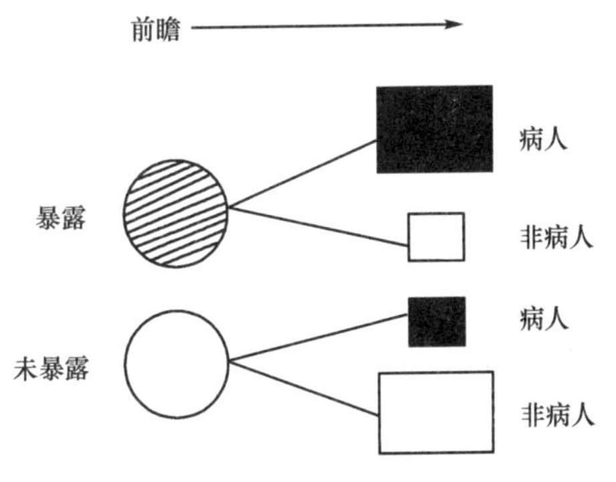


图 11-2　队列研究的结构模式

2. 队列研究的用途

(1) 检验病因假设：由于队列研究是由“因”至“果”得研究，因此深入检验病因假设是队列研究的主要用途和目的。一次队列研究可以只检验一种暴露与一种疾病之间的因果关联(如吸烟与肺癌)，也可同时检验一种暴露与多种结局之间的关联(如可同时检验吸烟与肺癌、心脏病、慢性支气管炎等的关联)。

(2) 描述疾病的自然史：队列研究属于前瞻性研究，可以观察人群从暴露于某因素后，疾病逐渐发生，发展，直至结局的全貌，包括亚临床阶段的变化与表现，这个过程多数伴有各种遗传和环境因素的影响。

3. 队列研究的类型　依据研究对象进入队列时间及终止观察的时间不同,分为前瞻性队列研究、历史性队列研究和双向性队列研究三种

(1) 前瞻性队列研究(prospective cohort study):亦称为同时性或即时性队列研究,是队列研究的基本形式。研究对象的分组是根据开始时研究对象暴露状况而定的,此时研究的结局尚未出现,需要前瞻观察一段时间才能得到。前瞻性队列研究中可直接获取暴露与结局的第一手资料,因而资料的偏倚较小,结果可信。但是该研究需长时间随访,人力和物力消耗性大,因而影响其可行性。

(2) 历史性队列研究(historical cohort study):亦称为历史性或非同时性队列研究。研究对象的分组是根据研究开始时研究者已掌握的有关研究对象的既往暴露资料而做出的;研究开始时研究的结局已经出现,即研究开始之日就是观察结束之日,不需要前瞻性观察。该法是一种快速的队列研究方法,能在较短时间内完成,节省人力和物力。

(3) 双向性队列研究:亦称为混合型队列研究,即在历史性队列研究之后,继续进行一段时间前瞻性观察。因此兼有两者的优点,且相对地在一定程度上弥补了两者的不足。

**考点**:队列研究的原理、特点及类型

4. 研究对象的选择　队列研究选择研究对象首先要考虑研究现场,因为队列研究往往需要长时间的随访,若没有良好的配合,研究将以失败而告终。因此队列研究的现场应尽量具备人群相对稳定、流动人口少、社区领导重视、群众乐于接受的条件。

(1) 暴露组的选择:要求暴露组的研究对象应暴露于某研究因素,并能够提供可靠的暴露和结局信息,且便于追踪和观察。

1) 特殊暴露人群:由于生活或工作的原因,使得一部分人暴露于某种特殊因素。研究该特殊因素的致病作用时,只能以该因素的特殊暴露人群作为研究对象。如选择原子弹爆炸的受害者、研究苯与白血病的关系。

2) 一般人群:有些研究的因素和疾病在人群中常见,如生活嗜好,饮食习惯等,此时可以从一般人群获得暴露组。

3) 有组织的团体:如以社会团体、学校或部队官兵等较易合作的群体中的暴露者作为暴露人群,优点是便于有效地收集随访资料。如 Doll 和 Hill 就选择英国医师协会的会员进行了吸烟与肺癌关系的队列研究。

(2) 对照组的选择:选择对照组时,核心问题就是可比性,即对照人群除未暴露于所研究的因素外,其他各种影响因素或人群特征(年龄、性别、民族、职业、文化程度等)都应尽可能地与暴露组相同,即具有可比性。对照常采用以下形式。

1) 内对照:选择一组研究人群,将其中暴露于所研究因素的对象作为暴露组,其余非暴露者即为对照组。内对照与暴露组来自同一人群,较易实现比较组间的均衡。

2) 外对照:当选择职业人群或特殊暴露人群作为暴露人群时,该人群内部往往找不到非暴露组,而常需在该人群之外去寻找对照组,故名外对照。此对照方法常用于职业方面的特殊暴露人群,使用外对照要格外注意比较组间的可比性的问题。

3) 总人口对照:即以该地区全人群的发病(或死亡)资料与暴露组进行比较,这种对照可认为是外对照的一种。总人口对照资料容易获取,但资料比较粗糙,往往不十分精确或缺乏欲比较的详细资料,很难实现比较组间的均衡。另外,对照中可能包含有暴露人群。

4) 多重对照:即同时用上述两种或两种以上的形式选择多组人群作对照,增强结果的可靠性。

5. 样本含量的估计　队列研究与病例对照研究相同,都是比较某指标在样本之间的差异有无统计学意义,因此使用的样本含量计算公式是一样的。区别在于,队列研究比较的是结局的发生率,因而 $p_0$ 和 $p_1$ 分别是非暴露组和暴露组结局的发生率。

$$n = \frac{2\bar{p}\bar{q}(u_\alpha + u_\beta)^2}{(p_1 - p_0)^2} \qquad (11\text{-}18)$$

在队列研究的随访过程中失访在所难免，一般按10%估计失访率。为避免失访造成的样本含量不足，可将计算出来的样本含量扩大10%作为实际样本量。

6. 资料的收集

（1）基线资料的收集：基线资料包括：①基本人口学特征；②研究对象暴露情况；③与结局有关的其他信息。通常需要通过查阅档案、访问、医学检查及环境监测等方式获得。

（2）随访：随访是指对研究对象进行追踪观察，目的是确定终点事件的发生情况。随访是队列研究中的关键环节，这一环节应尽力避免信息偏倚和失访偏倚。不论是暴露组或对照组都应采用相同的方法同等地进行随访，并坚持追踪到观察终止期。有时还须对失访者进行补访。

随访方法包括直接方法和间接方法，前者是采用对研究对象的直接面对面访问、电话访问、自填问卷、定期体检；后者是利用医院医疗工作记录、环境与疾病的监测、劳保资料等。随访方法的确定应根据随访内容、随访对象及投入研究的人力、物力等条件来考虑。

（3）观察终点和观察终止时间：观察终点指研究对象出现了预期的结局，就不再对其继续随访。未达到观察终点而脱离随访的情况称为失访。例如，某研究对象因其他疾病死亡就应视为失访。

观察终止时间是指整个研究工作的截止时间。观察终止时间直接决定了观察期的长短，终止时间应以暴露因素作用于人体直至出现结局的潜伏期为依据，原则上应尽量缩短观察期，以节约人力、物力，减少失访。

7. 资料分析及结果的解释　队列研究的资料分析在分析内容上和形式上与病例对照研究基本是一致的。随访结束后，先对资料进行审查、整理、归纳。在此基础上，再对资料进行统计描述和统计推断。

（1）统计描述：队列研究统计描述的目的是为了说明研究人群的代表性和比较组之间的均衡性，与病例对照研究相同。只不过队列研究需要介绍研究对象的失访情况。

（2）统计推断

1）资料的整理：队列研究的资料可按表11-6整理。

**表11-6　队列研究资料整理表**

| 组别 | 病例 | 非病例 | 合计 | 发病率 |
|---|---|---|---|---|
| 暴露组 | $a$ | $b$ | $a+b=n_1$ | $\frac{a}{n_1}$ |
| 非暴露组 | $c$ | $d$ | $c+d=n_0$ | $\frac{c}{n_0}$ |
| 合计 | $a+c=m_1$ | $b+d=m_0$ | $a+b+c+d=N$ | |

2）率的计算：

A. 累积发病率（cumulative incidence，CI）：当研究对象为固定队列，即观察期间研究人群的数量较大且比较稳定，则无论其观察时间长短，均可用观察开始时的人口数作分母，以整个观察期内的发病（或死亡）人数为分子，计算某病的累积发病率。

$$\text{累计发病率}(CI) = \frac{\text{观察期间发患者数}}{\text{观察开始时的人数}} \qquad (11\text{-}19)$$

B. 发病密度（incidence density，$ID$）：如果队列研究随访时间比较长，很难做到研究人口的稳定。他们进入队列的时间可能先后不一,也可能由于迁移、死于其他疾病等原因退出,造成各种失访,上述情况均可造成每个研究对象的观察时间不一样。此时以总人数为单位计算发病率是不合理的,需以观察人时数做分母计算队列的发病频率,称为发病密度,或人时率。发病密度的量值变化范围是从 0 到无穷大。

$$发病密度(ID)=\frac{观察期间发患者数}{观察人时数} \tag{11-20}$$

人时就是观察人数与随访时间的乘积,时间单位常用年,故又称人年(person-years)。人时的计算公式为:

$$观察人时数=观察人数\times观察时间 \tag{11-21}$$

3)率的差异显著性检验:一般常用四格表资料的$\chi^2$检验,如果暴露组与非暴露组的发病率差异有统计学意义,可认为暴露与疾病之间有统计学关联。

4)计算暴露与疾病的关联强度:常用的反应关联强度的指标有以下几个。

①相对危险度(relative risk, RR):也称危险度比或率比,是暴露组的发病率(或死亡率)与非暴露组的发病率(或死亡率)之比。

$$RR=\frac{I_e}{I_0}=\frac{\frac{a}{n_1}}{\frac{c}{n_0}} \tag{11-22}$$

式中$I_e$和$I_0$分别代表暴露组和非暴露组的发病率。$RR$表明暴露组发病或死亡的危险是非暴露组的多少倍。$RR$值越大,暴露与结局关联的强度越大。

②归因危险度(attributable risk, AR):也称特异危险度、超额危险度,是暴露组发病率与非暴露组发病率的差值,它表示因暴露所致的发病率的增加量。

$$AR=I_e-I_0=\frac{a}{n_1}-\frac{c}{n_0} \tag{11-23}$$

$RR$与$AR$都是表示关联强度的重要指标,但其流行病学意义却不同。$RR$说明暴露者与非暴露者比较相应疾病危险增加的倍数;$AR$则是指暴露人群与非暴露人群比较,所增加的疾病发生数量,如果暴露因素消除,就可减少这个数量的疾病发生。前者具有病因学的意义,后者更具有疾病预防和公共卫生学上的意义。

③归因危险度百分比($AR\%$):是指暴露人群中的发病或死亡归因于暴露的部分占全部发病或死亡的百分比。

$$AR\%=\frac{I_e-I_0}{I_e}\times 100\% \tag{11-24}$$

$$或\ AR\%=\frac{RR-1}{RR}\times 100\% \tag{11-25}$$

④人群归因危险度(population attributable risk, $PAR$)与人群归因危险度百分比(population attributable risk proportion, $PAR\%$):$PAR$是指总人群发病率($I_t$)中归因于暴露的部分,而$PAR\%$是指$PAR$占总人群全部发病(或死亡)的百分比。

$$PAR=I_t-I_0 \tag{11-26}$$

$$PAR\%=\frac{I_t-I_0}{I_t}\times 100\% \tag{11-27}$$

$PAR$和$PAR\%$则是通过比较暴露组与全人群,说明暴露对一个具体人群的危害程度,以及消除这个因素后该人群中的发病率或死亡率可能降低的程度,它们既与$RR$和$AR$有关,又与总人群的暴露率有关。而 *RR*、*AR* 和 *AR*% 都特指暴露因素对暴露者的危害，说明暴露的生物学效应，即暴露的致病作用有多大。

8. 队列研究的偏倚 队列研究和其他各种流行病学研究方法一样，在设计、实施和资料分析等各个环节都可能产生偏倚。常见的偏倚种类包括失访偏倚、选择偏倚、测量偏倚和混杂偏倚。

**考点：**队列研究资料的分析方法，关联强度指标的意义与计算

(1) 选择偏倚：任何非研究因素在暴露组和非暴露组的分布不一致，均可引起选择偏倚，如年龄、种族等。避免和减少这类偏倚可在选择研究对象时缩小其特征范围，严格细致按规定的标准选择适宜对象。

(2) 失访偏倚：研究对象由于在一个较长的追踪期内总会有移居外地、因其他疾病死亡或意外死亡或拒绝参加实验、外出、不合作等种种原因而未能追踪观察，以致在研究中丢失。控制的方法是加强随访调查，尽量减少失访的人数。应建立制度来保证减少失访人数，失访率最好小于 5%。

(3) 测量偏倚：随访时对疾病的诊断缺乏严格、客观的标准，缺乏特异性诊断指标，测量仪器精确性差或人为的测量偏倚等，均可造成漏诊或误诊，而导致测量的系统误差。控制方法是改进测量手段，选用精确性强的仪器，加强特异性诊断及采用客观的标准，同等对待每个研究对象。

(4) 混杂偏倚：在队列研究中亦可存在混杂偏倚，一般性别、年龄等因素常为混杂因素，研究分析时应注意。可采用标准化法计算发病率或死亡率，按混杂因素进行分层分析及多元分析等控制混杂偏倚。

9. 队列研究的优点与局限性

(1) 优点：由于研究对象的暴露资料是在结局发生之前收集的，并且都是由研究者亲自观察得到的，所以资料可靠，一般不存在回忆偏倚；可以直接获得暴露组和对照组人群的发病或死亡率，能直接估计暴露因素和疾病的关联强度；由于病因发生在前，疾病发生在后，符合因果关系的时间顺序，论证因果关系的能力较强；有助于了解人群疾病的自然史，可同时研究一种暴露因素与多种疾病的关系。

(2) 局限性：不适于研究发病率很低的疾病；随访时间较长，易产生失访偏倚；研究耗费的人力、物力、财力和时间较多，实施复杂；在随访过程中，未知变量引入人群，或人群中已知变量的变化等，都可使结局受到影响，使分析复杂化。

## 三、实验性研究

**案例 11-5**

单纯疱疹性脑炎是美国最常见的"散发性脑炎"。当时唯一的治疗是静脉注射碘脱氧尿苷（碘苷），虽未用随机对照试验，但一般认为可以明显降低致残率。随后，为评价新的抗病毒药阿糖腺苷的疗效，就是否设置安慰剂对照进行治疗试验的问题发生了激烈争论。于是，1972 年初首先对碘苷和安慰剂的疗效进行了双盲法比较，选择的对象均用脑穿病原学确诊。至 1973 年底，观察结果证明碘苷不比安慰剂有效，而且对骨髓有毒性，造成出血甚至死亡。接着进行了阿糖腺苷的随机双盲和安慰剂对照治疗试验，当患者达到 28 例时，治疗组病死率（28%）明显低于安慰剂对照组（70%）。于是，1977 年美国官方通过了阿糖腺苷的临床应用。

### （一）概述

1. 实验性研究的基本原理 流行病学研究方法包括观察法、实验法和数理法，前面介绍的属于观察法，对研究对象不施加任何因素或干预因素。实验性研究（experimental epidemiology）也称为实验流行病学，是将研究对象随机分为实验组和对照组，实验组给予实验因素，对

照组不给予该因素,然后前瞻性地随访并比较两组人群的结局,以判断实验因素的效果。

2. 实验性研究的特点

(1) 有干预措施:这是实验性研究的最重要特点,也是与观察性研究的根本区别。

(2) 属于前瞻性研究:必须干预在前,效应在后。

(3) 具有均衡可比的对照组:实验流行病学的研究对象均来自同一总体的样本人群,其基本特征、自然暴露因素和预后因素应相似,且两组同时前瞻性随访,收集研究结果。

(4) 随机分组:严格的实验流行病学研究应采用随机方法使每个研究对象有同等的机会分配到实验组或对照组,以控制研究中的偏倚和混杂。

3. 实验性研究的分类 根据不同的研究目的、研究对象和研究场所的不同,一般将流行病学实验分为临床试验和现场试验。

(1) 临床试验(clinical trial):是以临床患者为研究对象,在医院或其他医疗环境下进行的实验,常用于对某种药物或治疗方法的效果进行评价。

(2) 现场试验(field trial):也称为干预试验(intervention trial),按照接受干预的基本单位不同,可分为社区试验和个体试验。

1) 社区试验(community trial):以未患所研究疾病的人群为研究对象,接受干预的基本单位是人群(如某个社区、某个学校),常用于评价某种预防措施的效果,如评价碘盐预防地方性甲状腺肿的效果。

2) 个体试验(individual trial):将未患有所研究疾病的人群作为研究对象,随机分为两组,以个体为单位进行试验,评价疾病预防措施的效果。例如评价乙型肝炎疫苗的预防效果时,每位试验组成员均接种疫苗。

### (二) 临床试验

**考点:** 实验性研究的原理、特点及类型

临床试验(clinical trial)是运用随机分配的原则将临床患者分为试验组和对照组,试验组给予某种临床干预措施,对照组不给予该措施,通过比较各组效应的差别判断临床干预措施效果的一种前瞻性研究。目的是评价临床治疗、预防措施的效果和病因研究。

临床试验同现场试验一样,都必须遵循实验法的基本原则。其不同就是,临床试验以临床患者为研究对象,现场试验是以未患病的人群作为研究对象,同时临床试验设计和实施细节上与现场试验有很大区别。

1. 研究因素 临床实验研究因素主要是外界强加给患者,以评价干预措施对于患者的干预效果。这些研究因素可以是生物、社会和心理的。对于研究因素的强度问题,临床试验设计一定要掌握清楚,如观察药物疗效来说,使用的剂量应在最小有效剂量和最大不中毒剂量范围,同时还要充分考虑到每日用药次数,每日用药次数及其用药途径等问题。在获得研究因素强度的基础上制定使用常规和制度。在正式试验中一般不允许随意变动。

2. 研究对象 临床试验的研究对象选择是关系到临床试验成败的关键所在,应该用公认的诊断标准确诊所研究疾病的病例,并制订出严格的入选标准和排除的标准,以避免某些因素影响研究的真实效应或存在医学伦理问题。

(1) 研究对象的代表性:要求入选的研究对象在性别、年龄、病型和病情等方面能够代表目标人群,以保证研究结论具有推广价值和实用价值。

(2) 选择对干预措施有效的人群:应选择预期发病率高的人群作为研究对象。

(3) 选择依从性好的人群:研究对象能服从实验设计安排并能密切配合到底。为了防止和减少不依从者的出现,对研究对象要进行宣传教育,讲清实验目的、意义和依从性的重要性。

(4) 选择干预措施对其有益的人群:按照伦理学原则,每位患者都应在医院获得最佳的

治疗,无论是实验组或对照组都该从临床试验中获益,而不应当受到伤害。如评价药物的疗效,已知试验对其有害的人群不能作为研究对象,在新药临床试验时,往往将老年人、儿童、孕妇除外,因为这些人对药物易产生不良反应。有些药物对某类人可能会产生严重不良反应,这些人也应予排除。

3. 临床试验设计的基本原则

(1) 随机化原则:进行临床试验研究必须遵循随机化原则,即要求研究对象的选择方面要求随机。分组时也要采用随机化的方法来确定试验组和对照组,目的就是为了保证组间的可比性,以保证研究结果具有良好的真实性。

(2) 对照原则:实验性研究必须设置对照,只有比较才有鉴别。设立对照的目的是为了控制实验条件,减少或排除非处理因素对研究结果真实性的影响。常用的对照形式有以下几种。

1) 安慰剂对照(placebo control) 安慰剂(placebo)或称伪药物(dummy medication)是一种无药理作用的制剂,不含试验药物的有效成分,但其外观及剂型、大小、颜色、气味、重量等都与试验药物一样,不能为研究对象所识别。安慰剂对照的目的在于克服研究者、受试对象等由心理因素导致的偏倚。安慰剂的使用须慎重,应以不损害患者健康为前提,适用于研究疾病尚无有效药物治疗,或使用安慰剂对该病病情无影响的情况,一般与盲法结合使用,对于急、重或器质性疾病的研究不宜使用。

2) 空白对照(blank control) 对照组不施加任何处理措施,在动物实验和实验室方法研究中最常用,常用于评价测量方法的准确度等。

3) 实验对照(experimental control)对照组不施加处理因素,但施加某种与处理因素有关的实验因素。如赖氨酸添加实验中,实验组儿童的课间餐为加赖氨酸的面包,对照组为不加赖氨酸的面包,这里面包是与处理有关的实验因素。两组除是否添加赖氨酸外,其他条件一致,这样才能显示和分析赖氨酸的作用。

4) 标准对照(standard control)用公认的有效药物、现有的标准方法或常规方法作为对照。在临床试验中用得较多,如在新药的临床试验中用已知效果的药物作为标准对照,或在实验室研究中常用于研究某种新的检验方法是否能代替传统方法。

5) 自身对照(self control)对照和实验在同一受试对象上实施,如身体对称部位或实验前后两阶段分别接受不同的实验因素。自身对照简单易行,使用广泛。

(3) 重复原则:重复是指在相同实验条件下进行多次实验或多次观察,以提高实验的可靠性和科学性。重复包括以下三种情形。

**考点**:临床试验设计的基本原则、常见的对照形式

1) 整个实验的重复:确保了实验的重现性,提高了实验的可靠性。不可重复的研究是没有科学性的。

2) 用多个受试对象进行重复:避免了把偶然或巧合现象当成必然的规律,通过一定数量的重复,使得结论可信,因此,应当保证足够的样本含量。

3) 同一受试对象的重复观察:降低了测量值的变异性,保证了观察结果的精密度。例如血压可连续测 3 次,以 3 次的平均数作为最终结果。

(4) 盲法原则:在临床试验中,为了避免研究者和受试对象主观因素带来的偏倚,实验过程应采用盲法收集资料。依据实施对象的不同,盲法有以下 3 种:①单盲:受试对象不知道自己被分在哪组和接受干预措施的具体内容;②双盲:受试对象和观察者均不知道受试对象分组情况和接受治疗措施的具体内容;③三盲:受试对象、观察者和资料分析者均不知道受试对象的分组和接受治疗措施的具体内容。

4. 研究对象的样本量　根据不同的设计要求,确定合适的样本量。样本含量的决定因

素:①研究因素的有效率,即实验组和对照组结局事件比较指标的差异大小;②预期结局的发生率;③第Ⅰ型($\alpha$)错误出现的概率;④第Ⅱ型($\beta$)错误出现的概率。

5. 结局的确定　临床试验与队列研究及现场试验一样,都以研究对象出现结局事件作为观察终点。结局变量的选择要视研究目的而定,最好能包括中间结局变量和主要结局变量,结局变量可以超过一项,但不能太多,在选择结局变量时应注意以下几个方面。

(1) 相关性:所选择的结局变量能确切反映研究因素的效应。

(2) 可行性:结局变量的测量必须是可以做到的。对待相关性和可行性问题往往采取折衷的办法,互相都要照顾到,既要选择与主要结局变量直接相关的变量作为目标,又要考虑到该目标的测量有条件完成。

(3) 客观性:包括变量指标本身的客观性和有客观的测量方法。应尽可能选择本身具有较强客观性的指标,减少观察偏倚。

(4) 灵敏性和特异性:减少假阴性和假阳性结果,提高效应的真实性。

6. 临床试验的设计类型　常用的临床试验设计类型包括完全随机设计、交叉设计、析因设计、序贯设计等,我们这里介绍最基本的完全随机设计,交叉设计和自身对照临床试验。

(1) 完全随机设计试验:将符合条件的研究对象随机分配到两组(或多组),分别接受不同的处理,两组同步开始进行研究,同时分析和比较研究结果。

(2) 交叉设计试验:交叉设计是对两组受试者使用两种不同的处理措施,然后将处理措施互相交换,最后将结果进行对比分析的设计方法。这种设计较平行设计的检验效率更高,所需样本量小。但是采用交叉设计必须有个前提,处理措施交换前后,两组患者的病情应该相同。

(3) 自身对照临床试验:即不另设对照组,将同一受试对象在应用处理措施前后的观察指标进行对比研究。自身对照不仅消除了研究对象的个体差异对疗效的影响,而且节省了一半的研究对象。但自身对照仅适用于病情稳定且病程长的疾病的评价。

7. 结果的评价　临床试验主要是评价某种药物或治疗措施的效果,常用采用指标有有效率、治愈率、病死率、生存率等。

(1) 有效率(effective rate)

$$\text{有效率} = \frac{\text{治疗有效例数}}{\text{治疗的总例数}} \times 100\% \tag{11-28}$$

(2) 治愈率(cure rate)

$$\text{治愈率} = \frac{\text{治愈例数}}{\text{治疗总人数}} \times 100\% \tag{11-29}$$

(3) 病死率(case fatality rate)

$$\text{病死率} = \frac{\text{因某病死亡人数}}{\text{某病受治疗人数}} \times 100\% \tag{11-30}$$

(4) 生存率(survival rate)

$$N\text{年生存率} = \frac{N\text{年存活的病例数}}{\text{随访满}N\text{年的病例数}} \times 100\% \tag{11-31}$$

## 四、诊断试验和筛检试验的评价

**案例 11-6**

一批成年男性准备参加运动锻炼来医院作体格检查。其中 195 例过去曾有心前区疼痛史,经冠状动脉造影与运动心电图试验检查获如下结果:在 104 例显示冠状动脉狭窄(≥75%)者中,运动心电图试验阳性为 55 例，阴性为 49 例。未显示冠状动脉狭窄的 91 例中，运动心电图试验阳性为 7 例，阴性为 84 例。请说明心电图运动试验对诊断冠状动脉狭窄的意义。

随着生理-心理-社会的医学模式概念的提出，人们对于健康和疾病的要求已经不仅仅局限于有病能治，而且希望保持健康水平或有病能尽早发现、早治疗，因此筛检得到了广泛的应用。对于临床医生来说不仅仅应具备足够的知识将可疑患者和患者正确区别开来，还应善于鉴别健康者与可疑患者。筛检、诊断和治疗可以组成一个完整的防治疾病过程，作为临床医生应具备这方面的知识与技能，懂得正确地选择，使用及评价这些试验方法。

### （一）概述

1. 概念　筛检（screening）是运用快速、简便的检验、检查或其他措施，在健康的人群中，发现那些表面健康，但可疑有病或有缺陷的人。筛检所用的各种手段和方法称为筛检试验（screening test）。诊断不同于筛检，诊断（diagnosis）是指在临床上医务人员通过详尽的检查及调查等方法收集信息、资料，经过整理加工后对患者病情的基本认识和判断。用于诊断的各种检查及调查的方法称诊断试验。筛检是把患者及可疑患者与无病者区别开来，而诊断是进一步将患者与可疑有病但实际无病的人区分开来图 11-3。

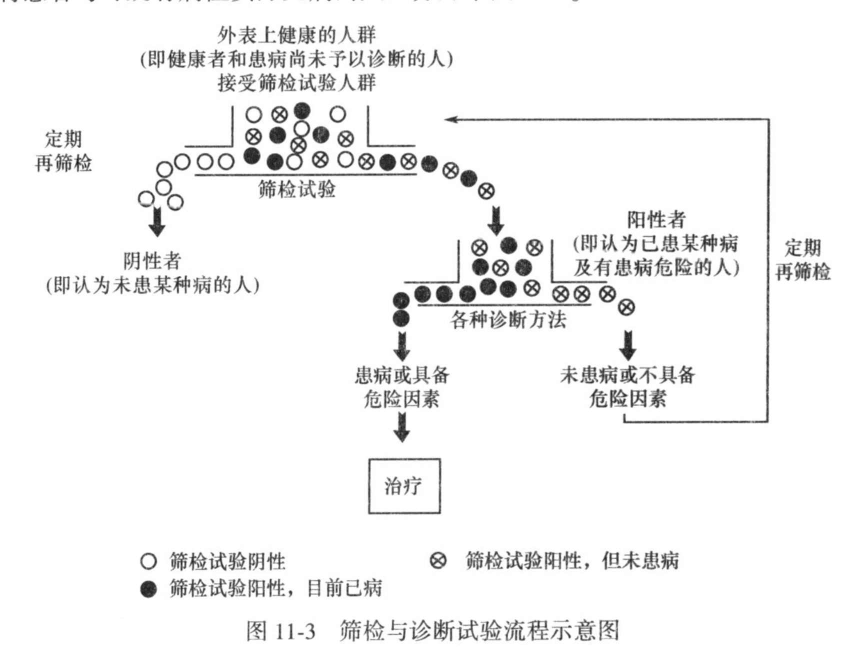


图 11-3　筛检与诊断试验流程示意图

筛检有多种形式，根据目的不同可选用不同的筛检方法。根据筛检对象的范围不同可分为整群筛检和选择性筛检，根据筛检方法的数量多少可以分为单项筛检和多项筛检，还可以根据筛检的目的不同可分为治疗性筛检和预防性筛检。

2. 筛检的目的　筛检不同于诊断，筛检的目的有：①早期发现可疑患者，做到早发现、早诊断、早治疗，实现第二级预防。②发现高危人群，以便实现相应的干预，实现第一级预防。③了解疾病的自然史，即疾病临床前期、临床期及临床后期各阶段的疾病发展过程。④进行疾病监测，如对传染病的病原学监测及隐性感染者的发现均需做筛检。

3. 筛检应用的原则　筛检是一项预防性的医疗活动，其服务对象是表面健康的人群，同时筛检对象人数众多，需消耗一定的人力物力和财力。因此筛检应用过程中要考虑以下原则。

（1）被筛检的疾病是当地重大的公共卫生问题，对人群健康有较大危害。

(2) 被筛检的疾病要有可供识别的早期症状和体征。

(3) 被筛检的疾病有进一步确诊的条件和可接受的治疗方法。

(4) 要对筛检的疾病自然史有足够的了解,包括从潜伏期发展到临床期的全过程。

(5) 有适当的筛检方法:筛检试验必须要快速、简便、经济、可靠、安全、有效且易为群众接受。

考点:筛检的概念,筛检试验与诊断试验的区别

(6) 预期有良好的筛检效益。

### (二) 评价的基本步骤

1. 确定金标准　金标准亦称标准诊断,指目前被公认的最可靠的、最权威的、能正确地将有病和无病区分开的诊断方法。不同的疾病的金标准是不同的,如诊断肿瘤的金标准是病理学检查,诊断冠心病的金标准是冠状动脉造影。

金标准确定后,首先由金标准将研究人群分为有病和无病两组,然后应用于待评试验,采用盲法对该人群重新检查,对两次检查结果进行比较分析,这样就可以评价待评试验。

2. 选择研究对象

(1) 病例组选择:采用被金标准正确诊断的患者,同时要考虑各型的患者,如典型和不典型的,病情严重程度不同(轻、中、重)、不同类型病程阶段的(早、中、晚)以及有无并发症的病例。病例代表性的好坏,将直接影响对筛检试验和诊断试验评价结果的普遍性和推广价值。

(2) 对照组选择:采用由金标准证实未患所研究疾病的非病例,对照组在其他可能影响到试验结果的因素方面应与病例组均衡,尤其注意年龄、性别及某些生理状态等方面与病例具有可比性。非病例组不仅包括健康人,还应包括其他疾病的患者,特别是那些在临床上极易与该病混淆的其他疾病患者,以了解筛检试验的鉴别诊断能力。

3. 确定样本含量　无论评价筛检试验还是诊断试验,通常都是抽样调查,样本含量可用式 11-32 计算。

$$n = \frac{U_{\alpha}^{2} \times p(1 - p)}{\delta^{2}} \tag{11-32}$$

式中 $U_{\alpha}$ 为正态分布中与 $\alpha$ 对应的 $u$ 值,$\delta$ 为允许误差,$p$ 为灵敏度或特异度的估计值,灵敏度的估计值用于估计病例组样本含量,特异度的估计值用于估计非病例组样本含量。

### (三) 评价的常用指标

对诊断试验和筛检试验的评价,除考虑安全可靠、简单快速及方便价廉外,主要从试验的真实性、可靠性及效益三个方面进行评价。

1. 真实性　真实性(validity)又称准确性(accuracy),是指测定值与实际值符合的程度,是正确判定受试者有病与无病的能力。在实施一项筛检或诊断试验时,受检人群将出现如表 11-7 所示的真阳性、假阳性、真阴性、假阴性四种情况,据此可计算出一系列评价真实性的指标。

表 11-7　评价试验的资料整理表

| 试验 | 金标准确诊 | | 合计 |
|---|---|---|---|
| | 病例 | 非病例 | |
| 阳性 | $a$(真阳性) | $b$(假阳性) | $a+b$ |
| 阴性 | $c$(假阴性) | $d$(真阴性) | $c+d$ |
| 合计 | $a+c$ | $b+d$ | $N$ |

(1) 灵敏度(sensitivity):又称真阳性率,是指将实际有病的人正确地判断为患者的能力。

理想的试验的灵敏度应为100%。

$$\text{灵敏度} = \frac{a}{a + c} \times 100\% \tag{11-33}$$

（2）特异度（specificity）：又称真阴性率，是指将实际无病的人正确地判断为非患者的能力。理想的试验的特异度应为100%。

$$\text{特异度} = \frac{b}{b + d} \times 100\% \tag{11-34}$$

（3）假阴性率：又称漏诊率，是指实际有病者被判定为非病者的百分率。理想试验的应为0。

$$\text{假阴性率} = \frac{c}{a + c} \times 100\% \tag{11-35}$$

（4）假阳性率：又称误诊率，是指实际无病者被判定为有病的百分率。理想试验的应为0。

$$\text{假阳性率} = \frac{b}{b + d} \times 100\% \tag{11-36}$$

（5）约登指数（Youden's index）：又称正确指数，是灵敏度和特异度之和减去1，是综合评价真实性的指标。约登指数越接近1，试验的真实性越好，反之越差。

$$\text{约登指数} = (\text{灵敏度} + \text{特异度}) - 1 \tag{11-37}$$

**例11-6**　某医生应用尿糖试验筛检糖尿病，检查临床确诊糖尿病患者和正常人各150例，请对尿糖试验筛检糖尿病的真实性进行评价（结果见表11-8）。

**表11-8　糖尿病的筛检试验**

| 试验 | 金标准 | | 合计 |
|---|---|---|---|
| | 有病 | 无病 | |
| 阳性 | 135 | 10 | 145 |
| 阴性 | 15 | 140 | 155 |
| 合计 | 150 | 150 | 300 |

真实性评价结果如下：

$$\text{灵敏度} = \frac{135}{135 + 15} \times 100\% = 90\%$$

$$\text{特异度} = \frac{140}{10 + 140} \times 100\% = 93\%$$

$$\text{假阳性率} = \frac{15}{135 + 15} \times 100\% = 10\%$$

$$\text{假阴性率} = \frac{10}{10 + 140} \times 100\% = 7\%$$

$$\text{约登指数} = (0.90 + 0.93) - 1 = 0.83$$

2. 可靠性　亦称信度或重复性（repeatability）、精确性（precision），是指一项试验在相同条件下重复检测获得相同结果的稳定程度。

（1）影响试验可靠性的因素　包括了以下三个方面：①受试对象自身生物学差异。②观察者差异。③试验方法的差异。

（2）评价试验可靠性的指标

1）变异系数：该指标适用于定量测定试验的可靠性分析。变异系数越小，可靠性越好。

2）符合率：适用于定性测定试验的可靠性分析。是两次检测结果相同的人数占受试者总数的百分比，也称观察一致率。符合率越好，可靠性越高。

$$符合率 = \frac{a+d}{a+b+c+d} \times 100\% \tag{11-38}$$

3）Kappa 值：适用于定性资料的可靠性分析，表示不同观察者对同一批结果的判定和同一观察者在不同情况下对同一批结果的判定的一致性程度。一般认为 0.4~0.6 为中度一致；0.6~0.8 为高度一致；>0.8 为有极好的一致性。

3. 收益　对试验收益的评价可从个体效益和社会效益的生物学、社会经济学效益等方面进行评价，这里仅介绍预测值的指标。

预测值（predictive value）又称诊断价值，是表示试验结果判断正确的概率，表明试验结果的实际临床意义。根据实验结果不同，预测值分为阳性预测值和阴性预测值。

（1）阳性预测值（positive predictive value）：指试验结果阳性人数中真阳性人数所占的比例，即试验结果阳性者中真正患病的概率。

$$阳性预测值 = \frac{a}{a+b} \times 100\% \tag{11-39}$$

（2）阴性预测值（negative predictive value）：指试验结果阴性人数中真阴性人数所占的比例，即试验结果阴性者中真正没有患该病的概率。

$$阴性预测值 = \frac{d}{c+d} \times 100\% \tag{11-40}$$

**考点**：筛检试验评价指标的意义与计算

### （四）提高试验效率的方法

（1）选择患病率高的人群：当试验方法确定后，试验的灵敏度和特异度就已经固定了。这时在高危人群中开展筛检可使新发现的病例数量增加，阳性预测值升高，试验成本下降，提高试验的效率。

（2）联合试验的应用：联合试验是指同时应用两种或两种以上的试验方法筛检或诊断疾病。根据判断试验结果方法的不同，联合试验可分为串联试验和并联试验。

1）串联试验（serial test）：指依次顺序地做几项试验，只有全部试验结果呈阳性时才能判断为阳性。该法可提高试验的特异度，但却降低了试验的灵敏度，增加漏诊率。当几种方法的特异度均不理想，或进一步确诊造价高且不安全，或误诊可能造成严重后果时，常采用此方法。

2）并联试验（parallel test）：指同时做几个试验，只要其中一个结果为阳性，即判断为阳性的试验方法。并联试验可提高试验的灵敏度，减少漏诊率，但特异度下降，误诊增加。当几种方法的灵敏度均不理想或医生希望尽可能发现患者，或者漏诊后果严重时才采用此方法。

**考点**：联合试验的灵敏度、特异度的计算

**表 11-9　OB 和 OA 联合试验筛检大肠癌结果**

| 试验结果 | | 大肠癌患者 | 非大肠癌患者 |
|---|---|---|---|
| OB | OA | | |
| + | − | 19 | 3 |
| − | + | 23 | 16 |
| + | + | 27 | 2 |
| − | − | 6 | 69 |
| 合计 | | 75 | 90 |

**例 11-7**　某次试验采用粪便隐血试验（OB）和粪便隐白蛋白试验（OA）对大肠癌进行联合筛检。结果如下：

粪便隐血试验（OB）：

$$灵敏度 = \frac{19+27}{75} \times 100\% = 61.33\%$$

$$特异度 = \frac{16+69}{90} \times 100\% = 94.44\%$$

粪便隐白蛋白试验（OA）：

$$灵敏度=\frac{23+27}{75}\times 100\%=66.67\%$$

$$特异度=\frac{3+69}{90}\times 100\%=80\%$$

串联试验：

$$灵敏度=\frac{27}{75}\times 100\%=36\%$$

$$特异度=\frac{3+16+69}{90}\times 100\%=97.78\%$$

并联试验：

$$灵敏度=\frac{19+23+27}{75}\times 100\%=92\%$$

$$特异度=\frac{69}{90}\times 100\%=76.67\%$$

## 第四节 公共卫生监测

早期的监测活动主要是对疾病的发生和死亡进行监测，故称为疾病监测。20 世纪 60 年代中期以后的一段时间有人称为流行病学监测。监测范围不仅包括疾病，还包括残疾、有关危险因素以及其他公共卫生事件的监测。随着监测资料的广泛利用，监测在公共卫生事业中的作用越来越明显，从监测中得到的信息用于制订、执行和评价疾病及公共卫生事件预防控制策略与措施，故现在一般把监测称为公共卫生监测。

### 一、概念及分类

1. 概念 公共卫生监测(public health surveillance)是连续地、系统地收集疾病或其他卫生事件的资料，经过分析、解释后及时将信息反馈给所有应该知道的人(如决策者、卫生部门工作者和公众等)，并且利用监测信息的过程。

2. 公共卫生监测的种类 根据监测范围可将公共卫生监测分为疾病监测(disease surveillance)和与健康相关问题的监测。

(1) 疾病监测

1) 传染病监测：公共卫生监测起源于传染病监测。传染病监测是疾病防制的常规工作之一。WHO 规定的国际监测传染病为流行性感冒、脊髓灰质炎、疟疾、流行性斑疹伤寒和回归热 5 种。我国根据国情增加了登革热，共规定有 6 种国际监测传染病。目前，我国规定报告的传染病有 39 种，其中甲类 2 种，乙类 26 种，丙类 11 种。传染病监测的主要内容包括：人口学资料；传染病发病和死亡及其分布；病原体型别、毒力、耐药性变异情况；人群免疫水平的测定；动物宿主和媒介昆虫种群分布及病原体携带情况；防制措施效果的评价；疫情监测；专题调查(如暴发调查、漏报调查)等。

2) 非传染病监测：包括恶性肿瘤、心脑血管疾病、糖尿病、伤害、职业病、出生缺陷等多种疾病。目前我国部分地区开展了对恶性肿瘤、心脑血管疾病、出生缺陷、伤害等非传染病的监测。非传染病监测的主要内容包括：人口学资料；非传染病发病和死亡及其分布；人群生活方式和行为危险因素监测；地理、环境和社会人文因素的监测；饮食及营养因素的调查；基因型及遗传背景的监测；高危人群的确定；防制措施效果的评价等。

(2) 与健康相关问题的监测:随着疾病谱和医学模式的改变,现代的医学模式提出了环境因素、社会因素和遗传因素对疾病和健康的综合作用。因此,监测的范围也逐渐扩大到了与健康相关的问题,如行为危险因素监测、环境监测、营养与食品安全监测、突发公共卫生事件监测和计划生育监测等。

## 二、我国的疾病监测

### (一) 我国的疾病监测体系

目前我国的疾病监测体系主要由以下几个系统组成。

1. 疾病监测信息报告管理系统　主要对法定报告的39种传染病进行监测。

2. 重点传染病监测系统　2005年启动,建立了国家级监测点782个,省级监测点1693个,监测内容包括常规病例报告及暴发调查、相关因素监测等。

3. 症状监测系统　此监测系统可长期、系统地连续收集并分析包括临床症状群在内的各种健康相关数据,如我国开展了流感样病例监测,以期及早发现SARS、人禽流感和其他新发传染病,及时采取有效的应对措施。另外,还在北京、上海、广东等地试点医院开展了急性呼吸道感染和腹泻症候群监测点。

4. 死因监测系统　目前我国已在31个省市建立了160个监测点,对7300万人口开展了居民死亡原因监测、健康相关因素监测、其他基本公共卫生数据监测。

5. 病媒生物监测系统　在全国17个省份建立了40个监测点,对老鼠、苍蝇、蚊子、蟑螂和钉螺密度进行动态监测,并观察这些病媒生物的带菌、带毒情况。

6. 健康相关危险因素监测系统　包括了营养与食品安全监测、环境与健康监测。

### (二) 我国主要的疾病监测方法

1. 被动监测与主动监测　下级单位按照常规上报监测资料,而上级单位被动接受,称为被动监测(passive surveillance)。根据特殊需要,上级单位专门组织调查或者要求下级单位严格按照规定收集资料,称为主动监测(active surveillance)。我国法定传染病报告属于被动监测,各级各类疾病预防控制中心开展的传染病漏报调查、对性病门诊患者、吸毒人群、暗娼等艾滋病高危人群的监测属于主动监测。被动监测的缺陷是报告的病例没能包括未到医疗机构纠正的患者,而主动监测的准确性高于被动监测,但主动监测的费用比较高。

2. 常规报告与哨点监测　国家法定传染病报告系统,由法定报告人上报传染病病例,属于常规报告。根据某些疾病的流行特点,由设在全国各地的哨兵医生对高危人群(哨点人群)进行监测,称为哨点监测(sentinel surveillance)。如我国的艾滋病哨点监测系统,至2005年底在全国31个省(自治区、直辖市)已设立国家级监测哨点329个,其中性病门诊就诊者哨点120个,暗娼哨点66个,吸毒者哨点77个,长途卡车司机哨点25个,孕产妇哨点37个,男性同性恋者哨点3个和嫖客哨点1个。上述7类人群哨点共监测93067人,发现HIV抗体阳性者1770例。哨点监测花费少、效率高。

3. 以病例为基础的监测与以事件为基础的监测　以病例为基础的监测(case-based surveillance)是指监测目标疾病的发病和死亡情况,收集每一个病例的信息。如SARS监测、麻疹监测等,可以通过医院、实验室和死亡登记获得病例信息。以事件为基础的监测(event-based surveillance)是指收集与疾病有关的事件的信息,以事件为单位报告,进行疾病监测。如突发公共卫生事件监测、中小学生缺课监测等。

4. 以人群为基础的监测、以医院为基础的监测及以实验室为基础的监测　以人群为基础的监测(population-based surveillance)是以人群为现场开展监测,如我国的法定传染病报告系统、综合疾病监测系统。以医院为基础的监测(hostipal-based surveillance)是以医院为现场开展工作，如我国的出生缺陷监测、医院内感染监测等。以实验室为基础的监测（laboratory-based surveillance）主要利用实验室方法对病原体或其他致病因素开展监测，如我国的流行性感冒监测等。

## 三、药物不良反应监测

考点：我国主要的疾病监测方法

药物在治疗、预防疾病和促进人类健康方面起着重要作用，但也可产生危害机体的药物效应，严重的致伤致残，甚至引起死亡。1959~1961 年，西德等国海豹样短肢畸形的新生儿明显增加，病例高达 12000 余人，近半数的畸形儿陆续死亡。研究证明这是由于孕妇在妊娠 4~8 周期间服用反应停（Thalidomide）治疗妊娠呕吐产生的药害事件。此后，英、美及西欧各国加强了药物上市的检查等安全管理措施，WHO 成立了药物不良反应监测中心。由此可见，药物不良反应监测是在与药害的斗争中应运而生的，保障了公众用药的安全性和有效性。

### （一）药物不良反应监测的概念

药物不良反应（adverse drug reaction，ADR）是指合格药品在正常用法用量下出现的与用药目的无关的或意外的有害反应。而药物不良反应监测是指药物不良反应的发现、报告、评价和控制的过程。虽然药物上市前经过了动物实验和Ⅰ期、Ⅱ期和Ⅲ期临床试验，但由于动物和人存在着种属差别，且临床试验观察时间较短，研究对象人数少、病种单一，多数情况下排除了老人、孕妇和儿童，不能观测到较为少见的不良反应、迟发的不良反应以及特殊人群中的不良反应。因此，为了确保公众安全。有效地用药，必须开展药物上市后监测（post-marketing surveillance）。

### （二）药物不良反应监测方法

国际上常用药物不良反应监测方法包括以下几种。

1. 自愿报告系统（spontaneous reporting system，SRS） 又称黄卡制度，是因 20 世纪 60 年代英国药品安全委员会开展药物不良反应监测所使用的报告卡为黄颜色而得名。自愿报告系统是一种自愿的有组织的报告制度，当药品生产和经营企业相关人员、医疗机构发现可疑的药物不良反应时，就应当填写药物不良反应报告表并逐级上报。监测中心收集、分析这些自发报告的药物不良反应资料，及时将不良反应的信息反馈给各监测报告单位，以保障用药安全。自愿报告系统是目前世界上最主要的药物不良反应监测方法，优点是简便易行，覆盖面广，不受时间限制，可长期观察；缺点是漏报严重，缺乏对照组，存在报告偏倚等。

2. 义务性监测（mandatory or compulsory monitoring） 1975 年，瑞典在自愿报告系统的基础上，建立了义务性监测报告制定，要求医师报告所发生的每一例不良反应，在很大程度上提高了药物不良反应监测报告率。

3. 重点药物监测（intensive medicines monitoring） 主要是对一部分西药进行上市后的监测，以便及时发现一些未知的或非预期的不良反应，并作为这类药品的早期预警系统。

4. 重点医院监测（intensive hospital monitoring） 是指有条件的医院，报告药物的不良反应和对药物不良反应进行系统监测。该方法优点是覆盖面小，提高了监测的针对性和准确性，缺点是花费高，多用于临床常用药物，较难反应新药的问题。

5. 速报制度（expedited reporting） 美国、法国和日本等许多国家都要求制药企业对其产品有关的药物不良反应做出“迅速报告”。我国《药品不良反应报告和监测管理办法》（2004 年）规定，新的或严重的药品不良反应应于发现之日起 15 日内报告。

（范文燕）

## 目标检测

### 选择题

1. 下列哪项因素与患病率的变化无关(　　)
   A. 发病率的升高或下降
   B. 病死率的升高或下降
   C. 人口总数自然增加或减少
   D. 治疗水平的提高或降低
   E. 存活时间长短
2. 疾病分布是指(　　)
   A. 民族分布,性别分布,职业分布
   B. 时间分布,地区分布,人群分布
   C. 城乡分布,年龄分布,民族分布
   D. 民族分布,年龄分布,职业分布
   E. 年龄分布,城乡分布,季节分布
3. 在比较不同地区发病率或死亡率时应注意使用(　　)
   A. 年龄别发病率,年龄别死亡率
   B. 性别发病率,性别死亡率
   C. 职业别发病率,职业别死亡率
   D. 民族别发病率,民族别死亡率
   E. 标化发病率,标化死亡率
4. 描述疾病时间分布的特征不包括(　　)
   A. 短期波动　　B. 季节性
   C. 间断性　　D. 周期性
   E. 长期变异
5. 一个地区通过首次高血压普查,可计算出当地的(　　)
   A. 高血压发病率　　B. 高血压患病率
   C. 高血压罹患率　　D. 高血压死亡率
6. “流行”是指(　　)
   A. 发病率超过5%的状况
   B. 发病率超过10%的状况
   C. 在较大范围内都发生了新病例
   D. 某病的发病率明显地超过邻近地区的发病波动范围
   E. 某病在某地区显著超过该病历年发病率水平
7. 综合地进行疾病“三间分布” 描述的最经典的流行病学方法是(　　)
   A. 出生队列研究　　B. 横断面研究
   C. 移民流行病学　　D. 血清流行病学
8. 为了探讨某一疾病在不同国家人群中的发病率差异是环境因素或遗传因素所致,用下列哪种方法最适合(　　)
   A. 遗传流行病学　　B. 血清流行病学
   C. 移民流行病学　　D. 描述流行病学
9. 不同地区的粗死亡率不能进行直接比较,因为(　　)
   A. 不同地区发病率水平不一样
   B. 不同地区环境因素不一样
   C. 不同地区人口年龄构成不一样
   D. 不同地区医疗诊治水平不一样
   E. 不同地区经济水平不一样
10. 一项吸烟与肺癌关系的病例对照研究结果显示:$\chi^2 = 12.36$, $P<0.05$, OR = 3.3,正确的结论为(　　)
    A. 病例组肺癌的患病率明显大于对照组
    B. 病例组发生肺癌的可能性明显大于对照组
    C. 对照组发生肺癌的可能性明显大于病例组
    D. 对照组肺癌的患病率明显小于病例组
    E. 不吸烟者发生肺癌的可能性明显小于吸烟者
11. 在匹配病例对照研究中,为了增加研究的效率常用 1 : M 匹配,但 M 的取值一般不超过(　　)
    A. 2　　B. 3
    C. 4　　D. 5
    E. 6
12. 病例对照研究中,能较好地回忆和确定病因因素的病例应首选(　　)
    A. 现患病例　　B. 新发病例
    C. 死亡病例　　D. 重病例
    E. 轻病例
13. 病例对照研究与队列研究相比,其优点是(　　)
    A. 更容易避免系统误差
    B. 更容易确定暴露与疾病的先后顺序
    C. 适用于罕见病的研究
    D. 更容易验证病因假设
    E. 容易得到发病率指标
14. 下列哪项不属于病例对照研究的特点(　　)
    A. 相对经济
    B. 根据所得结果可以估计相对危险度
    C. 可计算发病率
    D. 选择无病者作为对照

E. 对暴露因素的估计可能存在偏性

15. 病例对照研究中,调查对象应当是(　　)
A. 病例组选择怀疑患某种疾病的人,对照组选择未患某种疾病的人
B. 病例组为确定患某种疾病的人,对照组为怀疑患某种疾病的人
C. 病例和对照均未确定患某种疾病
D. 病例和对照均是患某种疾病的人
E. 病例应是确定患某种疾病的人,对照是不患某种疾病的人

16. 病例对照研究中,匹配指(　　)
A. 病例组的样本数等于对照组的样本数
B. 在安排病例组和对照组时,使两者的某些特征或变量相一致的方法
C. 在安排病例组和对照组时,使两者的研究因素相一致的方法
D. 在安排病例组和对照组时,使两者的所有特征或变量相一致的方法
E. 病例组的研究因素的数量与对照组完全一致

17. 一项病例对照研究,500 名病例中有暴露史者 400 例,而 500 名对照中有暴露史者 100 例,有暴露史者的发病率(　　)
A. 80%　　B. 40%
C. 20%　　D. 100%
E. 无法计算

18. 病例与对照配比的因素,必须是(　　)
A. 未知的混杂因素
B. 与研究的疾病无关的因素
C. 未知的暴露因素
D. 可疑的暴露因素
E. 已知的混杂因素或至少有充分理由怀疑的混杂因素

19. 下列哪项不是队列研究与实验性研究的相同点(　　)
A. 均需给予人为的干预措施
B. 均需设立对照组
C. 均是由因及果的研究方法
D. 均可能产生失访偏倚
E. 花费较大

20. 队列研究与病例对照研究比较,错误的说法是(　　)
A. 均是分析性研究方法
B. 均属于观察法
C. 均可以计算发病密度
D. 队列研究验证病因假设的能力较病例对照研究强
E. 队列研究适用于发病率较高的疾病病因的研究,而病例对照研究则可用于罕见病病因的研究

21. 有关队列研究暴露人群的选择,下列哪条是不对的(　　)
A. 职业人群
B. 特殊暴露人群
C. 一般人群
D. 有组织的人群团体
E. 患有某欲研究疾病的人群

22. 反映某暴露因素与疾病关联强度的最好的指标是(　　)
A. 人群归因危险度
B. 全人群该病的发病率
C. 该因素的流行率
D. 相对危险度
E. 归因危险度

23. 以人年为单位计算的率为(　　)
A. 发病率　　B. 发病密度
C. 病死率　　D. 现患率
E. 死亡率

24. 所谓筛检就是(　　)
A. 对某一特定人群的健康状况进行全面检查评估
B. 在疾病暴发后,在人群中发现引起暴发的可能原因
C. 在表面健康的人群中发现可能的疾病患者
D. 在人群中查找疾病的致病原
E. 因在疾病流行时,对病例发病前所接触的人进行调查,以找出传染源

25. 为了提高某筛检试验的阳性预测值,可采取(　　)
A. 增加筛检的次数
B. 增加筛检的人数
C. 选择高危人群
D. 对筛检阳性者进行更仔细的诊断
E. 与其他试验方法联合使用

(范文燕)

# 附录1　生活饮用水卫生标准(GB 5749-2006)

## 2012年最新《生活饮用水卫生标准》(节选)

附表1-1　水质常规指标及限值

| 指标 | 限值 |
|---|---|
| 1. 微生物指标[①] | |
| 总大肠菌群(MPN/100mL或CFU/100mL) | 不得检出 |
| 耐热大肠菌群(MPN/100mL或CFU/100mL) | 不得检出 |
| 大肠埃希氏菌(MPN/100mL或CFU/100mL) | 不得检出 |
| 菌落总数(CFU/mL) | 100 |
| 2. 毒理指标 | |
| 砷(mg/L) | 0.01 |
| 镉(mg/L) | 0.005 |
| 铬(六价,mg/L) | 0.05 |
| 铅(mg/L) | 0.01 |
| 汞(mg/L) | 0.001 |
| 硒(mg/L) | 0.01 |
| 氰化物(mg/L) | 0.05 |
| 氟化物(mg/L) | 1.0 |
| 硝酸盐(以N计,mg/L) | 10(地下水源限制时为20) |
| 三氯甲烷(mg/L) | 0.06 |
| 四氯化碳(mg/L) | 0.002 |
| 溴酸盐(使用臭氧时,mg/L) | 0.01 |
| 甲醛(使用臭氧时,mg/L) | 0.9 |
| 亚氯酸盐(使用二氧化氯消毒时,mg/L) | 0.7 |
| 氯酸盐(使用复合二氧化氯消毒时,mg/L) | 0.7 |
| 3. 感官性状和一般化学指标 | |
| 色度(铂钴色度单位) | 15 |
| 浑浊度(NTU-散射浊度单位) | 1(水源与净水技术条件限制时为3) |
| 臭和味 | 无异臭、异味 |
| 肉眼可见物 | 无 |
| pH (pH单位) | 不小于6.5且不大于8.5 |
| 铝(mg/L) | 0.2 |
| 铁(mg/L) | 0.3 |
| 锰(mg/L) | 0.1 |

续表

| 指标 | 限值 |
|---|---|
| 铜(mg/L) | 1.0 |
| 锌(mg/L) | 1.0 |
| 氯化物(mg/L) | 250 |
| 硫酸盐(mg/L) | 250 |
| 溶解性总固体(mg/L) | 1000 |
| 总硬度(以 $CaCO_3$ 计,mg/L) | 450 |
| 耗氧量(CODMn 法,以 $O_2$ 计,mg/L) | 3(水源限制,原水耗氧量>6mg/L 时为 5) |
| 挥发酚类(以苯酚计,mg/L) | 0.002 |
| 阴离子合成洗涤剂(mg/L) | 0.3 |
| 4. 放射性指标② | 指导值 |
| 总 α 放射性(Bq/L) | 0.5 |
| 总 β 放射性(Bq/L) | 1 |

①MPN 表示最可能数;CFU 表示菌落形成单位。当水样检出总大肠菌群时,应进一步检验大肠埃希氏菌或耐热大肠菌群;水样未检出总大肠菌群,不必检验大肠埃希氏菌或耐热大肠菌群。②放射性指标超过指导值,应进行核素分析和评价,判定能否饮用

**附表 1-2 饮用水中消毒剂常规指标及要求**

| 消毒剂名称 | 与水接触时间 | 出厂水 中限值 | 出厂水 中余量 | 管网末梢水中余量 |
|---|---|---|---|---|
| 氯气及游离氯制剂(游离氯,mg/L) | 至少 30min | 4 | ≥0.3 | ≥0.05 |
| 一氯胺(总氯,mg/L) | 至少 120min | 3 | ≥0.5 | ≥0.05 |
| 臭氧($O_3$,mg/L) | 至少 12min | 0.3 | | 0.02 (如加氯,总氯≥0.05) |
| 二氧化氯($ClO_2$,mg/L) | 至少 30min | 0.8 | ≥0.1 | ≥0.02 |

**附表 1-3 水质非常规指标及限值**

| 指标 | 限值 | 指标 | 限值 |
|---|---|---|---|
| 1. 微生物指标 | | 氯化氰 (以 CN-计,mg/L) | 0.07 |
| 贾第鞭毛虫(个/10L) | <1 | 一氯二溴甲烷(mg/L) | 0.1 |
| 隐孢子虫(个/10L) | <1 | 二氯一溴甲烷(mg/L) | 0.06 |
| 2. 毒理指标 | | 二氯乙酸(mg/L) | 0.05 |
| 锑(mg/L) | 0.005 | 1,2-二氯乙烷(mg/L) | 0.03 |
| 钡(mg/L) | 0.7 | 二氯甲烷(mg/L) | 0.02 |
| 铍(mg/L) | 0.002 | 三卤甲烷(三氯甲烷、一氯二溴甲烷、二氯一溴甲烷、三溴甲烷的总和) | 该类化合物中各种化合物的实测浓度与其各自限值的比值之和不超过1 |
| 硼(mg/L) | 0.5 | | |
| 钼(mg/L) | 0.07 | | |
| 镍(mg/L) | 0.02 | 1,1,1-三氯乙烷(mg/L) | 2 |
| 银(mg/L) | 0.05 | 三氯乙酸(mg/L) | 0.1 |
| 铊(mg/L) | 0.0001 | 三氯乙醛(mg/L) | 0.01 |

续表

| 指标 | 限值 | 指标 | 限值 |
|---|---|---|---|
| 2,4,6-三氯酚(mg/L) | 0.2 | 1,1-二氯乙烯(mg/L) | 0.03 |
| 三溴甲烷(mg/L) | 0.1 | 1,2-二氯乙烯(mg/L) | 0.05 |
| 七氯(mg/L) | 0.0004 | 1,2-二氯苯(mg/L) | 1 |
| 马拉硫磷(mg/L) | 0.25 | 1,4-二氯苯(mg/L) | 0.3 |
| 五氯酚(mg/L) | 0.009 | 三氯乙烯(mg/L) | 0.07 |
| 六六六(总量,mg/L) | 0.005 | 三氯苯(总量,mg/L) | 0.02 |
| 六氯苯(mg/L) | 0.001 | 六氯丁二烯(mg/L) | 0.0006 |
| 乐果(mg/L) | 0.08 | 丙烯酰胺(mg/L) | 0.0005 |
| 对硫磷(mg/L) | 0.003 | 四氯乙烯(mg/L) | 0.04 |
| 灭草松(mg/L) | 0.3 | 甲苯(mg/L) | 0.7 |
| 甲基对硫磷(mg/L) | 0.02 | 邻苯二甲酸二(2-乙基己基)酯(mg/L) | 0.008 |
| 百菌清(mg/L) | 0.01 | | |
| 呋喃丹(mg/L) | 0.007 | 环氧氯丙烷(mg/L) | 0.0004 |
| 林丹(mg/L) | 0.002 | 苯(mg/L) | 0.01 |
| 毒死蜱(mg/L) | 0.03 | 苯乙烯(mg/L) | 0.02 |
| 草甘膦(mg/L) | 0.7 | 苯并(a)芘(mg/L) | 0.00001 |
| 敌敌畏(mg/L) | 0.001 | 氯乙烯(mg/L) | 0.005 |
| 莠去津(mg/L) | 0.002 | 氯苯(mg/L) | 0.3 |
| 溴氰菊酯(mg/L) | 0.02 | 微囊藻毒素-LR(mg/L) | 0.001 |
| 2,4-滴(mg/L) | 0.03 | 3. 感官性状和一般化学指标 | |
| 滴滴涕(mg/L) | 0.001 | 氨氮(以N计,mg/L) | 0.5 |
| 乙苯(mg/L) | 0.3 | 硫化物(mg/L) | 0.02 |
| 二甲苯(mg/L) | 0.5 | 钠(mg/L) | 200 |

**附表 1-4　农村小型集中式供水和分散式供水部分水质指标及限值**

| 指标 | 限值 | 指标 | 限值 |
|---|---|---|---|
| 1. 微生物指标 | | pH(pH单位) | 不小于6.5且不大于9.5 |
| 菌落总数(CFU/mL) | 500 | | |
| 2. 毒理指标 | | 溶解性总固体(mg/L) | 1500 |
| 砷(mg/L) | 0.05 | 总硬度(以 $CaCO_3$ 计,mg/L) | 550 |
| 氟化物(mg/L) | 1.2 | 耗氧量(CODMn法,以 $O_2$ 计,mg/L) | 5 |
| 硝酸盐(以N计,mg/L) | 20 | 铁(mg/L) | 0.5 |
| 3. 感官性状和一般化学指标 | | 锰(mg/L) | 0.3 |
| 色度(铂钴色度单位) | 20 | 氯化物(mg/L) | 300 |
| 浑浊度(NTU-散射浊度单位) | 3(水源与净水技术条件限制时为5) | 硫酸盐(mg/L) | 300 |

# 附录2　我国法定职业病分类和目录(2014版)

## 一、职业性尘肺病及其他呼吸系统疾病

**(一) 尘肺病**

①矽肺;②煤工尘肺;③石墨尘肺;④碳黑尘肺;⑤石棉肺;⑥滑石尘肺;⑦水泥尘肺;⑧云母尘肺;⑨陶工尘肺;⑩铝尘肺;⑪电焊工尘肺;⑫铸工尘肺;⑬根据《尘肺病诊断标准》和《尘肺病理诊断标准》可以诊断的其他尘肺病。

**(二) 其他呼吸系统疾病**

①过敏性肺炎;②棉尘病;③哮喘;④金属及其化合物粉尘肺沉着病(锡、铁、锑、钡及其化合物等);⑤刺激性化学物所致慢性阻塞性肺疾病;⑥硬金属肺病。

## 二、职业性皮肤病

①接触性皮炎;②光接触性皮炎;③电光性皮炎;④黑变病;⑤痤疮;⑥溃疡;⑦化学性皮肤灼伤;⑧白斑;⑨根据《职业性皮肤病的诊断总则》可以诊断的其他职业性皮肤病。

## 三、职业性眼病

①化学性眼部灼伤;②电光性眼炎;③白内障(含放射性白内障、三硝基甲苯白内障)。

## 四、职业性耳鼻喉口腔疾病

①噪声聋;②铬鼻病;③牙酸蚀病;④爆震聋。

## 五、职业性化学中毒

①铅及其化合物中毒(不包括四乙基铅);②汞及其化合物中毒;③锰及其化合物中毒;④镉及其化合物中毒;⑤铍病;⑥铊及其化合物中毒;⑦钡及其化合物中毒;⑧钒及其化合物中毒;⑨磷及其化合物中毒;⑩砷及其化合物中毒;⑪铀及其化合物中毒;⑫砷化氢中毒;⑬氯气中毒;⑭二氧化硫中毒;⑮光气中毒;⑯氨中毒;⑰偏二甲基肼中毒;⑱氮氧化合物中毒;⑲一氧化碳中毒;⑳二硫化碳中毒;㉑硫化氢中毒;㉒磷化氢、磷化锌、磷化铝中毒;㉓氟及其无机化合物中毒;㉔氰及腈类化合物中毒;㉕四乙基铅中毒;㉖有机锡中毒;㉗羰基镍中毒;㉘苯中毒;㉙甲苯中毒;㉚二甲苯中毒;㉛正己烷中毒;㉜汽油中毒;㉝一甲胺中毒;㉞有机氟聚合物单体及其热裂解物中毒;㉟二氯乙烷中毒;㊱四氯化碳中毒;㊲氯乙烯中毒;㊳三氯乙烯中毒;㊴氯丙烯中毒;㊵氯丁二烯中毒;㊶苯的氨基及硝基化合物(不包括三硝基甲苯)中毒;㊷三硝基甲苯中毒;㊸甲醇中毒;㊹酚中毒;㊺五氯酚(钠)中毒;㊻甲醛中毒;㊼硫酸二甲酯中毒;㊽丙烯酰胺中毒;㊾二甲基甲酰胺中毒;㊿有机磷中毒;51氨基甲酸酯类中毒;52杀虫脒中毒;53溴甲烷中毒;54拟除虫菊酯类中毒;55铟及其化合物中毒;56溴丙烷中毒;57碘甲烷中毒;58氯乙酸中毒;59环氧乙烷中毒;60上述条目未提及的与职业有害因素接触之间存在直

接因果联系的其他化学中毒。

## 六、物理因素所致职业病

①中暑;②减压病;③高原病;④航空病;⑤手臂振动病;⑥激光所致眼(角膜、晶状体、视网膜)损伤;⑦冻伤。

## 七、职业性放射性疾病

①外照射急性放射病;②外照射亚急性放射病;③外照射慢性放射病;④内照射放射病;⑤放射性皮肤疾病;⑥放射性肿瘤(含矿工高氡暴露所致肺癌);⑦放射性骨损伤;⑧放射性甲状腺疾病;⑨放射性性腺疾病;⑩放射复合伤;⑪根据《职业性放射性疾病诊断标准(总则)》可以诊断的其他放射性损伤。

## 八、职业性传染病

①炭疽;②森林脑炎;③布鲁氏菌病;④艾滋病(限于医疗卫生人员及人民警察);⑤莱姆病。

## 九、职业性肿瘤

①石棉所致肺癌、间皮瘤;②联苯胺所致膀胱癌;③苯所致白血病;④氯甲醚、双氯甲醚所致肺癌;⑤砷及其化合物所致肺癌、皮肤癌;⑥氯乙烯所致肝血管肉瘤;⑦焦炉逸散物所致肺癌;⑧六价铬化合物所致肺癌;⑨毛沸石所致肺癌、胸膜间皮瘤;⑩煤焦油、煤焦油沥青、石油沥青所致皮肤癌;⑪β-萘胺所致膀胱癌。

## 十、其他职业病

①金属烟热;②滑囊炎(限于井下工人);③股静脉血栓综合征、股动脉闭塞症或淋巴管闭塞症(限于刮研作业人员)。

# 附录 3 标准正态分布曲线下的面积

[本表为自 $-\infty$ 到 $-u$ 的面积 $\Phi(-u)$, $\Phi(u)=1-\Phi(-u)$]

| u | .00 | .01 | .02 | .03 | .04 | .05 | .06 | .07 | .08 | .09 |
|---|---|---|---|---|---|---|---|---|---|---|
| −3.0 | .0013 | .0013 | .0013 | .0012 | .0012 | .0011 | .0011 | .0011 | .0010 | .0010 |
| −2.9 | .0019 | .0018 | .0018 | .0017 | .0016 | .0016 | .0015 | .0015 | .0014 | .0014 |
| −2.8 | .0026 | .0025 | .0024 | .0023 | .0023 | .0022 | .0021 | .0021 | .0020 | .0019 |
| −2.7 | .0035 | .0034 | .0033 | .0032 | .0031 | .0030 | .0029 | .0028 | .0027 | .0026 |
| −2.6 | .0047 | .0045 | .0044 | .0043 | .0041 | .0040 | .0039 | .0038 | .0037 | .0036 |
| −2.5 | .0062 | .0060 | .0059 | .0057 | .0055 | .0054 | .0052 | .0051 | .0049 | .0048 |
| −2.4 | .0082 | .0080 | .0078 | .0075 | .0073 | .0071 | .0069 | .0068 | .0066 | .0064 |
| −2.3 | .0107 | .0104 | .0102 | .0099 | .0096 | .0094 | .0091 | .0089 | .0087 | .0084 |
| −2.2 | .0139 | .0136 | .0132 | .0129 | .0125 | .0122 | .0119 | .0116 | .0113 | .0110 |
| −2.1 | .0179 | .0174 | .0170 | .0166 | .0162 | .0158 | .0154 | .0150 | .0146 | .0143 |
| −2.0 | .0228 | .0222 | .0217 | .0212 | .0207 | .0202 | .0197 | .0192 | .0188 | .0183 |
| −1.9 | .0287 | .0281 | .0274 | .0268 | .0262 | .0256 | .0250 | .0244 | .0239 | .0233 |
| −1.8 | .0359 | .0351 | .0344 | .0336 | .0329 | .0322 | .0314 | .0307 | .0301 | .0294 |
| −1.7 | .0446 | .0436 | .0427 | .0418 | .0409 | .0401 | .0392 | .0384 | .0375 | .0367 |
| −1.6 | .0548 | .0537 | .0526 | .0516 | .0505 | .0495 | .0485 | .0475 | .0465 | .0455 |
| −1.5 | .0668 | .0655 | .0643 | .0630 | .0618 | .0606 | .0594 | .0582 | .0571 | .0559 |
| −1.4 | .0808 | .0793 | .0778 | .0764 | .0749 | .0735 | .0721 | .0708 | .0694 | .0681 |
| −1.3 | .0968 | .0951 | .0934 | .0918 | .0901 | .0885 | .0869 | .0853 | .0838 | .0823 |
| −1.2 | .1151 | .1131 | .1112 | .1093 | .1075 | .1056 | .1038 | .1020 | .1003 | .0985 |
| −1.1 | .1357 | .1335 | .1314 | .1292 | .1271 | .1251 | .1230 | .1210 | .1190 | .1170 |
| −1.0 | .1587 | .1562 | .1539 | .1515 | .1492 | .1469 | .1446 | .1423 | .1401 | .1379 |
| −0.9 | .1841 | .1814 | .1788 | .1762 | .1736 | .1711 | .1685 | .1660 | 1635 | .1611 |
| −0.8 | .2119 | .2090 | .2061 | .2033 | .2005 | .1977 | .1949 | .1922 | .1894 | .1867 |
| −0.7 | .2420 | .2389 | .2358 | .2327 | .2296 | .2266 | .2236 | .2206 | .2177 | .2148 |
| −0.6 | .2743 | .2709 | .2676 | .2643 | .2611 | .2578 | .2546 | .2514 | .2483 | .2451 |
| −0.5 | .3085 | .3050 | .3015 | .2981 | .2946 | .2912 | .2877 | .2843 | .2810 | .2776 |
| −0.4 | .3446 | .3409 | .3372 | .3336 | .3300 | .3264 | .3228 | .3192 | .3156 | .3121 |
| −0.3 | .3821 | .3783 | .3745 | .3707 | .3669 | .3632 | .3594 | .3557 | .3520 | .3483 |
| −0.2 | .4207 | .4186 | .4129 | .4090 | .4052 | .4013 | .3974 | .3936 | .3897 | .3859 |
| −0.1 | .4602 | .4562 | .4522 | .4483 | .4443 | .4404 | .4364 | .4325 | .4286 | .4247 |
| −0.0 | .5000 | .4960 | .4920 | .4880 | .4840 | .4801 | .4761 | .4721 | .4681 | .4641 |

# 附录4 t界值表

（上行是双侧的概率，下行是单侧的概率，$v$ 是自由度）

| $v$ | 0.50 | 0.20 | 0.10 | 0.05 | 0.02 | 0.01 | 0.005 | 0.002 | 0.001 |
|---|---|---|---|---|---|---|---|---|---|
| | 0.25 | 0.10 | 0.05 | 0.025 | 0.01 | 0.005 | 0.0025 | 0.001 | 0.0005 |
| 1 | 1.000 | 3.078 | 6.314 | 12.706 | 31.821 | 63.657 | 127.321 | 318.309 | 636.619 |
| 2 | 0.816 | 1.886 | 2.920 | 4.303 | 6.965 | 9.925 | 14.089 | 22.327 | 31.599 |
| 3 | 0.765 | 1.638 | 2.353 | 3.182 | 4.541 | 5.841 | 7.453 | 10.215 | 12.924 |
| 4 | 0.741 | 1.533 | 2.132 | 2.776 | 3.747 | 4.604 | 5.598 | 7.173 | 8.610 |
| 5 | 0.727 | 1.476 | 2.015 | 2.571 | 3.365 | 4.032 | 4.773 | 5.893 | 6.869 |
| 6 | 0.718 | 1.440 | 1.943 | 2.447 | 3.143 | 3.707 | 4.317 | 5.208 | 5.959 |
| 7 | 0.711 | 1.415 | 1.895 | 2.365 | 2.998 | 3.499 | 4.029 | 4.785 | 5.408 |
| 8 | 0.706 | 1.397 | 1.860 | 2.306 | 2.896 | 3.355 | 3.833 | 4.501 | 5.041 |
| 9 | 0.703 | 1.383 | 1.833 | 2.262 | 2.821 | 3.250 | 3.690 | 4.297 | 4.781 |
| 10 | 0.700 | 1.372 | 1.812 | 2.228 | 2.764 | 3.169 | 3.581 | 4.144 | 4.587 |
| 11 | 0.697 | 1.363 | 1.796 | 2.201 | 2.718 | 3.106 | 3.497 | 4.025 | 4.437 |
| 12 | 0.695 | 1.356 | 1.782 | 2.179 | 2.681 | 3.055 | 3.428 | 3.930 | 4.318 |
| 13 | 0.694 | 1.350 | 1.771 | 2.160 | 2.650 | 3.012 | 3.372 | 3.852 | 4.221 |
| 14 | 0.692 | 1.345 | 1.761 | 2.145 | 2.624 | 2.977 | 3.326 | 3.787 | 4.140 |
| 15 | 0.691 | 1.341 | 1.753 | 2.131 | 2.602 | 2.947 | 3.286 | 3.733 | 4.073 |
| 16 | 0.690 | 1.337 | 1.746 | 2.120 | 2.583 | 2.921 | 3.252 | 3.686 | 4.015 |
| 17 | 0.689 | 1.333 | 1.740 | 2.110 | 2.567 | 2.898 | 3.222 | 3.646 | 3.965 |
| 18 | 0.688 | 1.330 | 1.734 | 2.101 | 2.552 | 2.878 | 3.197 | 3.610 | 3.922 |
| 19 | 0.688 | 1.328 | 1.729 | 2.093 | 2.539 | 2.861 | 3.174 | 3.579 | 3.883 |
| 20 | 0.687 | 1.325 | 1.725 | 2.086 | 2.528 | 2.845 | 3.153 | 3.552 | 3.850 |
| 21 | 0.686 | 1.323 | 1.721 | 2.080 | 2.518 | 2.831 | 3.135 | 3.527 | 3.819 |
| 22 | 0.686 | 1.321 | 1.717 | 2.074 | 2.508 | 2.819 | 3.119 | 3.505 | 3.792 |
| 23 | 0.685 | 1.319 | 1.714 | 2.069 | 2.500 | 2.807 | 3.104 | 3.485 | 3.768 |
| 24 | 0.685 | 1.318 | 1.711 | 2.064 | 2.492 | 2.797 | 3.091 | 3.467 | 3.745 |
| 25 | 0.684 | 1.316 | 1.708 | 2.060 | 2.485 | 2.787 | 3.078 | 3.450 | 3.725 |
| 26 | 0.684 | 1.315 | 1.706 | 2.056 | 2.479 | 2.779 | 3.067 | 3.435 | 3.707 |
| 27 | 0.684 | 1.314 | 1.703 | 2.052 | 2.473 | 2.771 | 3.057 | 3.421 | 3.690 |
| 28 | 0.683 | 1.313 | 1.701 | 2.048 | 2.467 | 2.763 | 3.047 | 3.408 | 3.674 |
| 29 | 0.683 | 1.311 | 1.699 | 2.045 | 2.462 | 2.756 | 3.038 | 3.396 | 3.659 |
| 30 | 0.683 | 1.310 | 1.697 | 2.042 | 2.457 | 2.750 | 3.030 | 3.385 | 3.646 |
| 31 | 0.682 | 1.309 | 1.696 | 2.040 | 2.453 | 2.744 | 3.022 | 3.375 | 3.633 |
| 32 | 0.682 | 1.309 | 1.694 | 2.037 | 2.449 | 2.738 | 3.015 | 3.365 | 3.622 |

续表

| $v$ | 0.50 | 0.20 | 0.10 | 0.05 | 0.02 | 0.01 | 0.005 | 0.002 | 0.001 |
|---|---|---|---|---|---|---|---|---|---|
| | 0.25 | 0.10 | 0.05 | 0.025 | 0.01 | 0.005 | 0.0025 | 0.001 | 0.0005 |
| 33 | 0.682 | 1.308 | 1.692 | 2.035 | 2.445 | 2.733 | 3.008 | 3.356 | 3.611 |
| 34 | 0.682 | 1.307 | 1.091 | 2.032 | 2.441 | 2.728 | 3.002 | 3.348 | 3.601 |
| 35 | 0.682 | 1.306 | 1.690 | 2.030 | 2.438 | 2.724 | 2.996 | 3.340 | 3.591 |
| 36 | 0.681 | 1.306 | 1.688 | 2.028 | 2.434 | 2.719 | 2.990 | 3.333 | 3.582 |
| 37 | 0.681 | 1.305 | 1.687 | 2.026 | 2.431 | 2.715 | 2.985 | 3.326 | 3.574 |
| 38 | 0.681 | 1.304 | 1.686 | 2.024 | 2.429 | 2.712 | 2.980 | 3.319 | 3.566 |
| 39 | 0.681 | 1.304 | 1.685 | 2.023 | 2.426 | 2.708 | 2.976 | 3.313 | 3.558 |
| 40 | 0.681 | 1.303 | 1.684 | 2.021 | 2.423 | 2.704 | 2.971 | 3.307 | 3.551 |
| 50 | 0.679 | 1.299 | 1.676 | 2.009 | 2.403 | 2.678 | 2.937 | 3.261 | 3.496 |
| 60 | 0.679 | 1.296 | 1.671 | 2.000 | 2.390 | 2.660 | 2.915 | 3.232 | 3.460 |
| 70 | 0.678 | 1.294 | 1.667 | 1.994 | 2.381 | 2.648 | 2.899 | 3.211 | 3.436 |
| 80 | 0.678 | 1.292 | 1.664 | 1.990 | 2.374 | 2.639 | 2.887 | 3.195 | 3.416 |
| 90 | 0.677 | 1.291 | 1.662 | 1.987 | 2.368 | 2.632 | 2.878 | 3.183 | 3.402 |
| 100 | 0.677 | 1.290 | 1.660 | 1.984 | 2.364 | 2.626 | 2.871 | 3.174 | 3.390 |
| 200 | 0.676 | 1.286 | 1.653 | 1.972 | 2.345 | 2.601 | 2.839 | 3.131 | 3.340 |
| 500 | 0.675 | 1.283 | 1.648 | 1.965 | 2.334 | 2.586 | 2.820 | 3.107 | 3.310 |
| 1000 | 0.675 | 1.282 | 1.646 | 1.962 | 2.330 | 2.581 | 2.813 | 3.098 | 3.300 |
| $\infty$ | 0.6745 | 1.2816 | 1.6449 | 1.9600 | 2.3263 | 2.5758 | 2.8070 | 3.0902 | 3.2905 |

# 附录5 $\chi^2$ 界值表

| $v$ | P | | | | | | | | |
|---|---|---|---|---|---|---|---|---|---|
| | 0.900 | 0.750 | 0.500 | 0.250 | 0.100 | 0.050 | 0.025 | 0.010 | 0.005 |
| 1 | 0.02 | 0.10 | 0.45 | 1.32 | 2.71 | 3.84 | 5.02 | 6.63 | 7.88 |
| 2 | 0.21 | 0.58 | 1.39 | 2.77 | 4.61 | 5.99 | 7.38 | 9.21 | 10.60 |
| 3 | 0.58 | 1.21 | 2.37 | 4.11 | 6.25 | 7.81 | 9.35 | 11.34 | 12.84 |
| 4 | 1.06 | 1.92 | 3.36 | 5.39 | 7.78 | 9.49 | 11.14 | 13.28 | 14.86 |
| 5 | 1.61 | 2.67 | 4.35 | 6.63 | 9.24 | 11.07 | 12.83 | 15.09 | 16.75 |
| 6 | 2.20 | 3.45 | 5.35 | 7.84 | 10.64 | 12.59 | 14.45 | 16.81 | 18.55 |
| 7 | 2.83 | 4.25 | 6.35 | 9.04 | 12.02 | 14.07 | 16.01 | 18.48 | 20.28 |
| 8 | 3.40 | 5.07 | 7.34 | 10.22 | 13.36 | 15.51 | 17.53 | 20.09 | 21.96 |
| 9 | 4.17 | 5.90 | 8.34 | 11.39 | 14.68 | 16.92 | 19.02 | 21.67 | 23.59 |
| 10 | 4.87 | 6.74 | 9.34 | 12.55 | 15.99 | 18.31 | 20.48 | 23.21 | 25.19 |
| 11 | 5.58 | 7.58 | 10.34 | 13.70 | 17.28 | 19.68 | 21.92 | 24.72 | 26.76 |
| 12 | 6.30 | 8.44 | 11.34 | 14.85 | 18.55 | 21.03 | 23.34 | 26.22 | 28.30 |
| 13 | 7.04 | 9.30 | 12.34 | 15.98 | 19.81 | 22.36 | 24.74 | 27.69 | 29.82 |
| 14 | 7.79 | 10.17 | 13.34 | 17.12 | 21.06 | 23.68 | 26.12 | 29.14 | 31.32 |
| 15 | 8.55 | 11.04 | 14.34 | 18.25 | 22.31 | 25.00 | 27.49 | 30.58 | 32.80 |
| 16 | 9.31 | 11.91 | 15.34 | 19.37 | 23.54 | 26.30 | 28.85 | 32.00 | 34.27 |
| 17 | 10.09 | 12.79 | 16.34 | 20.49 | 24.77 | 27.59 | 30.19 | 33.41 | 35.72 |
| 18 | 10.86 | 13.68 | 17.34 | 21.60 | 25.99 | 28.87 | 31.53 | 34.81 | 37.16 |
| 19 | 11.65 | 14.56 | 18.34 | 22.72 | 27.20 | 30.14 | 32.85 | 36.19 | 38.58 |
| 20 | 12.44 | 15.45 | 19.34 | 23.83 | 28.41 | 31.41 | 34.17 | 37.57 | 40.00 |
| 21 | 13.24 | 16.34 | 20.34 | 24.93 | 29.62 | 32.67 | 35.48 | 38.93 | 41.40 |
| 22 | 14.04 | 17.24 | 21.34 | 26.04 | 30.81 | 33.92 | 36.78 | 40.29 | 42.80 |
| 23 | 14.85 | 18.14 | 22.34 | 27.14 | 32.01 | 35.17 | 38.08 | 41.64 | 44.18 |
| 24 | 15.66 | 19.04 | 23.34 | 28.24 | 33.20 | 36.42 | 39.36 | 42.98 | 45.56 |
| 25 | 16.47 | 19.94 | 24.34 | 29.34 | 34.38 | 37.65 | 40.65 | 44.31 | 46.93 |
| 26 | 17.29 | 20.84 | 25.34 | 30.43 | 35.56 | 38.89 | 41.92 | 45.64 | 48.29 |
| 27 | 18.11 | 21.75 | 26.34 | 31.53 | 36.74 | 40.11 | 43.19 | 46.96 | 49.64 |
| 28 | 18.94 | 22.66 | 27.34 | 32.62 | 37.92 | 41.34 | 44.46 | 48.28 | 50.99 |
| 29 | 19.77 | 23.57 | 28.34 | 33.71 | 39.09 | 42.56 | 45.72 | 49.59 | 52.34 |
| 30 | 20.60 | 24.48 | 29.34 | 34.80 | 40.26 | 43.77 | 46.98 | 50.89 | 53.67 |
| 40 | 29.05 | 33.66 | 39.34 | 45.62 | 51.80 | 55.76 | 59.34 | 63.69 | 66.77 |
| 50 | 37.69 | 42.94 | 49.33 | 56.33 | 63.17 | 67.50 | 71.42 | 76.15 | 79.49 |
| 60 | 46.46 | 52.29 | 59.33 | 66.98 | 74.40 | 79.08 | 83.30 | 88.38 | 91.95 |
| 70 | 55.33 | 61.70 | 69.33 | 77.58 | 85.53 | 90.53 | 95.02 | 100.42 | 104.22 |
| 80 | 64.28 | 71.14 | 79.33 | 88.13 | 96.58 | 101.88 | 106.63 | 112.33 | 116.32 |
| 90 | 73.29 | 80.62 | 89.33 | 98.64 | 107.56 | 113.14 | 118.14 | 124.12 | 128.30 |
| 100 | 82.36 | 90.13 | 99.33 | 109.14 | 118.50 | 124.34 | 129.56 | 135.81 | 140.17 |

# 附录6 T界值表
# (配对比较的符合秩和检验用)

| N | 单侧:0.05 | 0.025 | 0.01 | 0.005 |
|---|---|---|---|---|
| | 双侧:0.10 | 0.05 | 0.02 | 0.010 |
| 5 | 0-15 | - | - | - |
| 6 | 2-19 | 0-21 | - | - |
| 7 | 3-25 | 2-26 | 0-28 | - |
| 8 | 5-31 | 3-33 | 1-35 | 0-36 |
| 9 | 8-37 | 5-40 | 3-42 | 1-44 |
| 10 | 10-45 | 8-47 | 5-50 | 3-52 |
| 11 | 13-53 | 10-56 | 7-59 | 5-61 |
| 12 | 17-61 | 13-65 | 9-69 | 7-71 |
| 13 | 21-70 | 17-74 | 12-79 | 9-82 |
| 14 | 25-80 | 21-84 | 15-90 | 12-93 |
| 15 | 30-90 | 25-95 | 19-101 | 15-105 |
| 16 | 35-101 | 29-107 | 23-113 | 19-117 |
| 17 | 41-112 | 34-119 | 27-126 | 23-130 |
| 18 | 47-124 | 40-131 | 32-139 | 27-144 |
| 19 | 53-137 | 46-144 | 37-153 | 32-158 |
| 20 | 60-150 | 52-158 | 43-167 | 37-173 |
| 21 | 67-164 | 58-173 | 49-182 | 42-189 |
| 22 | 75-178 | 65-188 | 55-198 | 48-205 |
| 23 | 83-193 | 73-203 | 62-214 | 54-222 |
| 24 | 91-209 | 81-219 | 69-231 | 61-239 |
| 25 | 100-225 | 89-236 | 76-249 | 68-257 |
| 26 | 110-241 | 98-253 | 84-267 | 75-276 |
| 27 | 119-259 | 107-271 | 92-286 | 83-295 |
| 28 | 130-276 | 116-290 | 101-305 | 91-315 |
| 29 | 140-295 | 126-309 | 110-325 | 100-335 |
| 30 | 151-314 | 137-329 | 120-345 | 109-356 |
| 31 | 163-333 | 147-349 | 130-366 | 118-378 |
| 32 | 175-353 | 159-369 | 140-388 | 128-400 |
| 33 | 187-374 | 170-391 | 151-410 | 138-423 |
| 34 | 200-395 | 182-413 | 162-433 | 148-447 |
| 35 | 213-417 | 195-435 | 173-457 | 159-471 |
| 36 | 227-439 | 208-458 | 185-481 | 171-495 |

续表

| N | 单侧:0.05 | 0.025 | 0.01 | 0.005 |
|---|---|---|---|---|
| | 双侧:0.10 | 0.05 | 0.02 | 0.010 |
| 37 | 241-462 | 221-482 | 198-505 | 182-521 |
| 38 | 256-485 | 235-506 | 211-530 | 194-547 |
| 39 | 271-509 | 249-531 | 224-556 | 207-573 |
| 40 | 286-534 | 264-556 | 238-582 | 220-600 |
| 41 | 302-559 | 279-582 | 252-609 | 233-628 |
| 42 | 319-584 | 294-609 | 266-637 | 247-656 |
| 43 | 336-610 | 310-636 | 281-665 | 261-685 |
| 44 | 353-637 | 327-663 | 296-694 | 276-714 |
| 45 | 371-664 | 343-692 | 312-723 | 291-744 |
| 46 | 389-392 | 361-720 | 328-753 | 307-774 |
| 47 | 407-721 | 378-750 | 345-783 | 322-806 |
| 48 | 426-750 | 396-780 | 362-814 | 339-837 |
| 49 | 446-779 | 415-810 | 379-846 | 355-870 |
| 50 | 466-809 | 434-841 | 397-878 | 373-902 |

# 附录7　T界值表

## （两样本比较的秩和检验用）

| | 单侧 | 双侧 |
|---|---|---|
| 1行 | $P=0.05$ | $P=0.10$ |
| 2行 | $P=0.025$ | $P=0.05$ |
| 3行 | $P=0.01$ | $P=0.02$ |
| 4行 | $P=0.005$ | $P=0.01$ |

| $n_1$（较小 $n$） | $n_2-n_1$ | | | | | | | | | | |
|---|---|---|---|---|---|---|---|---|---|---|---|
| | 0 | 1 | 2 | 3 | 4 | 5 | 6 | 7 | 8 | 9 | 10 |
| 2 | | | | 3-13 | 3-15 | 3-17 | 4-18 | 4-20 | 4-22 | 4-24 | 5-25 |
| | | | | | | | 3-19 | 3-21 | 3-23 | 3-25 | 4-26 |
| 3 | 6-15 | 6-18 | 7-20 | 8-22 | 8-25 | 9-27 | 10-29 | 10-32 | 11-34 | 11-37 | 12-39 |
| | | | 6-21 | 7-23 | 7-26 | 8-28 | 8-31 | 9-33 | 9-36 | 10-38 | 10-41 |
| | | | | | 6-27 | 6-30 | 7-32 | 7-35 | 7-38 | 8-40 | 8-43 |
| | | | | | | | 6-33 | 6-36 | 6-39 | 7-41 | 7-44 |
| 4 | 11-25 | 12-28 | 13-31 | 14-34 | 15-37 | 16-40 | 17-43 | 18-46 | 19-49 | 20-52 | 21-55 |
| | 10-26 | 11-29 | 12-32 | 13-35 | 14-38 | 14-42 | 15-45 | 16-48 | 17-51 | 18-54 | 19-57 |
| | | 10-30 | 11-33 | 11-37 | 12-40 | 13-43 | 13-47 | 14-50 | 15-53 | 15-57 | 16-60 |
| | | | 10-34 | 10-38 | 11-41 | 11-45 | 12-48 | 12-52 | 13-55 | 13-59 | 14-62 |
| 5 | 19-36 | 20-40 | 21-44 | 23-47 | 24-51 | 26-54 | 27-58 | 28-62 | 30-65 | 31-69 | 33-72 |
| | 17-38 | 18-42 | 20-45 | 21-49 | 22-53 | 23-57 | 24-61 | 26-64 | 27-68 | 28-72 | 29-76 |
| | 16-39 | 17-43 | 18-47 | 19-51 | 20-55 | 21-59 | 22-63 | 23-67 | 24-71 | 25-75 | 26-79 |
| | 15-40 | 16-44 | 16-49 | 17-53 | 18-57 | 19-61 | 20-65 | 21-69 | 22-73 | 22-78 | 23-82 |
| 6 | 28-50 | 29-55 | 31-59 | 33-63 | 35-67 | 37-71 | 38-76 | 40-80 | 42-84 | 44-88 | 46-92 |
| | 26-52 | 27-57 | 29-61 | 31-65 | 32-70 | 34-74 | 35-79 | 37-83 | 38-88 | 40-92 | 42-96 |
| | 24-54 | 25-59 | 27-63 | 28-68 | 29-73 | 30-78 | 32-82 | 33-87 | 34-92 | 36-96 | 37-101 |
| | 23-55 | 24-60 | 25-65 | 26-70 | 27-75 | 28-80 | 30-84 | 31-89 | 32-94 | 33-99 | 34-104 |
| 7 | 39-66 | 41-71 | 43-76 | 45-81 | 47-86 | 49-91 | 52-95 | 54-100 | 56-105 | 58-110 | 61-114 |
| | 36-69 | 38-74 | 40-79 | 42-84 | 44-89 | 46-94 | 48-99 | 50-104 | 52-109 | 54-114 | 56-119 |
| | 34-77 | 35-77 | 37-82 | 39-87 | 40-93 | 42-98 | 44-103 | 45-109 | 47-114 | 49-119 | 51-124 |
| | 32-73 | 34-78 | 35-84 | 37-89 | 38-95 | 40-100 | 41-106 | 43-111 | 44-117 | 45-122 | 47-128 |
| 8 | 50-85 | 54-90 | 56-96 | 59-101 | 62-106 | 64-112 | 67-117 | 69-123 | 72-128 | 75-133 | 77-139 |
| | 49-87 | 51-93 | 53-99 | 55-105 | 58-110 | 60-116 | 62-122 | 65-127 | 67-133 | 70-138 | 72-144 |

续表

| $n_1$(较小 $n$) | $n_2-n_1$ | | | | | | | | | | |
|---|---|---|---|---|---|---|---|---|---|---|---|
| | 0 | 1 | 2 | 3 | 4 | 5 | 6 | 7 | 8 | 9 | 10 |
| | 45-91 | 47-97 | 49-103 | 51-109 | 53-115 | 56-120 | 58-126 | 60-132 | 62-138 | 64-144 | 66-150 |
| | 43-93 | 45-99 | 47-105 | 49-111 | 51-117 | 53-123 | 54-130 | 56-136 | 58-142 | 60-148 | 62-154 |
| 9 | 66-105 | 69-111 | 72-117 | 75-123 | 78-129 | 81-135 | 84-141 | 87-147 | 90-153 | 93-159 | 96-165 |
| | 62-109 | 65-115 | 68-121 | 71-127 | 73-134 | 76-140 | 79-146 | 82-152 | 84-159 | 87-165 | 90-171 |
| | 59-112 | 61-119 | 63-126 | 61-132 | 68-139 | 71-145 | 73-152 | 76-158 | 78-165 | 81-171 | 83-178 |
| | 56-115 | 58-122 | 61-128 | 63-135 | 65-142 | 67-149 | 69-156 | 72-162 | 74-169 | 76-176 | 78-183 |
| 10 | 82-128 | 86-134 | 89-141 | 92-148 | 96-154 | 99-161 | 103-167 | 106-174 | 110-180 | 113-187 | 117-193 |
| | 78-132 | 81-139 | 84-146 | 88-152 | 91-159 | 94-166 | 97-173 | 100-180 | 103-187 | 107-193 | 110-200 |
| | 74-136 | 77-143 | 79-151 | 82-158 | 86-165 | 88-172 | 91-179 | 93-187 | 96-194 | 99-201 | 102-208 |
| | 71-139 | 73-147 | 76-154 | 79-161 | 81-169 | 84-176 | 86-184 | 89-191 | 92-198 | 94-206 | 97-213 |

# 《预防医学》教学大纲

## 一、课程性质和任务

预防医学是整个医学教育的重要组成部分，是高职高专临床、口腔、医学检验、影像、护理和助产等专业必修课。随着医学模式的转变，人们的健康观发生的根本的变化，在对医疗保健需求日益增加的形势下，预防医学已越来越成为一门十分重要的与护理学密切相关的课程。预防医学的任务是针对人群中疾病发生发展规律，运用基础医学、临床医学和环境卫生科学理论、知识和技能，研究社会和自然环境中影响健康和造成疾病的主要因素；应用卫生统计学方法和流行病学的原理和方法，探求病因和分析这些致病因素的作用规律，并给予定量评价；并通过公共卫生措施实施预防，探讨改善和利用环境因素，改变不良的行为和生活方式，减少危险因素，合理利用卫生资源的策略与措施以达到预防疾病、促进健康的目的以达到保护健康和促进健康的目标。

## 二、课程教学目标

### （一）知识教学目标

（1）掌握预防医学定义、三级预防的内容、人群健康影响因素、人与环境的关系、环境的要素、环境污染、食物中毒、医院感染及其控制、职业病与职业中毒、传染病的防制措施、社区卫生服务的原则和内容、卫生统计学的相关概念与意义、统计资料的类型、数值变量资料的集中趋势和离散趋势的描述指标、均数的抽样误差和总体均数的估计相对数、卡方检验和统计图表。

（2）理解预防医学特点、护理与预防医学关系、人群健康评估、有关环境的基本概念、环境污染对人群健康的影响、常见的生活环境与人群健康的关系、人群的营养调查方法、职业性有害因素、传染病流行相关概念、传染病流行过程的基本要素、慢性非传染性疾病的预防与控制、常见的地方病的预防与控制、我国卫生工作方针与目标、社区卫生服务的基本概念和特点、统计工作的基本步骤、数值变量资料的频数分布、正态分布和医学参考值范围、率的标准化法、率的抽样误差和总体率的估计、疾病的分布及其描述指标、常用的流行病学方法。

（3）了解预防医学内容、食物与营养素、食品污染及其预防、经济与社会发展和文化教育对人群健康的影响、医院环境中常见的有害因素、全球卫生策略、初级卫生保健、社区的组成与类型、秩和检验、流行病学基本概念。

### （二）能力培养目标

（1）能熟练地将三级预防和整体健康观应用于临床和护理中。

（2）能利用所学到的预防医学知识、技能在医院和社区开展健康教育。

（3）能利用医学统计学和流行病学方法进行居民健康状况的调查和资料的分析，并提出科学、合理的建议。

（4）能对传染病、常见的职业病和慢性非传染性疾病等提出有效的预防措施。

### （三）思想教育目标

（1）通过预防医学理论和实践的学习，培养广大医护工作者创造性解决实际问题的能力。

（2）通过现代医学模式和健康观的学习，增强多方位护理意识，在医护工作中，既要注重人的自然属性，又要注重人的社会属性。

（3）在预防医学教学过程中，同时强化职业道德培养，树立崇高敬业精神。

## 三、教学内容和要求

本课程的教学内容可分为和实践教学。

**理论教学内容与要求**

| 教学内容 | 教学要求 | | | 教学活动参考 |
|---|---|---|---|---|
| | 了解 | 熟悉 | 掌握 | |
| 绪论 | | | | 课堂讲授 |
| 一、预防医学概述 | √ | | | |
| 二、健康及其影响因素 | | √ | | |
| 三、三级预防策略 | | | √ | |
| 四、预防医学展望 | √ | | | |
| 第一章　环境与健康 | | | | |
| 第一节　环境 | | | | |
| 一、环境的概念 | | | √ | |
| 二、环境的要素 | | √ | | |
| 三、人与环境的关系 | | √ | | 案例讨论 |
| 第二节　环境污染的危害与控制 | | | | 基地见习 |
| 一、环境污染 | | | √ | |
| 二、环境污染的健康效应 | | | √ | |
| 三、影响污染物健康效应的因素 | | √ | | |
| 四、环境污染物在体内的处置过程 | | √ | | |
| 五、环境污染对人群健康的影响 | | √ | | |
| 六、环境污染防制对策 | | | √ | |
| 第三节　大气卫生 | | | | |
| 一、空气物理性状与健康 | √ | | | |
| 二、空气污染及其危害 | √ | | | |
| 第四节　饮用水卫生 | | | | |
| 一、饮用水污染与疾病 | | √ | | |
| 二、生活饮用水卫生 | | | √ | |
| 第五节　住宅卫生与室内空气污染 | | | | |
| 一、住宅的卫生要求 | √ | | | |
| 二、室内空气污染与健康 | √ | | | |
| 第六节　土壤环境与健康 | | | | |
| 一、土壤污染 | √ | | | |
| 二、土壤污染对健康的影响 | √ | | | |
| 第二章　营养与健康 | | | | |
| 第一节　营养学基础 | | | | |
| 一、营养的基本概念 | √ | | | |
| 二、人体必需的营养素 | √ | | | |
| 第二节　合理营养 | | | | |
| 一、合理营养与平衡膳食 | | √ | | |
| 二、膳食指南与平衡膳食宝塔 | | √ | | |
| 第三节　食源性疾病及其防制 | | | | |
| 一、食品安全与食品污染 | | √ | | |
| 二、食物中毒 | | | √ | |
| 第三章　职业环境与健康 | | | | |
| 第一节　职业性危害因素与职业性损害 | | | | |
| 一、职业性有害因素及其来源 | √ | | | |
| 二、毒物的存在形态与接触机会 | √ | | | |
| 三、影响毒物对机体毒作用的因素 | √ | | | |
| 四、职业性损害 | | √ | | |
| 第二节　职业病及其管理 | | | | |
| 一、常见职业病 | | | √ | |
| 二、职业病管理 | | √ | | |
| 第三节　职业卫生服务与健康监护 | √ | | | |
| 一、职业卫生服务 | √ | | | |
| 二、职业人群健康监护 | | | | |
| 第四章　传染病的预防及控制 | | | | |

续表

| 教学内容 | 教学要求 | | | 教学活动参考 |
|---|---|---|---|---|
| | 了解 | 熟悉 | 掌握 | |
| 第一节　概述 | | | | |
| 一、传染病的概念及特点 | | √ | | |
| 二、传染病流行现状 | √ | | | |
| 第二节　传染病的流行过程 | | | | |
| 一、传染病发生的基本条件 | | √ | | |
| 二、构成传染病流行的三个环节 | | | √ | |
| 三、影响传染病流行过程的因素 | √ | | | |
| 第三节　传染病的防制措施 | | | | |
| 一、传染病的防制措施传染病报告 | | | √ | |
| 二、免疫规划 | | | √ | |
| 第五章　地方病的预防与控制 | | | | |
| 第一节　地方病概述 | | | | |
| 一、地方病的基本概念 | | √ | | |
| 二、地方病病(疫)区的基本特征 | √ | | | |
| 三、我国地方病的流行状况及防治策略 | √ | | | |
| 第二节　碘缺乏病 | | | | |
| 一、碘在人体内的代谢 | | √ | | |
| 二、碘缺乏病的病因 | | √ | | |
| 三、碘缺乏病的流行特征 | √ | | | |
| 四、碘缺乏病的主要临床表现 | | | √ | |
| 五、碘缺乏病的预防 | | | √ | |
| 第三节　地方性氟中毒 | | | | |
| 一、地方性氟中毒的流行特点 | | √ | | |
| 二、地方性氟中毒的病因、发病机制 | | √ | | |
| 三、地方性氟中毒的特征 | √ | | | |
| 四、地方性氟中毒的预防 | | | √ | |
| 第六章　慢性非传染性疾病的预防与控制 | | | | |
| 第一节　概述 | | | | |
| 一、慢性病的概念 | | √ | | |
| 二、慢性病的特点 | | √ | | |
| 三、慢性病的各种危险因素 | | √ | | |
| 四、慢性病的防制 | | | √ | |
| 五、慢性病自我管理 | √ | | | |
| 第二节　心血管疾病的防制 | | | | |
| 一、流行病学特征 | √ | | | |
| 二、心血管的特点 | | √ | | |
| 三、心血管病的危险因素 | | √ | | |
| 三、心血管病的防制 | | √ | | |
| 第三节　糖尿病的防制 | | | | |
| 一、概述 | √ | | | |
| 二、糖尿病的流行特征 | | √ | | |
| 三、糖尿病的主要危险因素 | | √ | | |
| 四、糖尿病的防制 | | | √ | |
| 第四节　恶性肿瘤的防制 | | | | |
| 一、概述 | √ | | | |
| 二、恶性肿瘤的流行特征 | √ | | | |
| 三、恶性肿瘤的主要危险因素 | | √ | | |
| 四、恶性肿瘤的防制 | | | √ | |
| 第五节　慢性阻塞性肺部疾病的防制 | | | | |
| 第七章　伤害的预防与控制 | | | | |
| 第一节　伤害的概念及分类 | | | | |
| 一、伤害的概念 | | √ | | |
| 二、伤害的分类 | | √ | | |
| 第二节　伤害的流行特征 | | | | |
| 一、世界的流行特征 | √ | | | |
| 二、我国的流行特征 | √ | | | |
| 第三节　伤害的研究内容 | | | | |
| 一、伤害发生的原因及影响因素 | | √ | | |
| 二、测量指标 | | √ | | |
| 第四节　伤害的预防与干预 | | | | |

续表

| 教学内容 | 教学要求 | | | 教学活动参考 |
|---|---|---|---|---|
| | 了解 | 熟悉 | 掌握 | |
| 一、伤害的三级预防 | | | √ | |
| 二、伤害的综合干预 | √ | | | |
| 三、我国主要伤害的干预措施 | √ | | | |
| 第八章　突发公共卫生事件及其应急策略 | | | | |
| 第一节　突发公共卫生事件概述 | | | | |
| 一、突发公共卫生事件的特征与危害 | | √ | | |
| 二、突发公共卫生事件的分类与分级 | | √ | | |
| 第二节　突发公共卫生事件应急处理原则与程序 | | | | |
| 一、突发公共卫生事件应急处理原则 | | √ | | |
| 二、突发公共卫生事件应急调查处理程序 | | √ | | |
| 三、医疗机构的作用与应急反应措施 | | | √ | |
| 第三节　群体性不明原因疾病的应急处理 | | | | |
| 一、群体性不明原因疾病概述 | √ | | | |
| 二、群体性不明原因疾病应急处置原则 | √ | | | |
| 三、群体性不明原因疾病暴发调查 | √ | | | |
| 四、医疗机构的职责与临床救治原则 | √ | | | |
| 第四节　急性化学中毒的应急处理 | | | | |
| 一、急性化学中毒概述 | √ | | | |
| 二、急性化学中毒的主要毒物 | √ | | | |
| 三、急性化学中毒的急救与处理 | √ | | | |
| 第五节　电离辐射损伤的应急处理 | | | | |
| 一、电离辐射概述 | √ | | | |
| 二、急性放射病临床表现与诊治原则 | √ | | | |
| 三、电离辐射事故应急控制 | √ | | | |
| 第九章　预防服务 | | | | |
| 第一节　健康教育与健康促进 | | | | |
| 一、健康相关行为及其干预 | | √ | | |
| 二、健康教育 | | | √ | |
| 三、健康促进 | | | √ | |
| 第二节　临床预防服务 | | | | |
| 一、临床预防服务与健康管理概述 | √ | | | |
| 二、健康危险因素评估 | √ | | | |
| 三、健康维护计划的制订与实施 | √ | | | |
| 第三节　社区预防服务 | | | | |
| 一、社区预防服务的概念及特点 | √ | | | |
| 二、社区预防服务的内容 | √ | | | |
| 三、社区预防服务项目实施与管理 | √ | | | |
| 第十章　医学统计学方法 | | | | 课堂讲授 |
| 第一节　医学统计学概述 | | | | 多媒体演示 |
| 一、医学统计学的概念和意义 | √ | | | 案例讨论 |
| 二、统计学的几个基本概念 | | √ | | 课外练习 |
| 三、统计资料的类型 | | √ | | |
| 四、统计工作的步骤 | | √ | | |
| 第二节　数值变量资料的统计分析 | | | | |

续表

| 教学内容 | 教学要求 | | | 教学活动参考 |
|---|---|---|---|---|
| | 了解 | 熟悉 | 掌握 | |
| 一、数值变量资料的统计描述 | | √ | | |
| 二、数值变量资料的统计推断 | | √ | | |
| 第三节　分类变量资料的统计分析 | | | | |
| 一、分类变量资料的统计描述 | | √ | | |
| 二、分类变量资料的统计推断 | | √ | | |
| 第四节　秩和检验 | | | | |
| 一、配对设计资料的符号秩和检验 | √ | | | |
| 二、完全随机设计两独立样本的秩和检验 | √ | | | |
| 第五节　统计表和统计图 | | | | |
| 一、统计表 | | √ | | |
| 二、统计图 | | √ | | |
| 第十一章　流行病学方法 | | | | |
| 第一节　流行病学概述 | | | | |
| 一、流行病学的定义与用途 | √ | | | |
| 二、流行病学的研究方法 | | √ | | |
| 第二节　疾病的分布及其描述指标 | | | | |
| 一、疾病分布的流行强度的描述指标 | | | √ | |
| 二、疾病分布 | | | √ | |
| 第三节　常用的流行病学研究方法 | | | | |
| 一、现况研究 | | √ | | |
| 二、分析性研究 | | √ | | |
| 三、实验性研究 | | √ | | |
| 四、诊断试验和筛检试验的评价 | | √ | | |
| 第四节　公共卫生监测 | | | | |
| 一、概念及分类 | √ | | | |
| 二、疾病监测 | | √ | | |
| 三、药物不良反应监测 | | √ | | |

**实践教学与要求**

| 章节 | 教学内容 | 教学要求 | | |
|---|---|---|---|---|
| | | 理解 | 学会 | 掌握 |
| 第1章 | 环境与健康 | √ | | |
| 第10章 | 医学统计学方法 | | | √ |
| 第11章 | 流行病学方法 | | | √ |
| 基地见习(疾病预防控制中心或社区卫生服务机构) | 常见疾病的防控、免疫规划、健康管理、疾病筛查和健康教育等 | | √ | |

## 四、说　明

1. 本课程教学基本教学内容包括理论教学和实践教学两个部分,总共80学时,其中:理论教学60学时,实践教学20学时。

2. 教学过程可采用多种形式,注重理论联系实际。

3. 课堂实践包括健康评估、统计学和流行病学相关内容。

4. 建议理论课程完成后,根据实际情况,可安排学生到疾病预防控制中心或社区卫生服务机构进行常见疾病的防控、免疫规划、健康管理、疾病筛查和健康教育等内容基地教学。

**学时分配建议(74学时)**

| 序号 | 教学内容 | 学时数 | | |
|---|---|---|---|---|
| | | 理论 | 实践 | 合计 |
| 1 | 绪论 | 2 | | 2 |
| 2 | 环境与健康 | 4 | 2 | 6 |
| 3 | 营养与健康 | 4 | | 4 |
| 4 | 职业环境与健康 | 4 | 2 | 6 |
| 5 | 传染病的预防及控制 | 4 | 2 | 6 |
| 6 | 地方病的预防与控制 | 4 | | 4 |
| 7 | 慢性非传染性疾病的预防与控制 | 4 | | 4 |
| 8 | 伤害的预防与控制 | 4 | | 4 |
| 9 | 突发公共卫生事件及其应急策略 | 2 | | 2 |
| 10 | 预防服务 | 2 | | 2 |
| 11 | 医学统计学方法 | 20 | 6 | 26 |
| 12 | 流行病学方法 | 8 | 2 | 10 |
| 13 | 基地见习(疾病预防控制中心或社区卫生服务机构) | | 6 | 6 |
| 合计 | | 60 | 20 | 80 |

# 目标检测选择题参考答案

## 第一章

1. C　2. D　3. C　4. D　5. D　6. E　7. C
8. E　9. B　10. C　11. D　12. A　13. E　14. B
15. A　16. C　17. B　18. D　19. B　20. D
21. C　22. E　23. C　24. B　25. E　26. C
27. A　28. B　29. D　30. C　31. E　32. A

## 第二章

1. A　2. B　3. C　4. C　5. D　6. C

## 第三章

1. D　2. A　3. B　4. A　5. D　6. E　7. C
8. E　9. E　10. B　11. A　12. B　13. E
14. C　15. A

## 第四章

1. D　2. E　3. A　4. C　5. C　6. C　7. E
8. B　9. B　10. C　11. A　12. A　13. A
14. D　15. C

## 第五章

1. B　2. A　3. D　4. E　5. B　6. C　7. A
8. D　9. C　10. C　11. A　12. B　13. D
14. A　15. B

## 第六章

1. D　2. B　3. A　4. C　5. D　6. E　7. C
8. B　9. A　10. C

## 第七章

1. D　2. C　3. B　4. E　5. E　6. D　7. B
8. C

## 第八章

1. D　2. D　3. A　4. B　5. C　6. C　7. A
8. A　9. A　10. E

## 第十章

### 第一节

1. E　2. B　3. E　4. A　5. C　6. D

### 第二节

1. B　2. A　3. A　4. A　5. D　6. E　7. C
8. E　9. E　10. C　11. D　12. B　13. A
14. A　15. D　16. A　17. D　18. C　19. E
20. B

### 第三节

1. A　2. C　3. A　4. D　5. B　6. E　7. B
8. E　9. C　10. B

### 第四节

1. E　2. A　3. D　4. D　5. B

### 第五节

1. C　2. B　3. A　4. E　5. C

## 第十一章

1. C　2. B　3. E　4. C　5. B　6. E　7. B
8. C　9. C　10. E　11. C　12. B　13. C
14. C　15. E　16. B　17. E　18. E　19. A
20. C　21. E　22. D　23. B　24. C　25. C

# 参考文献

傅华.2013. 预防医学. 第8版. 北京:人民卫生出版社
傅华.2008. 预防医学. 第5版. 北京:人民卫生出版社
黄吉武.2006. 预防医学. 第3版. 北京:人民卫生出版社
李立明.2007. 流行病学. 第6版. 北京:人民卫生出版社
凌文华.2012. 预防医学. 第3版. 北京:人民卫生出版社
罗家洪,徐天和.2006. 医学统计方法. 北京:人民卫生出版社
师明中,封苏琴.2007. 医学统计方法. 北京:科学出版社
孙贵范.2010. 预防医学. 第2版. 北京:人民卫生出版社
孙要武.2009. 预防医学. 第4版. 北京:人民卫生出版社
孙要武.2009. 预防医学学习指导及习题集. 北京:人民卫生出版社
孙要武.2009. 预防医学. 第4版. 北京:人民卫生出版社
孙要武.2011. 预防医学. 第4版. 北京:人民卫生出版社
汪鑫.2010. 预防医学. 北京:科学出版社
乌建平,王万荣,杨柳清等.2013. 预防医学. 北京:科学出版社
钟才高.2009. 预防医学. 北京:北京大学医学出版社
周志俊,金锡鹏.2004. 世界重大灾害事件记事. 上海:复旦大学出版社